Medikamente bei Krebs

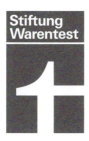

Medikamente bei Krebs

Annette Bopp

Schlussgutachter
Professor Dr. Gerd Glaeske

Die Deutsche Nationalbibliothek verzeichnet diese Publikation in der
Deutschen Nationalbibliografie; detaillierte bibliografische Daten sind
im Internet über http://dnb.d-nb.de abrufbar.

© 2008 by Stiftung Warentest, Berlin

Alle veröffentlichten Beiträge sind urheberrechtlich geschützt. Das gilt auch gegenüber
Datenbanken und ähnlichen Einrichtungen. Die Reproduktion – ganz oder in Teilen
– durch Nachdruck, fototechnische Vervielfältigung oder andere Verfahren – auch
Auszüge, Bearbeitungen sowie Abbildungen – oder Übertragung in eine von Maschinen,
insbesondere Datenverarbeitungsanlagen verwendbare Sprache oder die Einspeisung
in elektronische Systeme bedarf der vorherigen schriftlichen Zustimmung des
Verlages. Alle übrigen Rechte bleiben vorbehalten.

ISBN 978-3-937880-82-2

Inhalt

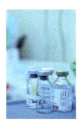

8 Zu diesem Buch

- 8 Die Struktur des Buches
- 10 Was Sie unter den Überschriften erfahren
- 12 Methodisches Vorgehen
- 14 Was Sie wissen sollten

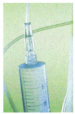

25 Medikamente

- 25 Antihormone
- 38 Hormone
- 51 Immunmodulatoren
- 59 Monoklonale Antikörper
- 71 Signalübermittlungs-Hemmstoffe
- 83 Sonstige Mittel bei Krebs
- 87 Zytostatika
- 90 Alkylanzien
- 106 Anthrazykline
- 122 Antibiotika
- 127 Antimetabolite
- 143 Platinverbindungen
- 149 Taxane
- 152 Vincaalkaloide
- 160 Weitere Zytostatika

176 Komplementärmedizinische Mittel

- 176 Mistelextrakte
- 181 Enzyme
- 184 Antioxidanzien
- 186 Vitamin C
- 187 Vitamin E
- 187 Betacarotin
- 188 Selen
- 189 Zink
- 189 Folsäure

191 Anhang

- 192 Glossar
- 197 Register
- 205 Impressum

Einleitung

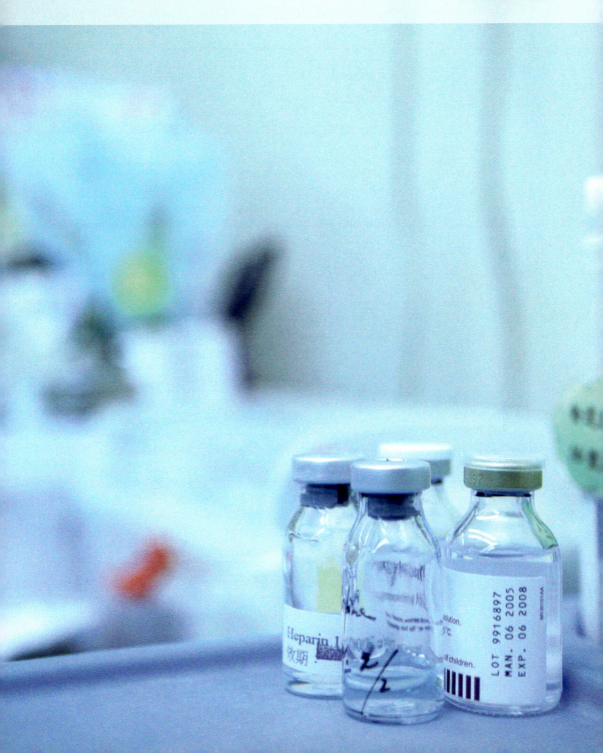

Zu diesem Buch

Die drei wichtigsten Säulen der konventionellen Krebstherapie heißen „Stahl" (Operation), „Strahl" (Bestrahlung) und „Chemie" (Chemotherapie). Zusätzlich wird bei einigen Tumorarten heute geraten, abzuwarten und den Verlauf regelmäßig zu kontrollieren (Wait-and-see-Strategie, kontrolliertes Abwarten).

Seit einigen Jahren weitet sich vor allem der medikamentöse Behandlungshorizont immer mehr. Hormontherapien sind heute ebenso Standard wie monoklonale Antikörper oder Medikamente, die die Neubildung von Blutgefäßen im Tumor hemmen.

In diesem Buch geht es ausschließlich um Medikamente bei Krebs, die heute immer individueller und zielgerichteter eingesetzt werden. Wir wollen Ihnen Informationen geben, für die beim ärztlichen Gespräch nicht immer Zeit bleibt oder die in der Aufregung des Arztbesuchs oft „überhört" werden, die jedoch für Sie als Betroffene oder auch als Angehörige wichtig sind. Denn je besser Sie Bescheid wissen, was auf Sie zukommt, je konkreter Sie Nutzen und Risiken einschätzen können, desto bewusster und angstfreier können Sie eine solche oft langwierige und belastende Therapie mit tragen. Viele Beobachtungen zeigen, dass bei Patienten, die sich gut und umfassend informiert fühlen, die Häufigkeit von Nebenwirkungen infolge einer Chemotherapie – auch einer sehr aggressiven – sinkt und daher besser vertragen wird.

Die Angaben in diesem Buch sollen Ihnen dabei helfen, eine solche Entscheidung für oder gegen eine bestimmte medikamentöse Behandlung kompetent und bewusst gemeinsam mit der betreuenden Ärztin oder dem betreuenden Arzt zu treffen – auf der Basis von objektiven Informationen. Deshalb kann dieses Buch das Gespräch mit Ärztin oder Arzt keinesfalls ersetzen – im Gegenteil, es soll diesen Dialog fördern, um zu einem bestmöglichen Gesamtergebnis beizutragen.

Die Struktur des Buches

Der Ratgeber gliedert sich in drei große Abschnitte:
• Allgemeine Informationen über Krebsmedikamente und ihre Anwendung. Hier erklären wir Ihnen auch, was Sie über klinische Studien, diverse Fachbegriffe sowie einen Gebrauch außerhalb der zugelassenen Anwendungsgebiete (Off-label-use) wissen müssen.

Die Struktur des Buches 9

- Konkrete Informationen über einzelne Medikamente beziehungsweise Arzneimittelgruppen.
- Komplementärmedizinische Mittel: Mistel, Enzyme, Antioxidanzien (Vitamine, Mineralien und Spurenelemente).

Die Struktur des Medikamentekapitels orientiert sich an dem HANDBUCH MEDIKAMENTE der Stiftung Warentest.

Nach der Nennung des Wirkstoffs und der Präparatenamen wird erst einmal die Substanz in ihrer Wirkung beschrieben. Bei der großen Gruppe der Zytostatika haben wir alle Angaben, die die Gesamtheit dieser Arzneimittel betreffen, vor die jeweiligen Wirkstoffbeschreibungen gestellt. Im Folgenden sind dann nur noch diejenigen Angaben aufgeführt, die für die Einzelsubstanzen zusätzlich gelten. Wenn Sie Informationen zu Zytostatika suchen, sollten Sie deshalb immer das einleitende Kapitel mit berücksichtigen.

Daran schließt sich ein Überblick über die derzeitige Studienlage zur Anwendung des jeweiligen Arzneimittels bei einzelnen Krebsarten an, der durch einen farbigen Balken gekennzeichnet ist. Wo immer es geht, haben wir die Angaben möglichst präzise gehalten. Bei einigen Wirkstoffen war es möglich, aufgrund der veröffentlichten Studien Angaben zur Wirksamkeit zu machen sowie zur Verlängerung der Überlebenszeit oder der Zeit bis zum Fortschreiten der Krankheit. Dabei ist zu berücksichtigen, dass es sich um Durchschnittswerte aus Studien unterschiedlicher Ausgangsbasis handelt; der Einzelfall kann ganz anders aussehen. Auch werden ständig neue Studienergebnisse publiziert, sodass das Wissen in diesem Bereich sich kontinuierlich verbessert. Dennoch können diese Angaben als Orientierungshilfe dienen.

Vielfach ließen sich solche Aussagen jedoch nicht machen, zum Beispiel, weil der Wirkstoff immer nur in Kombination mit anderen Substanzen eingesetzt wird und sich nicht eindeutig klären lässt, welche Effekte auf die Einzelsubstanz zurückzuführen sind. Auch sind manche Wirkstoffe schon sehr lange in Verwendung, sodass keine neuen Studien, die den heutigen Anforderungen an kontrollierte klinische Studien entsprechen, veröffentlicht sind und deshalb eine eindeutige Beurteilung schwierig ist. Manche Wirkstoffe wurden nicht direkt gegen bereits etablierte Substanzen geprüft (Head-to-Head-Vergleich), sondern nur gegen ein Scheinmedikament (Placebo), sodass nicht klar erkennbar ist, welches der verfügbaren oder angewendeten Therapieregime sinnvoller und wirksamer erscheint.

Was Sie unter den Überschriften erfahren

ANWENDUNG

Unter dieser Überschrift finden Sie Hinweise zur Einnahme oder Anwendung des jeweiligen Arzneimittels sowie gegebenenfalls zur maximalen Dosierung oder Anwendungsdauer. Sind aufgrund von unerwünschten Wirkungen bestimmte Kontrolluntersuchungen notwendig, wird an dieser Stelle darauf hingewiesen.

ACHTUNG

Hier finden Sie allgemeine Warnhinweise, die bei der Anwendung bestimmter Medikamente zu berücksichtigen sind, wenn zum Beispiel ein Wirkstoff die Haut lichtempfindlicher macht oder den Zuckerstoffwechsel beeinflusst und Menschen mit Diabetes den Blutzucker engmaschiger als gewohnt kontrollieren sollten. Auch wenn während einer Infusion besondere Vorsicht geboten ist, machen wir hierunter darauf aufmerksam.

Gegenanzeigen

An dieser Stelle sagen wir, wann Sie mit einem Wirkstoff nicht behandelt werden dürfen. Wenn der Arzt diese Gegenanzeigen (Kontraindikationen) nicht berücksichtigt, kann die Behandlung erhebliche Risiken bergen. Allerdings führen wir nicht alle Kontraindikationen auf, die im Beipackzettel genannt sind, sondern beschränken uns auf solche, die klinisch relevant sind und bei einer ambulanten Behandlung eine Rolle spielen können.

Unter bestimmten Bedingungen kann es jedoch trotzdem sinnvoll sein, einen bestimmten Wirkstoff anzuwenden. Dann sollte der Arzt Nutzen und Risiken sorgfältig abwägen (relative Kontraindikation) – auch darauf weisen wir an dieser Stelle hin.

Wechselwirkungen

Werden mehrere Arzneimittel gleichzeitig angewendet, können sie sich in ihren Wirkungen und Nebenwirkungen gegenseitig abschwächen oder verstärken. Manche Wechselwirkungen sind so gravierend, dass die Wirkstoffe keinesfalls zusammen angewendet werden dürfen. Darauf machen wir unter dieser Überschrift aufmerksam.

Es kann sein, dass hier deutlich weniger Wechselwirkungen aufgeführt sind als in der Packungsbeilage. Dort nennen die Arzneimittelhersteller aus haftungsrechtlichen Gründen alle Wechselwirkungen, die im Zusammenhang mit dem Wirkstoff jemals beschrieben worden sind – auch solche, die für die Behandlung in der Praxis eher bedeutungslos sind. Wir beschränken uns auf Angaben derjenigen Wechselwirkungen, die in der ambulanten Behandlung bedeutsam sind oder gravierende Folgen haben können.

Bei Speisen und Getränken

Unter dieser Überschrift machen wir Sie darauf aufmerksam, wenn bestimmte Lebensmittel die Aufnahme des Wirkstoffs aus dem Darm behindern können oder die Wirkung beeinträchtigen.

UNERWÜNSCHTE WIRKUNGEN

Diese Rubrik haben wir in drei große Abschnitte unterteilt: Unter der Überschrift „häufig" sind alle unerwünschten Wirkungen zusammengestellt, die bei mehr als 10 von 1 000 Behandelten vorkommen, auch diejenigen, die als „sehr häufig" gelten (100 von 1 000 Behandelten). Als „gelegentlich" gelten unerwünschte Wirkungen, die bei 1 bis 10 von 1 000 Behandelten und als „selten" solche, die bei weniger als 1 von 1 000 Behandelten auftreten. Wo immer es möglich war, haben wir die Angaben genau beziffert. Darüber hinaus haben wir angeführt, was gegebenenfalls zu tun ist, wenn eine unerwünschte Wirkung auftritt.

Normalerweise werden Krebsmedikamente in der Arztpraxis gegeben, sodass eine allergische Reaktion rasch erkannt und behandelt werden kann. Bei Tabletten können Sie die erste Dosis ebenfalls in der Arztpraxis einnehmen und eine Zeit lang warten, bis sicher ist, dass Sie das Mittel gut vertragen.

Allergische Reaktionen sind bei jedem Arzneimittel möglich und wurden deshalb nicht jedes Mal benannt. Eine Unverträglichkeitsreaktion äußert sich oft zuerst an der Haut durch Rötung, Ausschlag, Pusteln oder Blasen, meist in Verbindung mit Juckreiz. Wird das Mittel abgesetzt, verschwinden die Symptome oft von selbst.

Eine Allergie kann sich manchmal auch zu einem Schock mit akutem Kreislaufversagen steigern. Diese „anaphylaktische" Reaktion kündigt sich mit Herzrasen, Atemnot, Schwindel, kalten Schweißausbrüchen, Übelkeit, Schwellungen an den Schleimhäuten (auch in Mund, Rachen und Atemwegen) und im Gesicht an. Wenn solche Beschwerden auftreten, müssen Sie oder eine Begleitperson unverzüglich den Notarzt rufen (Telefon 112). Der Schockzustand muss umgehend mit kreislaufstabilisierenden Mitteln und Kortisonspritzen behandelt werden. Schwellen die Schleimhäute in den Atemwegen weiter an, droht Ersticken. Bricht der Kreislauf völlig zusammen, muss sofort beatmet werden, damit Gehirn und lebenswichtige Organe durchblutet bleiben.

HINWEISE _____

In diesem Abschnitt haben wir Informationen zusammengestellt, die bestimmte Personengruppen betreffen: Kinder, Ältere (bei denen Leber- und Nierenfunktion häufig etwas nachlassen), Schwangere, Stillende. Hier finden Sie auch Angaben für Frauen und Männer mit Kinderwunsch oder zur Empfängnisverhütung.

Methodisches Vorgehen

Auswahl der Mittel

Bei der Auswahl der Arzneimittel, die in diesem Buch genannt sind, haben wir uns an Verordnungsanalysen aus dem Bereich der gesetzlichen Krankenversicherung (GKV) und an Umsatz- und Absatzstatistiken (DPM) orientiert. Wir haben zudem alle Arzneimittel, die in das Buch aufgenommen wurden, mit Experten aus dem stationären und ambulanten Behandlungsbereich abgestimmt. Dieses Buch umfasst daher auch Arzneimittel, die eventuell in Bezug auf Umsatzzahlen oder Verordnungshäufigkeit weniger bedeutend sind, aber als wichtige Medikamente für eine Krebstherapie angesehen wurden. In diesen Fällen haben unsere Experten für die Aufnahme der Mittel plädiert. Es kann auch sein, dass Sie bestimmte Mittel nicht in unserem Buch finden. Das kann damit zusammenhängen, dass diese Arzneimittel nur im Rahmen von Studien angewendet werden, also noch nicht zugelassen sind, oder dass sie in anderen als den zugelassenen Anwendungsgebieten eingesetzt werden (Off-label-use → Seite 19) und weniger häufig in der zugelassenen Indikation.

Zudem werden viele Mittel vor allem im Krankenhaus (stationär) eingesetzt und kommen daher gar nicht in den Arzneimittelstatistiken vor, die sich auf die ambulante Versorgung beziehen. Über die im Krankenhaus angewendeten Arzneimittelmengen liegen jedoch keine Statistiken vor. Daher war für uns auch die Expertenmeinung im Hinblick auf die Aufnahme der Mittel in dieses Buch besonders wichtig.

Bei der Auswahl der Mittel aus der Komplementärmedizin orientierten wir uns daran, welche Medikamente nach Angaben aus wissenschaftlichen Studien und nach den Erfahrungen von Ärzten von Krebspatienten häufig verwendet werden. Das sind Mistelpräparate, Enzyme sowie Vitamine und Spurenelemente, sogenannte Mikronährstoffe.

Auswahl der Literatur

Als Basis für unsere Informationen haben wir unterschiedliche Quellen herangezogen: Es wurden sogenannte Originalstudien ausgewertet (Primärliteratur) wie systematische Übersichtsarbeiten, in denen alle aussagekräftigen klinischen Studien zu einem Arzneimittel ausgewertet wurden (z. B. Cochrane-Reviews). Daneben wurden unabhängige Veröffentlichungen genutzt, die sich mit der Bewertung von Arzneimitteln beschäftigen (z. B. arznei-telegramm, Arzneimittel-Kursbuch, Arzneimittelbrief) sowie Bücher, die sich schwerpunktmäßig mit Krebsarzneimitteln beschäftigen (Sekundär- und Tertiärliteratur). Eine wichtige Informationsquelle waren zudem die Fachinformationen über das jeweilige Arzneimittel. Diese Fachinformationen werden mit der Zulassung eines Arzneimittels veröffentlicht und fassen die wesentlichen Daten zusammen, die zur Zulassung geführt haben. Auch werden sie – sobald neue Erkenntnisse vorliegen – stets aktualisiert. Die Fachinformation dient zudem als Vorlage für die Packungsbeilage. Sie ist eine von den Zulassungsbehörden, dem Bundesinstitut für Arzneimittel und Medizinprodukte (BfArM) oder dem Paul-Ehrlich-Institut (PEI), genehmigte offizielle Darstellung über Wirksamkeit, Unbedenklichkeit und weitere spezifische Charakteristika des jeweiligen Mittels in den zugelassenen Anwendungsgebieten.

Nun werden Krebsmedikamente aber häufig außerhalb der zugelassenen Indikation eingesetzt (Off-label-use → Seite 19). Über eine solche Anwendung kann die Gebrauchsinformation für Ärzte (Fachinformation) beziehungsweise für Patienten (Packungsbeilage) daher keine Angaben machen.

Beurteilung der Mittel

Anders als sonst bei der Stiftung Warentest üblich, wurden für die einzelnen Arzneimittel in diesem Buch keine Bewertungen abgegeben, weil eine solche sich immer auf konkrete, einzelne Anwendungsgebiete bezieht.

Da Krebsarzneimittel bei ganz unterschiedlichen Erkrankungen und Krankheitsstadien zur Anwendung kommen, haben wir in diesem Fall eine zusammenfassende Beurteilung der Wirkstoffe vorgenommen, die sich aus der Studienlage und den Erfahrungen klinisch tätiger Ärztinnen und Ärzte ableiten lässt.

Für die komplementärmedizinischen Mittel haben wir ebenfalls, dort wo es möglich war, zur Einschätzung Metaanalysen und Studien herangezogen, die in wissenschaftlichen Quellen veröffentlicht wurden. In vielen Fällen fehlen gezielte Studien. Daher sind konkrete Empfehlungen nur selten abzuleiten. Wichtig ist, dass diese komplementärmedizinischen Therapien immer ergänzenden Charakter haben und in der Regel nicht für sich alleine angewendet werden sollten.

Was Sie wissen sollten

Welche Krebsmedikamente gibt es?

Eine Krebsgeschwulst entsteht aufgrund unkontrollierter Zellwucherungen in einem Gewebe. Das Grundprinzip jeder medikamentösen Therapie gegen Krebs besteht darin, zu versuchen, dieses Wachstum mit Medikamenten möglichst dauerhaft oder wenigstens vorübergehend zu stoppen, die durch den Tumor verursachten Beschwerden zu lindern und zu verhindern, dass die Geschwulst ihre Zellen über das Blut oder die Lymphbahnen in andere Organe und Gewebe streut (Metastasen absiedelt). Chemotherapeutika werden auch gegeben, um nach einer Operation noch vorhandene Krebszellen abzutöten und auf diese Weise zu verhindern, dass sich Metastasen bilden.

Diese Ziele lassen sich allerdings längst nicht immer erreichen. Viele Krebsmedikamente wirken gut bei seltenen Tumorarten wie Lymphdrüsen-, Knochen- und Hodenkrebs sowie Leukämie. Bei den weitaus häufigeren Organkrebsen (Darm-, Brust-, Lungen-, Blasen-, Nieren-, Bauchspeicheldrüsen- und Magenkrebs) können sie in bestimmten Situationen (z. B. nach der Operation bei Brust- und Darmkrebs) zur Heilung beitragen; bei fortgeschrittenen Stadien können sie zwar keine Heilung mehr bewirken, aber häufig die Lebenszeit verlängern und krebsbedingte Beschwerden lindern. Es gilt also gut abzuwägen, ob der Nutzen der Behandlung tatsächlich größer ist als die damit verbundenen Leiden, z. B. aufgrund der unerwünschten Wirkungen der Medikamente.

Für viele Tumorarten liegen standardisierte Empfehlungen vor, welche Medikamente einzeln oder kombiniert eingesetzt werden sollten und wie lange. Ob und wie oft die Therapie wiederholt werden muss, hängt auch von der Tumorgröße ab. Die Befindlichkeit und Konstitution der Krebskranken machen es jedoch oft nötig, von diesem Schema abzuweichen. Neuerdings wird eine Chemotherapie nicht mehr nur nach einer Operation oder Bestrahlung eingesetzt, sondern oft bereits vorher (neoadjuvante Therapie). Ziel ist dabei, den Tumor zu verkleinern, sodass die Operation schonender ausfallen kann.

Was Sie wissen sollten 15

Spezialisten für die medikamentöse Behandlung

Es ist ratsam, dass Sie sich für eine ambulante Chemotherapie einen Spezialisten suchen, der sich mit diesen Medikamenten gut auskennt. Bei diesen Spezialisten handelt es sich meist um Internisten mit dem Schwerpunkt Hämatologie und internistische Onkologie (Blut- und Krebserkrankungen), auch Onkologen genannt, die in sogenannten onkologischen Schwerpunktpraxen tätig sind. Häufig sind auch andere Fachärzte erfahren in der Behandlung von Krebserkrankungen aus ihrem speziellen Fachgebiet (z. B. Gynäkologen bei Brust-, Eierstock- und Gebärmutterkrebs, Urologen bei Blasen-, Hoden- und Prostatakrebs).

Erkundigen Sie sich am besten in der Klinik, in der Sie operiert oder vorbehandelt wurden, welche niedergelassenen Kollegen schwerpunktmäßig Krebskranke behandeln und mit den Chemotherapie-Schemata vertraut sind.

Stationäre oder ambulante Behandlung?

Eine Chemotherapie erfolgte früher ausschließlich stationär, heute ist es vielfach möglich und üblich, sie – und ebenso auch andere Arzneimittel im Rahmen der Krebstherapie – ambulant zu verabreichen. Nur wenn die Medikamente sehr hoch dosiert werden müssen, oder wenn schwerwiegende unerwünschte Wirkungen zu erwarten sind, die eine kontinuierliche ärztliche Überwachung erfordern, werden Sie für die Therapie stationär aufgenommen.

Die ambulante Therapie hat den Vorteil, dass Sie in Ihrer gewohnten Umgebung bleiben und – je nachdem, wie Sie sich fühlen – auch Ihrer Arbeit nachgehen können. Für Infusionen oder Spritzen gehen Sie meist in die Praxis, Chemotherapeutika in Tablettenform können Sie zuhause einnehmen.

Sind Infusionen häufig oder über einen längeren Zeitraum hinweg nötig, kann der Arzt Ihnen (unter örtlicher Betäubung oder kurzer Vollnarkose) einen Venenkatheter mit einem Medikamenten-Reservoir unter die Haut legen (Port). Der Vorratsbehälter aus Metall (Titan) ist mit einer Membran aus Silikon abgedeckt und mündet in einem dünnen Schlauch, der in die Schlüsselbein-Vene eingelegt wird. Für die Arzneimittelgabe muss der Arzt dann nur noch mit einer speziellen „Portnadel" die Haut und die unmittelbar darunter liegende Silikonabdeckung durchstechen. Auch eine Infusion kann auf diese Weise angelegt werden.

Wichtig ist, dass Sie die Haut über dem Port gut beobachten. Über die Portnadel können – selten, aber die Gefahr ist nicht auszuschließen – Bakterien in das Port-System eindringen, sodass sich das Gewebe um den Port herum entzündet und der Venenzugang entfernt werden muss. Auch kommt es vor, dass Blut aus der Vene in den Katheter beziehungsweise in die Portkammer zurückläuft, dort gerinnt und den Port verstopft. Eine Spülung mit einer speziellen Lösung kann ihn dann wieder durchgängig machen.

Bei fachgerechter Behandlung kann ein Port jahrelang komplikationslos liegen bleiben. Ist absehbar, dass keine weitere Chemotherapie erforderlich ist, wird der Port entfernt.

Keine Angst vor Studien

Alle neuen Wirkstoffe werden vor ihrer Zulassung in klinischen Studien geprüft. Gerade in der Onkologie gibt es viele solcher Untersuchungen – sowohl mit Medikamenten, die sich schon lange bewährt haben, nun aber für weitere Krebsarten geprüft werden sollen, als auch mit ganz neu entwickelten Wirkstoffen. Ohne solche Studien lässt sich die Wirksamkeit und Sicherheit eines Arzneimittels nicht beurteilen. Da in solchen Studien oft nur relativ wenige Patienten behandelt werden, lassen sich gelegentlich oder selten auftretende unerwünschte Wirkungen oft erst nach der Zulassung erkennen, wenn das Mittel häufiger eingesetzt wird.

Die Ärzte sind also darauf angewiesen, dass sich genügend Patienten an Studien beteiligen, und es ist gut möglich, dass auch Sie gefragt werden, ob Sie dazu bereit sind. Grundsätzlich bietet das für Sie eher Vor- als Nachteile. Die Studienprotokolle sind meist sehr streng, das heißt, Körper- und Organfunktionen, Blutwerte, Allgemeinbefinden werden besonders gründlich überwacht. Auch können Sie Medikamente erhalten, die allgemein noch nicht zugänglich sind, aber bereits vielversprechende Effekte gezeigt haben.

Andererseits sind mit solchen Anwendungen auch Risiken verbunden – Wechsel- und unerwünschte Wirkungen lassen sich noch nicht so gut einschätzen. Es ist nicht immer vorherzusagen, ob sich die erhofften positiven Effekte auch bei Ihnen einstellen werden, und möglicherweise können die Nachteile den Nutzen überwiegen.

Lassen Sie sich also vom Arzt ganz genau erklären, welchem Forschungsziel die Studie dient, welche Erkenntnisse es bisher zu dem Arzneistoff gibt und welche Risiken bestehen. Die Ärzte, die eine solche Studie leiten, müssen ganz bestimmte Vorbedingungen erfüllen (z. B. über Erfahrungen in der Leitung und Durchführung von klinischen Studien verfügen) und sie müssen vor der Behandlung umfassend über alle Risiken aufklären. Außerdem sind Sie in der Studie gegen Schäden, die das Arzneimittel bei Ihnen möglicherweise verursacht, versichert. Zusätzlich hat sich vor dem Beginn eine Ethikkommission mit der Fragestellung der Studie befasst – wenn es kein positives Votum dieser Kommission gibt, in der neben Ärzten auch oft z. B. Juristen und Theologen mitarbeiten, darf die klinische Prüfung gar nicht erst beginnen. Falls es bereits Patienten gibt, die mit dem Mittel behandelt worden sind, können Sie gegebenenfalls auch diese befragen, welche Erfahrungen sie gemacht haben.

Wichtig ist: Niemand zwingt Sie, an einer Studie teilzunehmen – aber Sie müssen auch keine Angst davor haben. Lassen Sie sich nicht unter Druck setzen – einige Tage Bedenkzeit sollten Ihnen immer eingeräumt werden, bevor Sie sich dafür oder dagegen entscheiden.

Überlebenszeit und progressionsfreies Überleben

Immer wieder werden Sie bei den zusammenfassenden Angaben zu den Wirkstoffen finden, dass sich damit oder in Kombination mit anderen Mitteln die Überlebenszeit oder das progressionsfreie Überleben verlängern lässt. Das sind Begriffe aus der Welt der wissenschaftlichen Studien, die notwendig sind, um die Wirksamkeit einer Substanz nachzuweisen. Sie gilt dann als erwiesen, wenn das Mittel die Zeit, bis die Krankheit fortschreitet oder die Zeit bis zum Eintreten des Todes – also die Überlebenszeit – statistisch signifikant verlängern kann. Als Vergleich dienen jeweils Patienten, die kein oder ein anderes Medikament erhalten, oder Patienten, die eine bisher übliche Standardtherapie, z. B. eine Bestrahlung, bekommen.

Nun ist jede Krebserkrankung und auch jede Therapie sehr individuell – und entsprechend stark schwanken auch die Angaben zur progressionsfreien Zeit beziehungsweise zur Überlebenszeit. Aufgrund der Studien lassen sich immer nur Durchschnittswerte angeben, mit entsprechend großen Abweichungen nach oben und unten. Es lässt sich nie vorhersagen, ob dieser statistische Mittelwert tatsächlich auch im Einzelfall zutrifft oder ob er eher kürzer oder länger ausfällt. Deshalb sind alle diese Angaben lediglich Orientierungsgrößen. Für die Entscheidungsfindung im Einzelfall spielen noch mehr Faktoren eine Rolle, zum Beispiel die Lebensqualität. All diese Aspekte sollten bei den Entscheidungen aufgrund der Gespräche von Patienten und Arzt eine Rolle spielen.

Fachbegriffe verstehen

Damit Sie ein Studiendesign besser einordnen können, erklären wir hier die wichtigsten Fachbegriffe:

- *Prospektiv* ist eine Studie, die vorausschauend auf die Zukunft ausgerichtet ist. Dabei werden bestimmte Zielgrößen untersucht, die vor Beginn der Studie als „primäre" oder „sekundäre" Endpunkte definiert werden.
- *Randomisiert* bedeutet, dass die Patienten für die Studie nach dem Zufallsprinzip in zwei Gruppen geteilt werden. Die einen bekommen das zu prüfende Medikament, die anderen die bisherige Standardtherapie oder – wenn es bisher keine Therapiemöglichkeiten gegeben hat – ein Scheinmedikament (Placebo). In diesem Fall gilt die Studie als „Placebo-kontrolliert".
- *Unkontrolliert* ist eine Studie, wenn keine Kontrollgruppe vorgesehen ist, wenn es also nur eine Behandlungsgruppe gibt.
- *Doppelblind* heißt, dass weder Ärzte noch Patienten wissen, wer das zu prüfende Medikament und wer das Standardmedikament oder Placebo erhält.
- *Experimentell* ist eine Studie, wenn es noch keine oder nur wenige Erkenntnisse über den zu untersuchenden Arzneistoff gibt.
- *Beobachtend* angelegt ist die Studie, wenn der Arzt die Effekte nur dokumentiert und auswertet, aber nicht bereits vorher bestimmte Richtgrößen oder Zielwerte (z. B. Überlebenszeit) festsetzt. In Beobachtungsstudien wird dem Arzt sozusagen über die Schulter geschaut. Damit sollen Erkenntnisse gesammelt werden, wie der Arzt mit dem Mittel umgeht, bei wem er es bei welcher Indikation und in welcher Dosierung einsetzt und welche Erfahrungen Patienten mit der Behandlung machen.
- *Multizentrisch* ist eine Studie, wenn sich mehrere Kliniken oder Praxen an der Erhebung der Daten beteiligen.
- *Cross-over* ist der Studienaufbau, wenn die Therapie- und die Kontrollgruppe nach einer bestimmten Zeit wechseln, sodass dann diejenigen, die bisher das Prüfmedikament bekommen haben, nun das Standardarzneimittel oder Placebo im Vergleich erhalten und umgekehrt.

Alle klinischen Studien werden in verschiedene Phasen eingeteilt:

- *Phase I* prüft die Dosierung an Gesunden – in der Onkologie auch an Krebspatienten – und kann erste Hinweise auf Wirkungen geben.
- *Phase II* untersucht ein Medikament an Patienten, um Sicherheit und Verträglichkeit zu überprüfen, aber auch um die Wir-

kung genauer kennenzulernen, die richtige Dosis zu finden und das Therapiekonzept zu überdenken.

- In *Phase III* geht es darum, die Wirksamkeit zu ermitteln, also zu prüfen, ob ein Medikament eine Krankheit besser und schneller heilen kann als bisher bekannte und bewährte Mittel. Solche Studien dienen dazu, bei der zuständigen Behörde die Zulassung eines Arzneimittels zu erreichen.
- In *Phase IV* wird ein Medikament nach der Zulassung unter Alltagsbedingungen geprüft, um in der breiten Anwendung weitere Erkenntnisse bezüglich Wirksamkeit, Verträglichkeit und unerwünschte Wirkungen zu gewinnen und die Therapie dadurch zu optimieren.

In der Onkologie werden Sie es als Patient vor allem mit Studien der Phase II oder III zu tun haben.

Off-label-use

Grundsätzlich darf ein Arzneimittel nur bei denjenigen Anwendungsgebieten eingesetzt werden, für die es zugelassen ist. In der Regel wird es auch nur dann von den gesetzlichen Krankenkassen bezahlt. Diese Indikationen stehen in jeder Packungsbeilage und sind für jeden nachprüfbar. Oftmals sind die Angaben zu den Anwendungsgebieten sehr eng gefasst. Sie spiegeln damit die Ergebnisse von klinischen Prüfungen wider, die sich bei ganz bestimmten Erkrankungen mit eng abgrenzbaren Krebsformen ergeben haben. Für Gemzitabin beispielsweise werden in der Fachinformation folgende Anwendungsgebiete benannt:

- Lokal fortgeschrittenes oder metastasiertes Blasenkarzinom in Kombination mit anderen Zytostatika.
- Lokal fortgeschrittenes oder metastasiertes nichtkleinzelliges Bronchialkarzinom in Kombination mit anderen Zytostatika.
- Lokal fortgeschrittenes oder metastasiertes Adenokarzinom des Pankreas bei Patienten mit gutem Allgemeinzustand und ausreichender Knochenmarkreserve.
- Lokal fortgeschrittener oder metastasierter Brustkrebs in Kombination mit Paclitaxel bei Patientinnen, bei denen es nach einer (neo-)adjuvanten Chemotherapie zu einem Rezidiv kam. Die vorausgegangene Chemotherapie sollte ein Anthrazyklin enthalten haben, sofern dieses nicht klinisch kontraindiziert war.
- Lokal fortgeschrittenes oder metastasiertes epitheliales Ovarialkarzinom in Kombination mit Carboplatin bei Patientinnen mit einem Rezidiv nach einer rezidivfreien Zeit von mindestens 6 Monaten nach einer erstmaligen zytostatischen Therapie auf Platinbasis.

Bei allen anderen Krebsarten oder Tumorstadien, die durch diese Zulassung nicht abgedeckt sind, erfolgt der Einsatz von Gemzitabin ohne die offizielle Genehmigung der Zulassungsbehörde und ausschließlich auf Verantwortung des behandelnden Arztes. Allerdings dürfen Ärzte Arzneimittel grundsätzlich überall dort einsetzen, wo sie es mit ihrem Gewissen und ihrem medizinischen Sachverstand vereinbaren können, immer unter der Voraussetzung, dem Patienten nicht zu schaden (nil nocere). Der Arzneimittelhersteller haftet dann jedoch nicht mehr unbedingt, wie sonst üblich, für Schäden, die durch das Medikament möglicherweise ausgelöst werden (§84 Arzneimittelgesetz). Die Patienten sind aber weiterhin über die ärztliche Haftung versichert.

Eine Anwendung außerhalb der zugelassenen Anwendungsgebiete wird als Off-label-use bezeichnet – als Anwendung außerhalb der Zulassung. Wenn Sie also – um beim Beispiel Gemzitabin zu bleiben – Blasenkrebs haben, der Tumor aber noch nicht fortgeschritten ist oder Metastasen gestreut hat, oder wenn der Arzt nur Gemzitabin als alleiniges Zytostatikum einsetzen will, handelt es sich um einen solchen Off-label-use.

Nun gibt es gerade bei Krebserkrankungen häufig die Situation, dass man sich von einem bestimmten Arzneimittel eine therapeutische Wirksamkeit verspricht oder sich diese in ersten Studien bereits gezeigt hat, der Hersteller aber noch keine Zulassungserweiterung beantragt oder erhalten hat. Außerhalb von klinischen Studien dürften dann keine Patienten mit diesem Mittel behandelt werden oder sie müssten die Kosten dafür selbst tragen – denn die gesetzlichen Krankenkassen dürfen nur eine Arzneimitteltherapie bezahlen, wenn die Medikamente im Rahmen der zugelassenen Anwendungsgebiete verordnet werden. Daneben gibt es nur ganz bestimmte Ausnahmefälle, die in Gerichtsurteilen geklärt wurden. Da Krebskranke meist nicht so lange warten können, bis alle Formalitäten bei den Zulassungsbehörden erfüllt sind, hat das Bundessozialgericht in einem Urteil am 19. März 2002 für den „Einzugsbereich" der gesetzlichen Krankenkassen beschlossen, dass diese die Kosten für den Einsatz von Arzneimitteln auch außerhalb der zugelassenen Indikationen übernehmen müssen, wenn die folgenden drei Anforderungen erfüllt sind:

- Es liegt eine schwerwiegende Erkrankung vor, das heißt, sie ist lebensbedrohlich oder beeinträchtigt die Lebensqualität auf Dauer nachhaltig.
- Es ist keine andere zugelassene Therapie verfügbar, die in der konkreten Behandlungssituation gleich gute Erfolgsaussichten bietet, wobei auch die Nebenwirkungen zu berücksichtigen sind.

Was Sie wissen sollten   21

- Es existieren Daten, die in dieser Situation für das einzusetzen-
  de Arzneimittel erwarten lassen, dass die Behandlung erfolgreich sein wird. Das ist der Fall, wenn die Zulassung für die be-
  treffende Indikation bereits beantragt wurde und eine therapeutische Wirksamkeit unter vertretbaren Risiken in einer
  randomisierten Phase-III-Studie belegt wurde; oder wenn zuverlässige wissenschaftliche Erkenntnisse über die Qualität
  und Wirksamkeit des Medikaments bei der betreffenden Indikation veröffentlicht wurden und sich die einschlägigen Fach-
  kreise über den Nutzen des Medikaments in dieser Situation
  einig sind.

Bei sehr seltenen Erkrankungen kann ein Off-label-use auch erfolgen, wenn die oben genannten Bedingungen nicht erfüllt sind.
In all diesen Fällen genügt es, dass der Arzt diesen Off-label-use
gegebenenfalls vor der Krankenkasse vertreten und rechtfertigen
kann. Bei der Kasse muss nicht extra eine Erlaubnis dafür einge-
holt werden. Im Gegenteil: Verzichtet der Arzt auf die Anwendung eines Mittels, das zwar für die jeweilige Indikation noch
nicht zugelassen ist, aber die oben genannten Kriterien erfüllt, so
kann es haftungs- und strafrechtliche Folgen für den Arzt haben,
wenn er das Mittel nicht „off label" verordnet. Auch solche Fälle
wurden bereits vor Gericht entschieden (z. B. bei der Anwendung
eines Mittels zur Behandlung von Virusinfektionen).

Allerdings besteht für den Arzt eine gesteigerte Aufklärungs-
pflicht. Er muss dem Patienten sagen, dass die Anwendung „off-label" erfolgt, den Krankheitsverlauf sorgfältig dokumentieren und
in der Krankenakte die Gründe für den Einsatz des Mittels detail-
liert festhalten. Beim Auftreten von unerwünschten Wirkungen
sollten diese gemäß der Berufsordnung der Ärzte an die Arznei-
mittelkommission der Deutschen Ärzteschaft gemeldet werden.

In den meisten Fällen eines Off-label-use in der ambulanten
Praxis wenden sich allerdings die Patienten an ihre gesetzliche
Krankenkasse und diese lässt über den medizinischen Dienst klä-
ren, ob eine „off-label"-Anwendung eines bestimmten Mittels
medizinisch gerechtfertigt erscheint. Ist dies der Fall, kann die
Therapie ebenfalls zulasten der Krankenkasse verordnet werden.

Im Jahre 2003 wurde beim Bundesinstitut für Arzneimittel und
Medizinprodukte (BfArM) eine Expertengruppe „Off-label" mit
der Aufgabe eingerichtet, für bestimmte Arzneimittel in der
Krebstherapie den neuesten Stand des Wissens über die Anwendung in nicht zugelassenen Indikationen festzuhalten. Im Zwei-
felsfall kann sich der Arzt bei einem ärztlichen Mitglied dieser Expertengruppe oder bei der medizinischen Fachgesellschaft nach
dem aktuellen Stand der Dinge erkundigen.

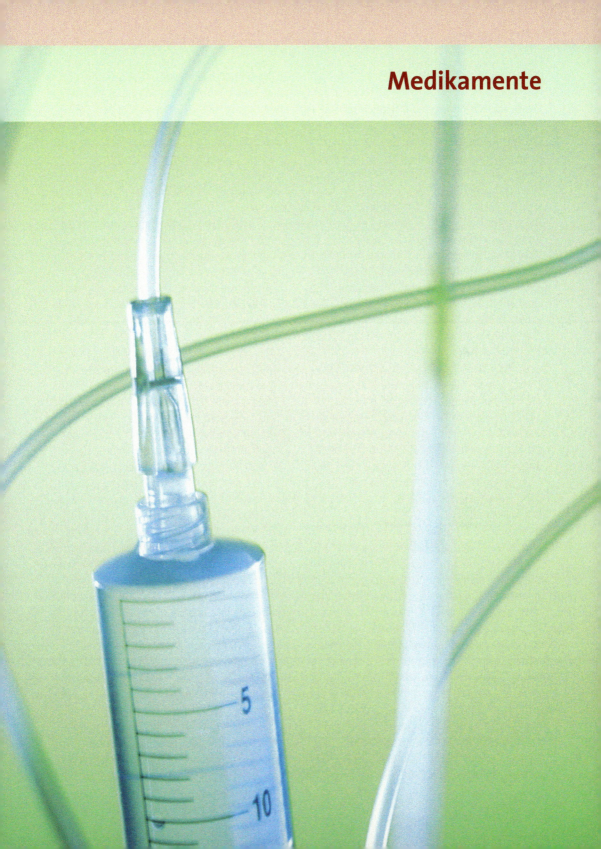

Medikamente

Antihormone

Die Geschlechtshormone Östrogen und Testosteron können das Wachstum von Tumoren fördern, wenn deren Gewebe spezielle Bindungsstellen (Rezeptoren) für Hormone aufweist. Das wird im Rahmen einer feingeweblichen Untersuchung geprüft, nachdem die Geschwulst operativ entfernt wurde. Finden sich Rezeptoren, lautet das Ergebnis hormonrezeptorpositiv. Dann ist eine Behandlung mit Antihormonen oder Substanzen, die die Produktion von Hormonen unterdrücken, sinnvoll.

Unter den verschiedenen Tumorarten weisen vor allem Prostata- und Brustkrebs häufig Hormonrezeptoren auf. Deshalb werden Antihormone vor allem bei diesen beiden Krebserkrankungen angewendet.

Männern mit Prostatakrebs stehen zwei Therapiewege offen: Sie können lebenslang Medikamente einnehmen oder sich die Hoden entfernen lassen (Orchiektomie). Beides läuft auf das gleiche hinaus: Im Körper wirkt kaum noch Testosteron. Der Tumor wächst daher nicht oder nur sehr langsam und bildet keine oder erst sehr spät Metastasen (es sei denn, er hat schon vorher Tochterzellen in die Blutbahn gestreut).

Wenn bei Frauen die Eierstöcke entfernt wurden, erhalten sie im Anschluss oft eine Therapie mit Antihormonen, um die Restwirkung der Hormone zu unterbinden, die beispielsweise noch im Fettgewebe gebildet werden.

Zu den Antihormonen gehören die Wirkstoffe Anastrozol (→ nebenstehend), Bicalutamid (→ Seite 26), Cyproteron (→ Seite 28), Exemestan (→ Seite 30), Fulvestrant (→ Seite 31), Letrozol (→ Seite 32), Tamoxifen (→ Seite 34) und Toremifen (→ Seite 37). Anastrozol, Exemestan und Letrozol gehören zur Gruppe der Aromatasehemmer. Alle drei Substanzen unterscheiden sich hinsichtlich Wirkung und Nebenwirkungsprofil nur unwesentlich.

Tamoxifen, Fulvestrant und Toremifen sind Gegenspieler zum weiblichen Geschlechtshormon Östrogen. Bicalutamid und Cyproteron bremsen die Wirkung der männlichen Geschlechtshormone (Androgene) und gelten deshalb als Antiandrogene.

Anastrozol
Arimidex

Der Wirkstoff Anastrozol ist ein Aromatasehemmer. Diese blockieren das Enzym Aromatase und unterdrücken damit die Umwandlung des Hormons Androstendion zu Östron und anderen Östrogenen, und zwar vorwiegend in Fettgewebe, Leber, Haut und Muskeln.

Anastrozol wird bei Frauen nach den Wechseljahren mit östrogenrezeptorpositivem Brustkrebs sofort nach Operation und Chemotherapie (adjuvante Therapie) oder auch im fortgeschrittenen Stadium, wenn schon Metastasen vorhanden sind, eingesetzt.

Außerdem wird Anastrozol bei Frauen nach den Wechseljahren noch vor Operation und Chemotherapie gegeben (neoadjuvante Therapie), um den Tumor zu verkleinern und eine brusterhaltende Operation zu ermöglichen. Gelingt dies, ist davon auszugehen, dass sich das Krebswachstum im Anschluss an die Operation mit Anastrozol ebenfalls weiter eindämmen lässt. Das Mittel kann auch bei einem Rückfall gegeben werden, wenn schon eine Antiöstrogenbehandlung mit Tamoxifen erfolgt ist, die aber nicht verhindern konnte, dass die Krebserkrankung erneut auftrat.

Anastrozol ist seit 1996 auf dem Markt und zeigte in klinischen Studien einen statistisch nachgewiesenen Vorteil gegenüber dem schon seit vielen Jahren bewährten Antiöstrogen Tamoxifen, und zwar sowohl bezüglich des progressionsfreien Überlebens (→ Seite 17) als auch der Zeit bis zum

Auftreten von Fernmetastasen. Obwohl Tamoxifen vor allem in der adjuvanten Therapie, also unmittelbar nach der Operation, immer noch als Therapiestandard angesehen wird, bewies Anastrozol in dieser Indikation bei bestimmten Risikogruppen (Frauen mit erhöhtem Thromboserisiko oder Venenentzündung, Lymphknotenbefall, fortgeschrittenes Tumorstadium, HER2-neu-positiv) eine bessere Wirksamkeit.

Im Vergleich zu Tamoxifen treten unter Anastrozol seltener Thrombosen auf, und auch das Risiko, dass sich bösartige Wucherungen in der Gebärmutterschleimhaut ausbilden, ist deutlich geringer. Andererseits besteht unter Anastrozol ein höheres Risiko, dass sich die Mikroarchitektur der Knochen verändert, sodass die Knochenmasse abnimmt und eine Osteoporose entsteht. Auch traten in einigen Studien mit Anastrozol häufiger Herzinfarkte auf als mit Tamoxifen.

Mit Anastrozol können auch Männer behandelt werden, wenn sie an hormonabhängig wachsendem Brustkrebs erkrankt sind. Allerdings liegen hierzu erst wenige Daten vor. Diese Anwendung ist bisher noch Off-label-use (→ Seite 19).

ANWENDUNG

Tabletten mit Anastrozol schlucken Sie einmal täglich, vorzugsweise nach dem Essen. Meist wird die Therapie fünf Jahre lang fortgesetzt. Anastrozol können Sie auch nur zwei bis drei Jahre lang einnehmen, wenn Sie vorher bereits zwei oder drei Jahre lang mit Tamoxifen behandelt worden waren, sodass auf diese Weise eine fünfjährige Hormonblockade erreicht wird. Bildet sich in dieser Zeit erneut ein Tumor aus, wird die Therapie abgebrochen.

Wenn nicht eindeutig klar ist, dass die Wechseljahre schon hinter Ihnen liegen, sollte der Arzt einen Hormonstatus veranlassen. Dabei werden die Werte für bestimmte Hormone der Hirnanhangdrüse (FSH, LH) bestimmt, ebenso die Östrogenspiegel im Blut.

Da das Mittel Osteoporose verursachen kann, sollte zu Beginn der Behandlung und im Verlauf alle ein bis zwei Jahre die Knochendichte gemessen werden. So lässt sich erkennen, ob die Knochen im Laufe der Behandlung an Substanz verlieren. Ist dies der Fall, muss der Arzt entscheiden, ob die Therapie fortgesetzt werden soll und ob Medikamente gegen die Knochenentkalkung eingenommen werden müssen.

ACHTUNG

Erscheint es sinnvoll, Anastrozol entgegen der Zulassung (Off-label-use → Seite 19) bei jüngeren Frauen vor den Wechseljahren einzusetzen, muss der Arzt unbedingt gleichzeitig Medikamente aus der Gruppe der GnRH-Analoga verschreiben (Wirkstoffe: Buserelin, Goserelin, Leuprorelin, Triptorelin). Diese blockieren die Hormonproduktion auch in den Eierstöcken. Geschieht dies nicht, schüttet der Körper womöglich besonders viele Östrogene über die Eierstöcke aus, die dann das Krebswachstum erst recht anregen können.

Gegenanzeigen

Vor den Wechseljahren sollten Frauen kein Anastrozol bekommen, weil der Körper die Östrogenproduktion dann umso stärker über die Eierstöcke aufrecht erhält.

Auch wenn Ihre Nieren- oder Leberfunktion gestört ist, sollten Sie nicht mit Anastrozol behandelt werden.

Wechselwirkungen

Anastrozol dürfen Sie nicht zusammen mit östrogenhaltigen Präparaten (bei Wechseljahrsbeschwerden) anwenden, weil es dann nicht mehr wirkt. Außerdem könnten die östrogenhaltigen Mittel das Tumorwachstum anregen. Auch Tamoxifen dürfen Sie nicht gleichzeitig einnehmen.

UNERWÜNSCHTE WIRKUNGEN

Im Allgemeinen wird Anastrozol gut vertragen, alle häufig auftretenden Nebenwirkungen sind leicht oder mäßig ausgeprägt und überwiegend durch den therapiebedingten Östrogenmangel bedingt.

▶ Häufig

Es können Übelkeit, Kopfschmerzen, Hitzewallungen, trockene Scheide und leichter Haarausfall vorkommen. Auch ein Hautausschlag kann sich ausbilden.

Häufig treten Glieder- und Gelenkschmerzen auf. Wenn diese so unerträglich sind, dass die Therapie eigentlich abgebrochen werden müsste, sollte der Arzt einen der anderen Wirkstoffe aus der Gruppe der Aromatasehemmer verordnen (z. B. Exemestan oder Letrozol). Obwohl diese ebenfalls Gliederschmerzen verursachen können, führt der Wechsel von dem einen zum anderen Präparat oft dazu, dass die Beschwerden deutlich abgemildert oder gar nicht mehr auftreten.

Die Knochendichte kann abnehmen, sodass die Gefahr einer Osteoporose besteht. Deshalb müssen Sie während der Behandlung mit Anastrozol einer Knochenentkalkung vorbeugen. Sie sollten Präparate mit Vitamin D und Kalzium einnehmen, Sport treiben und sich generell viel bewegen, weil Bewegung den Knochenaufbau anregt.

▶ Gelegentlich

Erbrechen, Verstopfung und Appetitlosigkeit treten ebenso auf wie Müdigkeit, Schwindel, Vaginalblutungen. Es kann zu einem Anstieg der Cholesterinwerte kommen.

HINWEISE

Zur Empfängnisverhütung

Wenn Männer mit Anastrozol behandelt werden, müssen sie selbst oder ihre Partnerin während der Behandlungszeit und noch drei bis sechs Monate darüber hinaus für eine zuverlässige Empfängnisverhütung sorgen.

Bicalutamid

Casodex

Bicalutamid gehört zu den antiandrogen wirkenden Substanzen. Diese ähneln den körpereigenen männlichen Sexualhormonen (Androgene) und besetzen die entsprechenden Andockstellen (Rezeptoren) für diese Hormone. Dadurch blockieren sie die Wirkung der Sexualhormone und täuschen den hormonproduzierenden Drüsen im Gehirn vor, es seien genügend männliche Geschlechtshormone vorhanden. Die Folge ist, dass der Körper selbst keine männlichen Hormone mehr produziert. Auf diese Weise wird das Wachstum hormonabhängiger Tumore gestoppt.

Gleichzeitig verhindern Antiandrogene aber auch die Wirkung der Sexualhormone an den Hoden. Man spricht deshalb von einer chemischen Kastration.

Bicalutamid wird bei fortgeschrittenem Prostatakrebs eingesetzt – allein oder im Anschluss an eine Operation oder Strahlentherapie – meist in Verbindung mit GnRH-Analoga (Buserelin, Goserelin, Leuprorelin, Triptorelin), um die Wirkung der männlichen Geschlechtshormone maximal zu blockieren.

Seit Anfang 1990 liegen etwa 40 kontrollierte klinische Studien zur Anwendung von Bicalutamid vor. Daraus geht hervor, dass das Mittel den PSA-Spiegel deutlich absenken und die progressionsfreie Zeit ebenso wie die Überlebenszeit (→ Seite 17) verlängern kann. PSA steht für „Prostataspezifisches Antigen", ein Eiweißstoff, der von der Vorsteherdrüse gebildet und ins Blut abgegeben wird. Allerdings ist der PSA-Wert kein spezifischer Marker für Prostatakrebs und deshalb von begrenzter Aussagekraft.

In der Dosierung von 150 Milligramm pro Tablette wurde Bicalutamid 2003 in Deutschland vom Markt genommen. Bei

Männern mit lokal begrenztem (also noch nicht metastasiertem) Prostatakrebs hatten internationale Studien gezeigt, dass Bicalutamid die Überlebenszeit eher verkürzen als verlängern kann. Eine umfangreiche Analyse dieser und weiterer Studien zeigte jedoch, dass bei örtlich fortgeschrittenem Prostatakrebs mit einem hohen Risiko für ein rasches Tumorwachstum der Nutzen von Bicalutamid die möglichen Risiken deutlich überwiegt. Auf dieser Basis wurde die europäische Zulassung erteilt.

ANWENDUNG

Sie nehmen Bicalutamid einmal täglich unzerkaut mit Wasser unabhängig von den Mahlzeiten ein. Es dauert etwa sechs bis acht Wochen, bis erkennbar ist, ob das Mittel eine ausreichende Wirkung entfaltet.

Wird Bicalutamid in Kombination mit Buserelin, Goserelin, Leuprorelin oder Triptorelin verabreicht, geschieht das häufig mit zeitweisen Unterbrechungen.

Vor Beginn der Behandlung sowie nach vier Wochen sollten die Leberwerte kontrolliert werden. Ist die Leber bereits geschädigt, müssen die Leberwerte alle zwei Wochen überprüft werden. Da das Mittel sehr langsam abgebaut wird (nach einer Woche ist erst die Hälfte ausgeschieden), kann es sein, dass bestimmte Leberwerte (z. B. Transaminasen) allein dadurch ansteigen. Dies ist bei der Beurteilung der Werte zu berücksichtigen.

ACHTUNG

Gegenanzeigen
Wenn Ihre Leberfunktion stark gestört ist oder wenn die Leber bereits einmal versagt hat, sollten Sie nicht mit Bicalutamid behandelt werden.

Wenn Ihre Leberfunktion nur geringfügig gestört ist, sollte der Arzt Nutzen und Risiken der Anwendung von Bicalutamid besonders sorgfältig abwägen.

Wechselwirkungen
Wenn Sie noch andere Medikamente anwenden, ist zu beachten:
- Ketoconazol in Tablettenform (bei Pilzerkrankungen) und Cimetidin (bei Sodbrennen) kann den Abbau von Bicalutamid verzögern, sodass ein höheres Risiko für unerwünschte Wirkungen besteht.
- Bicalutamid verstärkt die Wirkung der gerinnungshemmenden Mittel Phenprocoumon und Warfarin (bei erhöhter Thrombosegefahr). Wenn Sie diese Mittel einnehmen, müssen Sie die Blutgerinnung häufiger als sonst selbst kontrollieren oder vom Arzt kontrollieren lassen und gegebenenfalls nach Absprache mit dem Arzt die Dosis der Gerinnungshemmer verringern.

UNERWÜNSCHTE WIRKUNGEN

▶ **Häufig**
Therapiebedingt werden die Hoden kleiner.

Die Brust kann sich vergrößern und spannen. Bei gleichzeitiger Behandlung mit GnRH-Analoga oder nach operativer Entfernung der Hoden kommt das nur selten vor. Diese Nebenwirkung lässt sich vermeiden, wenn die Brustdrüse vorbeugend bestrahlt wird.

Der Haarwuchs kann sich verstärken, und es kann sich vermehrt Wasser im Gewebe einlagern, was zu einer Gewichtszunahme führt.

Es können Hitzewallungen auftreten. Die Potenz und die Lust auf Sex lassen nach.

Das Mittel kann die Leberfunktion beeinträchtigen.

Außerdem können Blutarmut (Anämie) und allgemeine körperliche Schwäche mit Schwindel und Schläfrigkeit vorkommen, ebenso Schmerzen, Verdauungsstörungen (Übelkeit, Durchfall, Verstopfung), und es kann sich ein Diabetes ausbilden.

▶ **Gelegentlich**
Gelegentlich zeigen sich Schlaflosigkeit, Atemnot, nächtliches Wasserlassen und Mundtrockenheit. Es kann zu Gewichtsver-

lust, Appetitlosigkeit, Erhöhung des Blutzuckers, Haarausfall sowie einer interstitiellen Lungenerkrankung kommen, bei der sich vermehrt Bindegewebe in der Lunge bildet, sodass die Lunge verhärtet und sich nicht mehr gut dehnen kann. Das schränkt die Sauerstoffaufnahme aus dem Blut stark ein, wodurch Atemnot entsteht. Auch lässt die körperliche Belastbarkeit deutlich nach.

Wenn die Haut sich verstärkt rötet und juckt, reagieren Sie vermutlich allergisch auf das Mittel. Bei solchen Hauterscheinungen sollten Sie den Arzt aufsuchen.

▶ **Selten**

Sehr selten kann Bicalutamid Störwirkungen am Herzen auslösen, zum Beispiel ein Engegefühl in der Brust aufgrund von verengten Herzkranzgefäßen (Angina Pectoris) sowie Herzrhythmusstörungen und Herzschwäche. Sehr selten kann die Anzahl der Blutplättchen (Thrombozyten) abnehmen, dann besteht eine erhöhte Blutungsneigung in Haut und Schleimhäuten.

Bicalutamid kann die Leber schwer schädigen und eine Gelbsucht auslösen. Erscheint die Haut gelblich verfärbt, sollten Sie das Mittel nicht weiter einnehmen und sofort den Arzt aufsuchen. Mitunter tritt auch Juckreiz auf.

HINWEISE ———————————————

Für Frauen

Frauen dürfen nicht mit Bicalutamid behandelt werden.

Bei Kinderwunsch

Männer, die noch Kinder haben wollen, sollten vor Beginn der Behandlung Sperma einfrieren lassen.

Cyproteron

Androcur, Cyproteronazetat dura, Cyproteronazetat-GRY, Virilit

Cyproteron ist ein Gestagen und ähnelt dem weiblichen Geschlechtshormon Progesteron.

In hoher Dosierung gehört es zu den antiandrogen wirkenden Substanzen. Diese ähneln den körpereigenen männlichen Sexualhormonen (Androgene) und besetzen die entsprechenden Andockstellen (Rezeptoren) für diese Hormone. Dadurch blockieren sie die Wirkung der Sexualhormone und täuschen Hirnanhangdrüse und Hypothalamus, die die Hormonproduktion im Körper regulieren, vor, es seien genügend männliche Geschlechtshormone vorhanden. Die Folge ist, dass die Drüsen im Gehirn keine Hormone mehr ausschütten, die die Hoden dazu anregen, männliche Hormone zu bilden. Auf diese Weise wird das Wachstum hormonabhängiger Tumoren gestoppt.

Gleichzeitig verhindern Antiandrogene aber auch die Wirkung der Sexualhormone an den Hoden. Man spricht deshalb von einer chemischen Kastration.

Cyproteron wird seit etwa 1980 bei Prostatakrebs eingesetzt und ist das am besten untersuchte Antiandrogen. Es wird gegeben, wenn eine Operation nicht möglich ist oder wenn die Krankheit fortschreitet, dann meist in Kombination mit GnRH-Analoga (Buserelin, Goserelin, Leuprorelin, Triptorelin), und zusätzlich auch in der Anfangsphase einer Therapie mit diesen Mitteln, um die durch GnRH-Analoga angestoßene, für ein bis zwei Wochen gesteigerte Ausschüttung von Testosteron zu drosseln. Außerdem wird Cyproteron angewandt, wenn nach einer Entfernung der Hoden oder im Zusammenhang mit GnRH-Analoga Hitzewallungen auftreten, die sich mit Cyproteron unterdrücken lassen.

Cyproteron blockiert die Bildung der männlichen Geschlechtshormone sehr massiv. Der Tumor wächst nicht mehr so rasch, dadurch lassen mit der Krankheit verbundene Schmerzen nach, und der Harn fließt besser ab. Wenn der Verdacht besteht, dass das Mittel die Leber schädigt, muss die Behandlung jedoch abgebrochen werden.

ANWENDUNG

Cyproteron wird alle zwei Wochen einmal in die Muskulatur gespritzt oder ein- bis dreimal täglich als Tablette eingenommen.

ACHTUNG

Wenn Sie Diabetes haben, kann Cyproteron den Blutzuckerspiegel erhöhen. Sie sollten deshalb den Blutzucker besonders sorgfältig kontrollieren und mit Ihrem Arzt besprechen, ob Sie mehr Insulin spritzen oder – bei Typ-2-Diabetes – die Tablettendosis erhöhen müssen.

Gegenanzeigen

Unter folgenden Bedingungen dürfen Sie Cyproteron nicht bekommen:

- Ihre Leberfunktion ist gestört.
- Sie haben oder hatten einen Lebertumor (Ausnahme: Lebermetastasen bei Prostatakrebs).
- Sie sind schwer depressiv.
- Sie haben Diabetes und aufgrund dessen sind Ihre Blutgefäße bereits geschädigt.
- Sie hatten eine Thrombose oder Embolie.
- Es besteht eine Sichelzellanämie.
- Sie haben noch eine andere Tumorerkrankung, Tuberkulose oder sind HIV-infiziert.

Wenn Sie herzkrank sind, sollte Ihr Arzt Nutzen und Risiken der Behandlung sehr sorgfältig abwägen.

UNERWÜNSCHTE WIRKUNGEN

▶ **Häufig**

Die Brust kann dauerhaft anschwellen und schmerzen. Die Brustwarzen reagieren besonders empfindlich auf Druck oder Berührung. Nach Absetzen der Medikamente gibt sich das wieder.

Potenz und Lust auf Sex lassen nach.

Es können Kopfschmerzen und Schwindel auftreten, die Konzentrationsfähigkeit kann nachlassen.

Der Haarwuchs kann sich im Sinne einer weiblichen Behaarung verändern (z. B. Abnahme des Bartwuchses, quer verlaufende Schamhaargrenze).

Wenn die Haut sich verstärkt rötet und juckt, reagieren Sie vermutlich allergisch auf das Mittel. Bei solchen Hauterscheinungen sollten Sie einen Arzt aufsuchen.

▶ **Gelegentlich**

Es können Müdigkeit, Traurigkeit, Unruhe, Schlafstörungen und Durchfall vorkommen.

▶ **Selten**

Cyproteron kann die Leber schwer schädigen und eine Gelbsucht auslösen. Erscheint die Haut gelblich verfärbt, sollten Sie sofort einen Arzt aufsuchen. Mitunter tritt auch Juckreiz auf.

Außerdem können Durchblutungsstörungen am Herzen sowie Thrombosen vorkommen. Bei Schmerzen in der Brust (evtl. Angina Pectoris) oder in den Beinen sollten Sie unverzüglich einen Arzt aufsuchen.

Wenn Sie das Mittel länger als zwei Jahre einnehmen, kann Cyproteron die Knochenstabilität beeinträchtigen und eine Osteoporose verursachen.

HINWEISE

Bei Kinderwunsch

Männer, die noch Kinder haben wollen, sollten vor Beginn der Behandlung Sperma einfrieren lassen.

Zur Empfängnisverhütung

Männer müssen während der Behandlung ein sicheres Verhütungsmittel benutzen. Cyproteron behindert die Reifung der Samenzellen, sodass im Ejakulat häufig fehlgebildete Spermien vorkommen. Damit steigt im Falle einer Zeugung das Risiko für Fehlbildungen beim Kind.

Exemestan

AROMASIN

Exemestan ähnelt in seiner Struktur dem natürlichen männlichen Geschlechtshormon Androstendion und blockiert die Wirkung des Enzyms Aromatase irreversibel. Dadurch unterbleibt die Umwandlung von Androstendion in Östron und andere Östrogene, und zwar vorwiegend in Fettgewebe, Leber, Haut und Muskeln.

Exemestan ist seit 1999 in Deutschland zugelassen und wird bei Frauen nach den Wechseljahren mit östrogenrezeptorpositivem Brustkrebs nach Operation und Chemotherapie (adjuvante Therapie) oder auch im fortgeschrittenen Stadium nach zwei- bis dreijähriger Behandlung mit Tamoxifen eingesetzt. Es kann auch dann noch gegeben werden, wenn eine Behandlung mit anderen Aromatasehemmern (Anastrozol, Letrozol), Tamoxifen oder Toremifen nicht den gewünschten Erfolg hatte. Den bisherigen Studien zufolge lässt sich damit die progressionsfreie Zeit verlängern, nicht aber die Überlebenszeit (→ Seite 17).

Im Vergleich zu Tamoxifen treten unter Exemestan seltener Thrombosen auf, und auch das Risiko, dass sich bösartige Wucherungen in der Gebärmutterschleimhaut ausbilden, ist deutlich geringer. Andererseits besteht unter Exemestan ein höheres Risiko, dass sich die Mikroarchitektur der Knochen verändert, sodass die Knochenmasse abnimmt und eine Osteoporose entsteht.

Mit Exemestan können versuchsweise auch Männer behandelt werden, wenn sie an hormonabhängig wachsendem Brustkrebs erkrankt sind (Off-label-use → Seite 19).

Im Rahmen von Studien wird die Wirksamkeit von Exemestan bei Eierstockkrebs geprüft.

ANWENDUNG

Exemestan nehmen Sie einmal täglich ein, vorzugsweise nach dem Essen.

Normalerweise wird Exemestan etwa zwei bis drei Jahre lang im Anschluss an eine zwei- bis dreijährige Behandlung mit Tamoxifen gegeben (Switch-Therapie), sodass eine Gesamtbehandlungszeit von fünf Jahren erreicht wird. Bildet sich in dieser Zeit erneut ein Tumor aus, wird die Therapie abgebrochen.

Exemestan kann auch als Fortsetzung einer fünfjährigen Tamoxifen-Therapie gegeben werden (erweiterte adjuvante Therapie). Normalerweise sind dafür nur Anastrozol und Letrozol zugelassen, wenn diese aber nicht gut vertragen werden, können auch Exemestan oder Anastrozol verwendet werden.

Wenn nicht eindeutig klar ist, dass die Wechseljahre schon hinter Ihnen liegen, sollte der Arzt einen Hormonstatus veranlassen. Dabei werden die Werte für bestimmte Hormone der Hirnanhangdrüse (FSH, LH) bestimmt, ebenso die Östrogenspiegel im Blut.

Da das Mittel Osteoporose verursachen kann, sollte zu Beginn der Behandlung und im Verlauf alle ein bis zwei Jahre die Knochendichte gemessen werden. So lässt sich erkennen, ob die Knochen im Laufe der Behandlung an Substanz verlieren. Dann muss der Arzt entscheiden, ob die Therapie fortgesetzt werden soll und ob Medikamente gegen die Knochenentkalkung eingenommen werden müssen.

ACHTUNG

Gegenanzeigen

Vor den Wechseljahren sollten Frauen kein Exemestan bekommen, weil der Körper die Östrogenproduktion dann umso stärker über die Eierstöcke aufrecht erhält.

Wenn die Leber- oder Nierenfunktion gestört ist, sollte der Arzt Nutzen und Risiken einer Anwendung von Exemestan sorgfältig abwägen.

Wechselwirkungen

Phenytoin und Carbamazepin (bei Epilepsien) sowie Johanniskraut (bei depressiven Störungen) können die Wirksamkeit von Exemestan verringern.

Östrogenhaltige Arzneimittel (z. B. hormonhaltige Präparate gegen Wechseljahrsbeschwerden) machen Exemestan unwirksam. Diese dürfen Sie deshalb nicht anwenden.

UNERWÜNSCHTE WIRKUNGEN

Im Allgemeinen wird Exemestan gut vertragen, alle häufig auftretenden Nebenwirkungen sind leicht oder mäßig ausgeprägt und überwiegend durch den therapiebedingten Östrogenmangel verursacht.

▶ Häufig

Es können Hitzewallungen sowie Übelkeit, Müdigkeit, vermehrtes Schwitzen, Schwindel, Depression und Haarausfall vorkommen.

Häufig treten Glieder- und Gelenkschmerzen auf. Wenn diese so unerträglich sind, dass die Therapie eigentlich abgebrochen werden müsste, sollte der Arzt einen der anderen Wirkstoffe aus der Gruppe der Aromatasehemmer verordnen (Anastrozol oder Letrozol). Obwohl sie ebenfalls Gliederschmerzen verursachen können, führt oft der Wechsel von dem einen zum anderen Präparat dazu, dass die Beschwerden deutlich abgemildert oder gar nicht mehr auftreten.

Auch Appetitlosigkeit und Verdauungsstörungen (Erbrechen, Bauchschmerzen, Verstopfung oder Durchfall) können auftreten.

Die Knochendichte kann abnehmen, sodass die Gefahr einer Osteoporose besteht. Deshalb müssen Sie während der Behandlung mit Exemestan einer Knochenentkalkung vorbeugen. Sie sollten Präparate mit Vitamin D und Kalzium einnehmen, Sport treiben und sich generell viel bewegen, weil Bewegung das Knochenwachstum anregt.

HINWEISE

Zur Empfängnisverhütung

Wenn Männer mit Exemestan behandelt werden, müssen sie selbst oder ihre Partnerin während der Behandlungszeit und noch drei bis sechs Monate darüber hinaus für eine zuverlässige Empfängnisverhütung sorgen.

Für ältere Menschen

Exemestan kann gut im hohen Alter angewendet werden.

Fulvestrant

Faslodex

Fulvestrant gehört zu den Antiöstrogenen. Diese Substanzen binden anstelle des natürlichen, vom Körper gebildeten weiblichen Geschlechtshormons Östrogen an dessen Bindestellen im Tumorgewebe, vor allem in der Brust. Für Tumore mit Hormonrezeptoren sind Östrogene ein wichtiger „Nährstoff". Fehlt er, wachsen oft weder sie noch die in anderen Organen abgesiedelten Metastasen weiter. Wegen der spezifischen Wirkung in der Brust werden Antiöstrogene fast nur bei Brustkrebs angewandt. Bei Frauen, die nach den Wechseljahren an Brustkrebs erkranken, ist das Gewebe häufiger östrogenrezeptorpositiv als bei jüngeren Frauen.

Anders als Tamoxifen und Toremifen beeinflusst Fulvestrant das Wachstum der Gebärmutterschleimhaut nicht.

Fulvestrant ist erst seit 2004 in Deutschland zugelassen. Es wird eingesetzt bei Frauen nach den Wechseljahren mit östrogenrezeptorpositivem, fortgeschrittenem oder bereits metastasiertem Brustkrebs, wenn die Krankheit unter der Therapie mit Tamoxifen (→ Seite 34) nicht aufzuhalten war. Es ist genauso wirksam wie der Aromatasehemmer Anastrozol (→ Seite 24), hat aber den Vorteil, dass es nur einmal monatlich gespritzt werden muss.

Im Rahmen von Studien wird Fulvestrant bei Brustkrebs zur neoadjuvanten Therapie, also schon vor der Operation oder weiterer Therapiemaßnahmen geprüft. Außerdem laufen Studien zum Einsatz bei Männern mit fortgeschrittenem Prostatakrebs.

ANWENDUNG

Fulvestrant wird einmal monatlich in die Muskulatur gespritzt.

Die Leberwerte sollten zu Beginn der Therapie alle acht bis zwölf Wochen überprüft werden. Allerdings werden bei Krebspatienten die Laborwerte ohnehin regelmäßig kontrolliert, um mögliche schwere unerwünschte Wirkungen frühzeitig zu erkennen.

ACHTUNG

Gegenanzeigen

Wenn die Funktion Ihrer Leber stark eingeschränkt ist, dürfen Sie nicht mit Fulvestrant behandelt werden.

Unter folgenden Bedingungen muss der Arzt Nutzen und Risiken einer Behandlung mit Fulvestrant sorgfältig abwägen:
- Die Funktion Ihrer Nieren ist stark beeinträchtigt.
- Die Anzahl der Thrombozyten ist verringert und es besteht aufgrund dessen eine erhöhte Gefahr für innere Blutungen.
- Sie nehmen gerinnungshemmende Medikamente ein (bei erhöhter Thrombosegefahr). Dazu gehören Wirkstoffe wie Phenprocoumon (*Marcumar*), Warfarin (*Coumadin*), Azetylsalizylsäure, Clopidogrel (*Iscover*, *Plavix*) und Ticlopidin.

UNERWÜNSCHTE WIRKUNGEN

▶ **Häufig**

Es können Hitzewallungen auftreten.

Fulvestrant kann Thrombosen begünstigen. Wenn Sie Schmerzen im Bein haben und das Bein geschwollen ist, sollten Sie sofort den Arzt aufsuchen. Auch wenn plötzlich Brust-

schmerzen und Atemnot oder ständiger Hustenreiz auftreten, sollten Sie unverzüglich zum Arzt. Es könnte sich um Anzeichen für eine Lungenembolie in Folge einer Thrombose handeln.

▶ **Gelegentlich**

Es können Blutungen, verstärkter Ausfluss und Pilzinfektionen im Intimbereich auftreten.

▶ **Selten**

Appetitlosigkeit und Verdauungsstörungen wie Übelkeit, Erbrechen, Durchfall kommen vor. Die Leberwerte können ansteigen.

Es können Schwächegefühl, Kopf-, Knochen- und Rückenschmerzen sowie Harnweginfektionen vorkommen.

Wenn die Haut sich verstärkt rötet und juckt, reagieren Sie vermutlich allergisch auf das Mittel. Bei solchen Hauterscheinungen sollten Sie einen Arzt aufsuchen.

HINWEISE

Zur Empfängnisverhütung

Während der Behandlung sowie noch weitere drei Monate danach müssen Sie eine Schwangerschaft zuverlässig verhüten, weil unklar ist, ob Fulvestrant das Ungeborene schädigt. Schwer erkrankte Frauen sollten sich auf jeden Fall mit ihrem Arzt beraten, ob eine Schwangerschaft sinnvoll erscheint.

Für Schwangerschaft und Stillzeit

Sie dürfen nicht mit Fulvestrant behandelt werden.

Letrozol

Femara

Aromatasehemmer blockieren das Enzym Aromatase und unterdrücken damit die Umwandlung des Hormons Androstendion zu Östron und anderen Östrogenen, und zwar vorwiegend in Fettgewebe, Leber, Haut und Muskeln, weniger oder kaum wird die Umwandlung in den Eierstöcken unterdrückt.

Letrozol wird bei Frauen nach den Wechseljahren mit östrogenrezeptorpositivem Brustkrebs sofort nach Operation und Chemotherapie (adjuvante Therapie) oder auch bei einem Rückfall sowie im fortgeschrittenen Stadium eingesetzt.

Außerdem wird Letrozol bei Frauen nach den Wechseljahren noch vor Operation und Chemotherapie gegeben (neoadjuvante Therapie), um den Tumor zu verkleinern und eine brusterhaltende Operation zu ermöglichen. Gelingt dies, ist davon auszugehen, dass sich das Krebswachstum damit auch im Anschluss an die Operation eindämmen lässt. Das Mittel kann auch bei einem Rückfall gegeben werden, wenn schon eine Antiöstrogenbehandlung mit Tamoxifen erfolgt ist, aber nicht verhindern konnte, dass die Krebserkrankung erneut auftrat.

In einer Studie ließ sich nachweisen, dass Letrozol bei Frauen mit metastasierendem Brustkrebs die progressionsfreie Überlebenszeit (→ Seite 17) weiter verlängert als Tamoxifen.

Im Rahmen von Studien wird Letrozol zur Behandlung von Gebärmutterschleimhautkrebs (Endometriumkarzinom) geprüft, allerdings sind die Ansprechraten dürftig.

Mit Letrozol können auch Männer behandelt werden, wenn sie an hormonabhängig wachsendem Brustkrebs erkrankt sind (Off-label-use → Seite 19). Allerdings liegen hierzu erst wenige Daten vor.

Im Vergleich zu Tamoxifen treten unter Letrozol seltener Thrombosen auf, und auch das Risiko, dass sich bösartige Wucherungen in der Gebärmutterschleimhaut ausbilden, ist deutlich geringer. Andererseits besteht unter Letrozol ein höheres Risiko, dass sich die Mikroarchitektur der Knochen verändert, sodass die Knochenmasse abnimmt und Knochenbrüche vorkommen können.

ANWENDUNG

Letrozol wird einmal täglich eingenommen. Die Therapie wird normalerweise etwa fünf Jahre lang fortgesetzt. Wurde zuvor bereits fünf Jahre lang Tamoxifen gegeben, wird Letrozol weitere zwei bis drei Jahre lang eingenommen (erweiterte adjuvante Therapie). Wurde Tamoxifen nur zwei bis drei Jahre gegeben, wird mit Letrozol weitere zwei bis drei Jahre weiterbehandelt (Switch-Therapie).

Da das Mittel Osteoporose verursachen kann, sollte zu Beginn der Behandlung und im Verlauf alle ein bis zwei Jahre die Knochendichte gemessen werden. So lässt sich erkennen, ob die Knochen im Laufe der Behandlung an Substanz verlieren. Dann muss der Arzt entscheiden, ob die Therapie fortgesetzt werden soll oder ob Medikamente gegen die Knochenentkalkung eingenommen werden müssen.

ACHTUNG

Gegenanzeigen

Vor den Wechseljahren sollten Frauen nicht mit Letrozol behandelt werden, weil der Körper die Östrogenproduktion dann umso stärker über die Eierstöcke aufrecht erhält.

Wenn die Nieren- oder Leberfunktion nachhaltig gestört ist, sollte der Arzt Nutzen und Risiken einer Behandlung mit Letrozol sorgfältig abwägen.

Wechselwirkungen

Letrozol dürfen Sie nicht zusammen mit östrogenhaltigen Präparaten (bei Wechseljahrsbeschwerden) anwenden, weil diese dann nicht mehr wirken. Außerdem könnten die östrogenhaltigen Mittel das Tumorwachstum anregen. Auch eine gleichzeitige Gabe von Tamoxifen ist nicht ratsam.

UNERWÜNSCHTE WIRKUNGEN

Im Allgemeinen wird Letrozol gut vertragen, alle häufig auftretenden Nebenwirkungen sind leicht oder mäßig ausgeprägt und überwiegend durch den therapiebedingten Östrogenmangel bedingt.

▶ **Häufig**

Es können Kopfschmerzen, Hitzewallungen, Müdigkeit, Schwäche, Übelkeit, Verstopfung, Durchfall, Haarausfall, Wassereinlagerungen (Ödeme) und dadurch bedingte Gewichtszunahme auftreten.

Häufig setzen Glieder- und Gelenkschmerzen ein. Wenn diese so unerträglich sind, dass die Therapie eigentlich abgebrochen werden müsste, sollte der Arzt einen der anderen Wirkstoffe aus der Gruppe der Aromatasehemmer verordnen (Anastrozol oder Exemestan). Obwohl sie ebenfalls Gliederschmerzen verursachen können, führt oft der Wechsel von dem einen zum anderen Präparat dazu, dass die Beschwerden deutlich abgemildert oder gar nicht mehr auftreten.

Die Knochendichte kann abnehmen, sodass die Gefahr einer Osteoporose besteht. Deshalb müssen Sie während der Behandlung mit Letrozol einer Knochenentkalkung vorbeugen. Sie sollten Präparate mit Vitamin D und Kalzium einnehmen, Sport treiben und sich generell viel bewegen, weil Bewegung den Knochenaufbau anregt.

▶ **Gelegentlich**

Es können Harnweginfektionen, vaginale Blutungen, schmerzhaftes Brustspannen, trockene Haut und Schleimhäute, Angst, Nervosität, Reizbarkeit und Gedächtnisstörungen auftreten.

▶ **Selten**

Es können Venenthrombosen und Lungenembolien vorkommen.

HINWEISE ───────────────

Zur Empfängnisverhütung

Wenn Männer mit Letrozol behandelt werden, müssen sie selbst oder ihre Partnerin während der Behandlungszeit und noch drei bis sechs Monate darüber hinaus für eine zuverlässige Empfängnisverhütung sorgen.

Tamoxifen

Jenoxifen, Mandofen, Nolvadex, Tamokadin, Tamox 1A Pharma, Tamox-GRY, Tamoxifen AbZ, Tamoxifen AL, Tamoxifen beta, Tamoxifen Cell, Tamoxifen-CT, Tamoxifen Heumann, Tamoxifen HEXAL, Tamoxifen NC, Tamoxifen-ratiopharm, Tamoximerck, Tamoxistad, Tamox-TEVA

Tamoxifen gehört zu den Antiöstrogenen. Diese Substanzen binden anstelle des natürlichen, vom Körper gebildeten weiblichen Geschlechtshormons Östrogen an dessen Bindestellen im Tumorgewebe, vor allem in der Brust. Für Tumore mit Hormonrezeptoren sind Östrogene ein wichtiger „Nährstoff". Fehlt er, wachsen oft weder sie noch die in anderen Organen abgesiedelten Metastasen weiter. Wegen der spezifischen Wirkung in der Brust werden Antiöstrogene fast nur bei Brustkrebs angewandt. Bei Frauen, die nach den Wechseljahren an Brustkrebs erkranken, ist das Gewebe häufiger östrogenrezeptorpositiv als bei jüngeren Frauen.

In anderen Körpergeweben, zum Beispiel in der Gebärmutterschleimhaut, wirken Antiöstrogene hingegen östrogenähnlich. Dort verstärken sie die Wirkung des Geschlechtshormons und regen das Wachstum der Gebärmutterschleimhaut an.

Tamoxifen ist seit 1976 in Deutschland zugelassen und wurde seither bei Millionen von Frauen eingesetzt. Es ist eines der Standardmedikamente bei hormonrezeptorpositivem Brustkrebs. Es wird unmittelbar nach Operation und Strahlentherapie (adjuvante Therapie) und bei metastasierenden Brustkrebserkrankungen angewendet, sowohl vor als auch nach den Wechseljahren. Im Rahmen von Studien wird Tamoxifen auch bei Eierstockkrebs geprüft.

Tamoxifen kann bei Brustkrebs das Tumorwachstum bremsen und die Überlebenszeit (→ Seite 17) verlängern. Darüber hinaus senkt es den Cholesterinspiegel im

Blut und stabilisiert die Knochenmasse. Auf diese Weise kann es in gewissem Umfang auch Herz-Kreislauf-Erkrankungen und Osteoporose vorbeugen.

Inzwischen wird aber mehr und mehr diskutiert, ob Aromatasehemmer wie Anastrozol, Letrozol oder Exemestan wegen ihrer stärkeren hormonblockierenden Wirkung schon unmittelbar nach Operation und Bestrahlung eingesetzt werden sollen – anstelle von Tamoxifen und nur bei Frauen nach den Wechseljahren. Normalerweise wird fünf Jahre lang mit Tamoxifen behandelt, und anschließend zwei bis drei Jahre mit Aromatasehemmern (erweiterte adjuvante Therapie). Wenn der Tumor sehr aggressiv wächst (Grading G3) und auch die Lymphknoten Tumorzellen aufweisen, erscheint es günstiger, nur zwei bis drei Jahre lang Tamoxifen zu geben, und dann weitere zwei bis drei Jahre lang Aromatasehemmer (Switch-Therapie).

Auch wenn Tamoxifen vor allem in der adjuvanten Therapie, also unmittelbar nach der Operation, immer noch als Therapiestandard angesehen wird, so bewies Anastrozol in dieser Indikation bei bestimmten Risikogruppen (Frauen mit erhöhtem Thromboserisiko oder Venenentzündung, Lymphknotenbefall, fortgeschrittenes Tumorstadium, HER2-neu-positiv) bessere Wirksamkeit (längeres progressionsfreies Überleben, längerer Zeitraum bis zum Auftreten von Metastasen). Es kann deshalb sinnvoll sein, gleich mit einer Switch-Therapie zu beginnen oder von Anfang an Aromatasehemmer einzusetzen.

Tamoxifen kann auch bei Männern eingesetzt werden, wenn diese an Brustkrebs erkranken (Off-label-use → Seite 19).

ANWENDUNG

Tamoxifen nehmen Sie täglich ein, normalerweise fünf Jahre lang. Länger brauchen Sie das Mittel nicht einzunehmen, weil Studien gezeigt haben, dass sich die Behandlungsergebnisse dadurch nicht verbessern.

Wenn Ihnen bei der Einnahme übel wird, sollten Sie die Tablette abends schlucken, am besten zum Essen.

Vor Beginn der Therapie sollte der Augenarzt die Augen untersuchen, vor allem den Augenhintergrund und die Netzhaut. Stellt er dabei Schäden fest, muss der Frauenarzt oder der Onkologe Nutzen und Risiken einer Tamoxifen-Behandlung sorgfältig abwägen.

ACHTUNG

Gegenanzeigen

Unter folgenden Bedingungen dürfen Sie keine Antiöstrogene bekommen:

- Sie haben einen schweren Leberschaden.
- Sie hatten einen Herzinfarkt, Schlaganfall oder eine Thrombose.
- Ihr Blut enthält zu viel Kalzium (Hyperkalzämie).
- Ihre Gebärmutterschleimhaut ist stark verdickt.

Wenn Sie mit Zytostatika (→ Seite 87) behandelt wurden und sich aufgrund dessen die Zahl der weißen Blutkörperchen (Leukozyten) oder Blutplättchen (Thrombozyten) verringert hat, sollte der Arzt Nutzen und Risiken der Behandlung sehr sorgfältig abwägen und vor allem zu Beginn der Therapie das Blutbild häufig kontrollieren. Das gilt auch, wenn die Netzhaut im Auge geschädigt ist, zum Beispiel aufgrund von Diabetes.

Wechselwirkungen

Wenn Sie noch andere Medikamente einnehmen oder mit weiteren Therapieverfahren behandelt werden, ist zu beachten:

- Antiöstrogene können die unerwünschten Wirkungen einer Strahlentherapie (z. B. sonnenbrandähnliche Hautschäden) nach deren Abschluss erneut hervorrufen (Recall-Phänomen).

- In Kombination mit Zytostatika (→ Seite 87) erhöht sich das Risiko für Thrombosen.
- In Kombination mit dem Zytostatikum Mitomyzin (→ Seite 125) können schwere Nierenschäden mit Abbau der roten Blutkörperchen und stark verringerter Anzahl der Blutplättchen (hämolytisch-urämisches Syndrom) vorkommen.
- Antiöstrogene verstärken die Wirkung von Digitoxin (bei Herzschwäche). Der Arzt muss die Blutspiegel dieser Medikamente dann häufiger kontrollieren und gegebenenfalls die Dosis anpassen.
- Tamoxifen verstärkt die Wirkung der gerinnungshemmenden Mittel Phenprocoumon und Warfarin (bei erhöhter Thrombosegefahr). Wenn Sie diese Mittel einnehmen, müssen Sie die Blutgerinnung häufiger als sonst selbst kontrollieren oder vom Arzt kontrollieren lassen und gegebenenfalls nach Absprache mit dem Arzt die Dosis der Gerinnungshemmer verringern.
- In Kombination mit Azetylsalizylsäure, Clopidogrel oder Ticlopidin (bei arteriellen Durchblutungsstörungen, zur Vorbeugung von Herzinfarkt) kann in seltenen Fällen die Anzahl der Blutplättchen (Thrombozyten) abnehmen. Wenn Sie diese Mittel einnehmen müssen, sollte der Arzt alle zwei bis drei Monate das Blutbild kontrollieren.

UNERWÜNSCHTE WIRKUNGEN

▶ Häufig

Hitzewallungen, verstärkter Ausfluss, Schmierblutungen, Knochenschmerzen, Jucken im Genitalbereich kommen häufig vor. Bei Frauen vor den Wechseljahren kann sich der Zyklus verschieben. Bei Blutungen, die nicht menstruationsbedingt sind, sollten Sie den Frauenarzt aufsuchen.

Es können depressive Stimmungen, Müdigkeit, Flüssigkeitseinlagerung im Gewebe (Ödeme) und infolgedessen Gewichtszunahme auftreten.

Haut und Schleimhäute können trockener werden. Die Hornhaut am Auge sowie die Augenlinse können sich eintrüben oder es können Schäden an der Netzhaut entstehen. Wenn Sie feststellen, dass sich Ihr Sehvermögen verschlechtert, sollten Sie unverzüglich einen Augenarzt aufsuchen. Werden Schäden an Netzhaut, Linse oder Hornhaut frühzeitig festgestellt, bilden sie sich manchmal wieder zurück.

Die Cholesterinwerte können sinken.

▶ Gelegentlich

Übelkeit und Erbrechen können auftreten.

Bei Frauen vor den Wechseljahren kann Tamoxifen die Spiegel von Östradiol im Blut anheben, wodurch Eierstockzysten entstehen können. Dann können GnRH-Analoga (→ Seite 38) (Wirkstoffe Buserelin, Goserelin, Leuprorelin, Triptorelin) gegeben werden. Allerdings haben auch diese Mittel einige Nebenwirkungen und werden in Kombination mit Tamoxifen nur für etwa zwei Jahre gegeben.

▶ Selten

Die östrogenähnliche Wirkung von Tamoxifen an der Gebärmutterschleimhaut regt deren Wachstum auch bei Frauen an, die die Wechseljahre schon hinter sich haben. Daraus kann sich Gebärmutterschleimhautkrebs entwickeln. Wenn Sie Tamoxifen einnehmen, muss der Frauenarzt deshalb alle sechs Monate die Beschaffenheit der Gebärmutterschleimhaut mit Ultraschall prüfen. Bei stark aufgebauter Schleimhaut oder Blutungen ist meist eine Ausschabung erforderlich.

Tamoxifen kann eine Venenentzündung hervorrufen und in Folge davon auch eine Thrombose und möglicherweise eine Embolie. Wenn Sie Schmerzen im Bein spüren, sollten Sie sofort den Arzt informieren.

Tamoxifen kann die Leber schwer schädigen und eine Gelbsucht auslösen. Erscheint die Haut gelblich verfärbt, sollten Sie sofort einen Arzt aufsuchen. Mitunter tritt auch Juckreiz auf.

HINWEISE

Zur Empfängnisverhütung

Für die Zeit der Therapie müssen Sie eine Schwangerschaft sicher verhüten, weil das Mittel das Wachstum des Embryos verzögern kann. Im Tierversuch kam es häufig zu Fehlbildungen der weiblichen Geschlechtsorgane. Hormonelle Verhütungsmittel („Pille", hormonhaltige Spirale, Scheidenring) sind jedoch ungeeignet. Kondome, Diaphragma (in Kombination mit einer spermientötenden Creme) oder spermientötende Zäpfchen und Folien sind vorzuziehen.

Für Schwangerschaft und Stillzeit

Sie dürfen nicht mit Tamoxifen behandelt werden.

Beim Tragen von Kontaktlinsen

Da Tamoxifen die Augenschleimhaut trockener machen kann, dürfen Sie vor allem weiche Linsen nicht mehr so lange tragen wie gewohnt. Gegebenenfalls sollten Sie mit dem Linsenspezialisten besprechen, ob Sie besser eine Brille tragen sollten.

Toremifen

FARESTON

Toremifen gehört zu den Antiöstrogenen. Diese Substanzen binden anstelle des natürlichen, vom Körper gebildeten weiblichen Geschlechtshormons Östrogen an dessen Bindestellen im Tumorgewebe, vor allem in der Brust. Für Tumore mit Hormonrezeptoren sind Östrogene ein wichtiger „Nährstoff". Fehlt er, wachsen oft weder sie noch die in anderen Organen abgesiedelten Metastasen weiter. Wegen der spezifischen Wirkung in der Brust werden Antiöstrogene fast nur bei Brustkrebs angewendet. Bei Frauen, die nach den Wechseljahren an Brustkrebs erkranken, ist das Gewebe häufiger östrogenrezeptorpositiv als bei jüngeren Frauen.

In anderen Körpergeweben, zum Beispiel in der Gebärmutterschleimhaut, wirken Antiöstrogene hingegen östrogenähnlich. Dort verstärken sie die Wirkung des Geschlechtshormons und regen das Wachstum der Gebärmutterschleimhaut an.

Toremifen ist noch nicht so lange erprobt wie Tamoxifen und wird bei Frauen nach den Wechseljahren mit hormonrezeptorpositivem Brustkrebs eingesetzt, wenn bereits Metastasen vorhanden sind. Die östrogenähnlichen Wirkungen sind bei Toremifen geringer als bei Tamoxifen. Deshalb treten bei diesem Mittel möglicherweise weniger und seltener unerwünschte Wirkungen auf. Es kann jedoch ebenso wie Tamoxifen das Wachstum der Gebärmutterschleimhaut fördern und Thrombosen begünstigen.

Im Rahmen von Studien wird Toremifen auch bei Männern mit Prostatakrebs geprüft.

ACHTUNG

Alle Angaben zu Gegenanzeigen, unerwünschten Wirkungen und Hinweisen entsprechen denen bei Tamoxifen (→ Seite 34).

Wechselwirkungen

- In Kombination mit Thiazid-Diuretika (bei hohem Blutdruck, zum Ausschwemmen von Flüssigkeitseinlagerungen) kann sich der Kalziumgehalt im Blut erhöhen.
- Phenobarbital, Phenytoin, Carbamazepin (bei Epilepsien) beschleunigen den Abbau von Toremifen. Es kann sein, dass dann die Dosis von Toremifen bis auf das Doppelte erhöht werden muss.
- Ketoconazol-Tabletten (bei Pilzinfektionen) und Erythromyzin (Antibiotikum, bei bakteriellen Infektionen) hemmen den Abbau von Toremifen, wodurch sich das Risiko für unerwünschte Wirkungen erhöht.
- Toremifen verstärkt die Wirkung der gerinnungshemmenden Mittel Phenprocoumon und Warfarin (bei erhöhter Thrombosegefahr). Wenn Sie diese Mittel einnehmen,

müssen Sie die Blutgerinnung häufiger als sonst selbst kontrollieren oder vom Arzt kontrollieren lassen und gegebenenfalls nach Absprache mit dem Arzt die Dosis der Gerinnungshemmer verringern.

Hormone

Die Geschlechtshormone Östrogen und Testosteron können das Wachstum von Tumoren fördern, wenn deren Gewebe spezielle Bindungsstellen (Rezeptoren) für Hormone aufweist. Das wird im Rahmen einer feingeweblichen Untersuchung geprüft, nachdem die Geschwulst operativ entfernt wurde. Finden sich Rezeptoren, lautet das Ergebnis „hormonrezeptorpositiv". Dann ist eine Behandlung mit Hormonen, die die Produktion der körpereigenen Hormone unterdrücken, sinnvoll.

Vor allem Brust- und Prostatatumore wachsen in Abhängigkeit von Hormonen. Buserelin, Goserelin, Leuprorelin und Triptorelin sind Substanzen, die den vom Hypothalamus im Gehirn freigesetzten Substanzen ähneln (GnRH-Analoga). Sie werden sowohl bei Brust- als auch bei Prostatakrebs eingesetzt. Alle vier Substanzen sind ähnlich wirksam und unterscheiden sich auch im Spektrum der unerwünschten Wirkungen nicht wesentlich. Bei Prostatakrebs stellen sie als „chemische Kastration" eine Alternative zur operativen Entfernung der Hoden dar.

Buserelin ist der älteste und am besten untersuchte Wirkstoff aus dieser Substanzgruppe.

Medroxyprogesteron und Megestrol sind Gelbkörperhormone (Gestagene) und werden bei Prostatakrebs angewendet.

Männern mit Prostatakrebs stehen zwei Therapiewege offen: Sie können lebenslang diese Medikamente einnehmen oder sich die Hoden entfernen lassen (Orchiektomie). Beides läuft auf das gleiche hinaus: Im Körper wird kaum noch Testosteron gebildet. Der Tumor wächst daher nicht oder nur sehr langsam und bildet keine oder erst sehr spät Metastasen (es sei denn, er hat schon vorher Tochterzellen in die Blutbahn gestreut, deren Wachstum dann aber ebenfalls gebremst wird).

Buserelin
Profact

Buserelin gehört zu den GnRH-Analoga. Diese Abkürzung steht für „Gonadotropin Releasing-Hormon" (übersetzt: Hormon, das die Freisetzung von Gonadotropin bewirkt). Dieses Hormon wird normalerweise von einer bestimmten Steuerzentrale im Gehirn, dem Hypothalamus, ausgeschüttet und signalisiert der Hirnanhangdrüse (Hypophyse), dass sie die Produktion von Geschlechtshormonen in den Keimdrüsen (Eierstöcke oder Hoden) anstoßen soll.

„Analog" bedeutet, dass diese Substanzen den natürlich vorhandenen ähneln, aber nicht mit ihnen identisch sind. Die Analoga passen zwar an die entsprechenden Bindestellen der Hypophyse, lösen aber nicht das Signal aus, das dafür sorgt, dass die Keimdrüsen Geschlechtshormone produzieren. Auf diese Weise wird die körpereigene Produktion von Geschlechtshormonen vorübergehend gestoppt.

Neben Buserelin gehören auch Goserelin, Leuprorelin und Triptorelin zu den GnRH-Analoga.

> Buserelin wird bei Männern mit fortgeschrittenem oder metastasiertem Prostatakrebs eingesetzt, um die mit der Krankheit verbundenen Symptome, zum Beispiel Knochenschmerzen durch Metastasen, zu lindern (palliative Therapie). Bei etwa drei Viertel der Patienten ist das Mittel gut wirksam. Bei jedem Dritten jedoch schreitet die Krankheit trotzdem innerhalb von zwei bis drei Jahren weiter fort.

Manchmal wird Buserelin auch schon direkt nach der operativen Entfernung der Prostata gegeben (adjuvante Therapie), um zu verhindern, dass sich Metastasen bilden. Damit lassen sich zwar oft die Beschwerden hinauszögern, die Überlebenszeit (→ Seite 17) verlängert sich aber nicht.

Soll die Prostata nicht operativ entfernt, sondern nur bestrahlt werden, so ist es bei wenig differenzierten Tumorarten sinnvoll, vorher drei Monate lang mit Buserelin zu behandeln, weil sich damit die Ergebnisse verbessern. Grundsätzlich sollte Buserelin nach Bestrahlungen mindestens drei Jahre lang gegeben werden, weil sich damit die progressionsfreie Zeit sowie die Überlebenszeit verlängern lassen. Auch bildet sich seltener erneut ein Tumor in der Prostata, und Metastasen kommen seltener vor.

Wurde die Prostata weder operiert noch bestrahlt, verkleinert sie sich unter der Therapie mit Buserelin, sodass sich die mit der Krankheit verbundenen Beschwerden (z. B. Probleme beim Wasserlassen) bessern.

ANWENDUNG

Buserelin wird zur Einleitung der Therapie eine Woche lang täglich unter die Haut gespritzt. Die Langzeitbehandlung erfolgt dann mit einem Nasenspray. Vor der Anwendung putzen Sie sich die Nase, damit der Wirkstoff möglichst großflächig von der Nasenschleimhaut aufgenommen und ins Blut weitergegeben werden kann. Zum Einsprühen von Buserelin neigen Sie den Kopf leicht nach vorne und sprühen das Mittel aus der senkrecht gehaltenen Flasche nacheinander in beide Nasenlöcher. Die vom Arzt verordnete Zahl der Anwendungen sollten Sie gleichmäßig über den Tag verteilen und den Zeitpunkt immer beibehalten, damit der Wirkspiegel im Blut möglichst wenig schwankt.

Wenn Sie Schnupfen haben und abschwellende Nasentropfen benutzen, sollten Sie mindestens eine halbe Stunde warten, bevor Sie Buserelin einsprühen, sonst wird das Mittel nicht gut genug von der Nasenschleimhaut aufgenommen. Müssen Sie unmittelbar nach dem Sprühen niesen, wiederholen Sie die Anwendung.

Wenn die Anwendung des Nasensprays zu umständlich erscheint oder eine sichere und regelmäßige Anwendung nicht gewährleistet ist, kann Buserelin auch in Form eines hormonhaltigen Stäbchens unter die Bauchhaut injiziert werden. Aus diesem Depot wird der Wirkstoff dann zwei oder drei Monate lang kontinuierlich freigesetzt. Mit der Zeit löst sich das Stäbchen rückstandsfrei auf. Es wird also nicht ausgetauscht, sondern nach Ablauf der zwei oder drei Monate ein neues eingelegt.

Um die anfangs vom Körper im Übermaß freigesetzten männlichen Geschlechtshormone zu neutralisieren, wird Buserelin in den ersten drei bis vier Wochen mit einem starken Antihormon (→ Seite 24) kombiniert. Dieses Mittel wird bereits fünf Tage vor Beginn der Buserelin-Behandlung gegeben. Das ist unerlässlich, wenn bereits Metastasen vorhanden sind, insbesondere in der Wirbelsäule. Ein Testosteron-Schub kann dann das Wachstum dieser Metastasen besonders anregen und Wirbelbrüche verursachen, die unter Umständen eine Querschnittlähmung nach sich ziehen können.

Da der Entzug von Testosteron die Knochendichte verringern kann, sollte diese zu Beginn der Behandlung und im Verlauf alle ein bis zwei Jahre gemessen werden. So lässt sich erkennen, ob die Knochen im Laufe der Behandlung an Substanz verlieren. Dann muss der Arzt entscheiden, ob die Therapie fortgesetzt werden soll und ob Medikamente gegen die Knochenentkalkung eingenommen werden müssen.

ACHTUNG

Wenn Sie Diabetes haben, sollten Sie während der Behandlung häufiger als gewohnt den Blutzucker kontrollieren, weil Buserelin den Zuckerstoffwechsel beeinflussen kann.

Buserelin kann einen bereits vorhandenen Bluthochdruck verstärken. Deshalb sollten Sie während der Behandlung mit Buserelin täglich den Blutdruck messen.

Buserelin kann bereits vorhandene Depressionen verstärken. Wenn Sie unter Depressionen leiden, sollten Sie und Ihre Angehörigen besonders darauf achten, ob sich während der Behandlung mit Buserelin die Symptome wie Antriebslosigkeit, Unkonzentriertheit, Traurigkeit oder Niedergeschlagenheit verstärken. Dann sollten Sie den Arzt informieren.

Gegenanzeigen

Wurden die Hoden entfernt, dürfen Sie nicht mit Buserelin behandelt werden. Der Testosteronspiegel im Blut kann dann nicht mehr weiter abgesenkt werden, und die unerwünschten Wirkungen des Mittels überwiegen.

UNERWÜNSCHTE WIRKUNGEN

Zu Beginn der Therapie kommt es häufig zu einem kurzfristigen Anstieg der Freisetzung von Testosteron. Infolgedessen können verstärkt Knochen- oder Tumorschmerzen auftreten, ebenso Probleme beim Wasserlassen oder ein Schwächegefühl in den Beinen. Auch besteht eine erhöhte Gefahr für eine Thrombose oder Lungenembolie. All das lässt sich vermeiden, wenn zu Beginn und in den ersten vier Wochen der Therapie Antihormone (→ Seite 24) gegeben werden.

▶ Häufig

Impotenz und fehlende Lust auf Sex, Kopfschmerzen, Hitzewallungen und verstärkter Haarwuchs am Kopf bei gleichzeitig verringerter Körperbehaarung können vorkommen. Die Hoden können etwas kleiner werden.

▶ Gelegentlich

Buserelin kann etwas benommen und schwindelig machen. Auch kann Verstopfung auftreten.

Die Brust kann sich vergrößern und schmerzen.

Wenn die Haut sich verstärkt rötet und juckt, reagieren Sie vermutlich allergisch auf das Mittel. Bei solchen Hauterscheinungen sollten Sie einen Arzt aufsuchen.

Der Nasenspray kann die Schleimhaut der Nase und der oberen Luftwege reizen, wodurch leicht Nasenbluten, Geruchsstörungen, Geschmacksstörungen oder Heiserkeit auftreten. Dann ist es meist sinnvoll, die Behandlung mit dem unter die Haut implantierbaren Stäbchen fortzusetzen.

▶ Selten

Blutzucker und Blutfette können ansteigen.

Nervosität, Angstgefühle, Gedächtnis- und Schlafstörungen sowie depressive Stimmungen können vorkommen, ebenso Übelkeit, Erbrechen oder Durchfall.

Aufgrund der fehlenden Geschlechtshormone kann vor allem bei einer über Jahre andauernden Therapie die Knochenstabilität beeinträchtigt sein, sodass sich eine Osteoporose ausbildet. Deshalb sollten Sie während der Behandlung mit Buserelin einer Knochenentkalkung vorbeugen, indem Sie Präparate mit Vitamin D und Kalzium einnehmen, Sport treiben und sich generell viel bewegen, weil Bewegung den Knochenaufbau anregt.

Wenn starker Hautausschlag, Juckreiz, Herzrasen, Atemnot, Schwäche und Schwindel auftreten, müssen Sie die Anwendung sofort abbrechen und unverzüglich den Notarzt (Telefon 112) rufen, weil es sich um eine lebensbedrohliche Allergie handeln kann.

Sehr selten bildet sich ein gutartiger Tumor der Hirnanhangdrüse aus (Hypophysenadenom). Auch Sehstörungen und Schmerzen im Bewegungsapparat treten nur sehr selten auf.

HINWEISE

Bei Kinderwunsch

Während der Behandlung können Sie keine Kinder zeugen. Nach Absetzen von Leuprorelin kehrt die Empfängnis- beziehungsweise Zeugungsfähigkeit meistens zurück.

Zur Empfängnisverhütung

Während der gesamten Behandlungszeit sowie noch weitere drei bis sechs Monate nach Abschluss der Therapie sollten Sie Kondome benutzen oder mit Ihrer Partnerin besprechen, ob diese ein sicheres Verhütungsmittel anwenden kann.

Goserelin

Zoladex

Goserelin gehört zu den GnRH-Analoga. Diese Abkürzung steht für „Gonadotropin Releasing-Hormon" (übersetzt: Hormon, das die Freisetzung von Gonadotropin bewirkt). Dieses Hormon wird normalerweise von einer bestimmten Steuerzentrale im Gehirn, dem Hypothalamus, ausgeschüttet und signalisiert der Hirnanhangdrüse (Hypophyse), dass sie die Produktion von Geschlechtshormonen in den Keimdrüsen (Eierstöcke oder Hoden) anstoßen soll.

„Analog" bedeutet, dass diese Substanzen den natürlicherweise vorhandenen ähneln, aber eben nicht mit ihnen identisch sind. Die Analoga passen zwar an die entsprechenden Bindestellen der Hypophyse, lösen aber nicht das Signal aus, das dafür sorgt, dass die Keimdrüsen Geschlechtshormone produzieren. Auf diese Weise wird die körpereigene Produktion von Geschlechtshormonen vorübergehend gestoppt.

Neben Goserelin gehören Buserelin, Leuprorelin und Triptorelin zu den GnRH-Analoga.

> Goserelin wird bei Männern mit hormonabhängig wachsendem, fortgeschrittenem Prostatakrebs sowie bei Frauen mit Brustkrebs eingesetzt.

Bei Männern mit fortgeschrittenem oder metastasiertem Prostatakrebs wird es angewendet, um die mit der Krankheit verbundenen Symptome, zum Beispiel Knochenschmerzen durch Metastasen, zu lindern (palliative Therapie). Bei etwa drei Viertel der Patienten ist das Mittel gut wirksam. Bei jedem Dritten jedoch schreitet die Krankheit trotzdem innerhalb von zwei bis drei Jahren weiter fort.

Manchmal wird Goserelin auch schon direkt nach der operativen Entfernung der Prostata gegeben (adjuvante Therapie), um zu verhindern, dass sich Metastasen bilden. Damit lassen sich zwar oft die Beschwerden hinauszögern, die Überlebenszeit (→ Seite 17) verlängert sich aber nicht.

Soll die Prostata nicht operativ entfernt, sondern nur bestrahlt werden, so ist es bei wenig differenzierten Tumorarten sinnvoll, vorher drei Monate lang mit Goserelin zu behandeln, weil sich damit die Ergebnisse verbessern. Grundsätzlich sollte Goserelin nach Bestrahlungen mindestens drei Jahre lang gegeben werden, weil sich damit die progressionsfreie Zeit sowie die Überlebenszeit verlängern lässt. Auch bildet sich seltener erneut ein Tumor in der Prostata, und Metastasen kommen seltener vor.

Wurde die Prostata weder operiert noch bestrahlt, verkleinert sie sich unter der Therapie mit Goserelin, sodass sich die mit der Krankheit verbundenen Beschwerden (z. B. Probleme beim Wasserlassen) bessern.

Bei Frauen mit Brustkrebs wird Goserelin vor den Wechseljahren angewendet, und zwar sowohl unmittelbar nach der operativen Entfernung des Tumors (adjuvante Therapie) als auch im fortgeschrittenen Krankheitsstadium, wenn bereits Metastasen vorhanden sind. Es kann auch mit Tamoxifen (→ Seite 34) oder Aromatasehemmern (→ Seite 24) zusammen gegeben werden. Ob die zusätzliche Gabe von Goserelin den Krankheitsverlauf positiv beeinflusst, hängt unter anderem ab von Alter, Lymphknotenbefall und Krankheitsstadium. Bei Frauen, deren Eierstöcke nicht entfernt wurden, um die Östrogenabgabe zu unterbinden, ergeben sich durch die zusätzliche Gabe von Goserelin Vorteile in Bezug auf die Überlebenszeit und das Wiederauftreten des Tumors.

Im Rahmen von Studien wird Goserelin auch bei Eierstock- und Gebärmutterschleimhautkrebs eingesetzt.

ANWENDUNG

Goserelin wird als Depotpräparat einmal monatlich oder alle drei Monate unter die Haut am Oberschenkel oder Bauch injiziert.

Da Goserelin die Blutzuckerspiegel verändern kann, sollte der Arzt den Blutzucker einmal monatlich kontrollieren.

Da sich unter der Behandlung die Knochendichte verringern kann, sollte diese zu Beginn der Behandlung und im Verlauf alle ein bis zwei Jahre gemessen werden. So lässt sich erkennen, ob die Knochen im Laufe der Behandlung an Substanz verlieren. Dann muss der Arzt entscheiden, ob die Therapie fortgesetzt werden soll und ob Medikamente gegen die Knochenentkalkung eingenommen werden müssen.

Um die anfangs vom Körper im Übermaß freigesetzten männlichen (bei Prostatakrebs) beziehungsweise weiblichen (bei Brustkrebs) Geschlechtshormone zu neutralisieren, wird Goserelin in den ersten drei bis vier Wochen mit einem starken Antihormon (→ Seite 24) kombiniert. Dieses Mittel wird bereits fünf Tage vor Beginn der Goserelin-Behandlung gegeben. Das ist unerlässlich, wenn bereits Metastasen vorhanden sind, insbesondere in der Wirbelsäule. Ein Testosteron- oder Östrogenschub kann dann das Wachstum dieser Metastasen besonders anregen und Wirbelbrüche verursachen, die unter Umständen eine Querschnittlähmung nach sich ziehen können.

ACHTUNG

Wenn Sie Diabetes haben, sollten Sie während der Behandlung häufiger als gewohnt den Blutzucker kontrollieren, weil Goserelin den Zuckerstoffwechsel beeinflussen kann.

Gegenanzeigen

Wenn bei Prostatakrebs die Hoden entfernt wurden, dürfen Sie nicht mit Goserelin behandelt werden. Der Testosteronspiegel im Blut kann dann nicht mehr weiter abgesenkt werden, und die unerwünschten Wirkungen des Mittels überwiegen.

UNERWÜNSCHTE WIRKUNGEN

Prostatakrebs: Zu Beginn der Therapie kommt es häufig zu einem kurzfristigen Anstieg der Freisetzung von Testosteron. Infolgedessen können verstärkt Knochen- oder Tumorschmerzen auftreten, ebenso Probleme beim Wasserlassen oder ein Schwächegefühl in den Beinen. Auch besteht eine erhöhte Gefahr für eine Thrombose beziehungsweise Lungenembolie. Wenn ein Bein schmerzhaft anschwillt oder wenn Sie Luftnot bekommen, sollten Sie den Arzt informieren. Diese Probleme lassen sich vermeiden, wenn zu Beginn und in den ersten vier Wochen der Therapie Antihormone (→ Seite 24) gegeben werden.

Brustkrebs: Aufgrund des kurzfristigen Östrogenüberschusses können sich Eierstockzysten bilden, Zwischenblutungen auftreten oder die Monatsblutung kann ausbleiben. Mit Knochenmetastasen verbundene Schmerzen können sich vorübergehend verstärken.

▶ **Häufig**

Es kann zu Hitzewallungen mit Schweißausbrüchen und Impotenz kommen. Die Lust auf Sex kann nachlassen.

Hormone

▶ **Gelegentlich**

Atembeschwerden sowie Durchfall, Blutdruckschwankungen und Haarausfall können auftreten.

▶ **Selten**

Die Blutfette können ansteigen.

Nervosität, Angstgefühle, Gedächtnis- und Schlafstörungen sowie depressive Stimmungen können vorkommen, ebenso Übelkeit und Erbrechen.

Aufgrund der fehlenden Geschlechtshormone kann vor allem bei einer über Jahre andauernden Therapie die Knochenstabilität beeinträchtigt sein, sodass sich eine Osteoporose ausbildet. Deshalb sollten Sie während der Behandlung mit Goserelin einer Knochenentkalkung vorbeugen, indem Sie Präparate mit Vitamin D und Kalzium einnehmen, Sport treiben und sich generell viel bewegen, weil Bewegung den Knochenaufbau anregt.

Wenn starker Hautausschlag, Juckreiz, Herzrasen, Atemnot, Schwäche und Schwindel auftreten, müssen Sie die Anwendung sofort abbrechen und unverzüglich den Notarzt (Telefon 112) rufen, weil es sich um eine lebensbedrohliche Allergie handeln kann.

Sehr selten bildet sich ein gutartiger Tumor der Hirnanhangdrüse aus (Hypophysenadenom). Auch Sehstörungen und Schmerzen im Bewegungsapparat treten nur sehr selten auf.

HINWEISE

Bei Kinderwunsch

Während der Behandlung können Frauen nicht schwanger werden und Männer keine Kinder zeugen. Nach Absetzen von Goserelin kehrt die Empfängnis- beziehungsweise Zeugungsfähigkeit meistens zurück.

Zur Empfängnisverhütung

Während der gesamten Behandlungszeit sowie noch weitere drei bis sechs Monate nach Abschluss der Therapie sollten Männer Kondome benutzen oder mit Ihrer Partnerin besprechen, ob diese ein sicheres Verhütungsmittel anwenden kann.

Frauen sollten nach Abschluss der Behandlung drei bis sechs Monate lang eine Schwangerschaft sicher verhüten.

Für Schwangerschaft und Stillzeit

Sie dürfen Goserelin nicht anwenden.

Leuprorelin

ELIGARD, ENANTONE/ ENANTONE-GYN, Leupro-Sandoz, Leuprone HEXAL, TRENANTONE

Leuprorelin gehört zu den GnRH-Analoga. Diese Abkürzung steht für „Gonadotropin Releasing-Hormon" (übersetzt: Hormon, das die Freisetzung von Gonadotropin bewirkt). Dieses Hormon wird normalerweise von einer bestimmten Steuerzentrale im Gehirn, dem Hypothalamus, ausgeschüttet und signalisiert seinerseits der Hirnanhangdrüse (Hypophyse), dass sie die Produktion von Geschlechtshormonen in den Keimdrüsen (Eierstöcke oder Hoden) anstoßen soll.

„Analog" bedeutet, dass diese Substanzen den natürlicherweise vorhandenen ähneln, aber eben nicht mit ihnen identisch sind. Die Analoga passen zwar an die entsprechenden Bindestellen der Hypophyse, lösen aber nicht das Signal aus, das dafür sorgt, dass die Keimdrüsen Geschlechtshormone produzieren. Auf diese Weise wird die körpereigene Produktion von Geschlechtshormonen vorübergehend gestoppt.

Neben Leuprorelin gehören auch Buserelin, Goserelin und Triptorelin zu den GnRH-Analoga.

Leuprorelin wird bei Männern mit hormonabhängig wachsendem, fortgeschrittenem Prostatakrebs sowie bei Frauen mit Brustkrebs eingesetzt. Eine Zulassung für die Behandlung von Brustkrebs hat nur *ENANTONE-GYN*, werden in dieser Indikation andere Präparate eingesetzt, geschieht das streng genommen im Rahmen von Off-label-use (→ Seite 19), ist aber vertretbar, weil es sich um fast identische Präparate handelt.

Bei Männern mit fortgeschrittenem oder metastasiertem Prostatakrebs wird es eingesetzt, um die mit der Krankheit verbundenen Symptome, zum Beispiel Knochenschmerzen durch Metastasen, zu lindern (palliative Therapie). Bei etwa drei Viertel der Patienten ist das Mittel gut wirksam. Bei jedem Dritten jedoch schreitet die Krankheit trotzdem innerhalb von zwei bis drei Jahren fort.

Manchmal wird Leuprorelin auch schon direkt nach der operativen Entfernung der Prostata gegeben (adjuvante Therapie), um zu verhindern, dass sich Metastasen bilden. Damit lassen sich zwar oft die Beschwerden hinauszögern, die Überlebenszeit (→ Seite 17) verlängert sich aber nicht.

Soll die Prostata nicht operativ entfernt, sondern nur bestrahlt werden, so ist es bei wenig differenzierten Tumorarten sinnvoll, vorher drei Monate lang mit Leuprorelin zu behandeln, weil sich damit die Ergebnisse verbessern. Grundsätzlich sollte Leuprorelin nach Bestrahlungen mindestens drei Jahre lang gegeben werden, weil sich damit die progressionsfreie Zeit sowie die Überlebenszeit verlängern lässt. Auch bildet sich seltener erneut ein Tumor in der Prostata, und Metastasen kommen seltener vor.

Wurde die Prostata weder operiert noch bestrahlt, verkleinert sie sich unter der Therapie mit Leuprorelin, sodass sich die mit der Krankheit verbundenen Beschwerden (z. B. Probleme beim Wasserlassen) bessern.

Bei Frauen mit Brustkrebs wird Leuprorelin vor den Wechseljahren angewendet, und zwar sowohl unmittelbar nach der operativen Entfernung des Tumors (adjuvante Therapie) als auch im fortgeschrittenen Krankheitsstadium, wenn bereits Metastasen vorhanden sind. Es kann auch mit

Tamoxifen (→ Seite 34) oder Aromatasehemmern (→ Seite 24) zusammen gegeben werden. Ob die zusätzliche Gabe von Leuprorelin den Krankheitsverlauf positiv beeinflusst, hängt unter anderem ab von Alter, Lymphknotenbefall und Krankheitsstadium. Bei Frauen, deren Eierstöcke nicht entfernt wurden, um die Östrogenabgabe zu unterbinden, ergeben sich durch die zusätzliche Gabe von Leuprorelin Vorteile in Bezug auf die Überlebenszeit und das Wiederauftreten des Tumors.

Im Rahmen von Studien wird Leuprorelin auch bei Eierstock- und Gebärmutterschleimhautkrebs eingesetzt.

ANWENDUNG

Leuprorelin wird als Depotpräparat einmal monatlich oder alle drei Monate unter die Haut am Oberschenkel oder Bauch injiziert.

Da Leuprorelin die Blutzuckerspiegel verändern kann, sollte der Arzt den Blutzucker einmal monatlich kontrollieren.

Da sich unter der Behandlung die Knochendichte verringern kann, sollte diese zu Beginn der Behandlung und im Verlauf alle ein bis zwei Jahre gemessen werden. So lässt sich erkennen, ob die Knochen im Laufe der Behandlung an Substanz verlieren. Dann muss der Arzt entscheiden, ob die Therapie fortgesetzt werden soll und ob Medikamente gegen die Knochenentkalkung eingenommen werden müssen.

Um die anfangs vom Körper im Übermaß freigesetzten männlichen (bei Prostatakrebs) beziehungsweise weiblichen (bei Brustkrebs) Geschlechtshormone zu neutralisieren, wird Leuprorelin in den ersten drei bis vier Wochen mit einem starken Antihormon (→ Seite 24) kombiniert. Dieses Mittel wird bereits fünf Tage vor Beginn der Leuprorelin-Behandlung gegeben. Das ist unerlässlich, wenn bereits Metastasen vorhanden sind, insbesondere in der Wirbelsäule. Ein Testosteron- oder Östrogenschub kann dann das Wachstum dieser Metastasen besonders anregen und Wirbelbrüche verursachen, die unter Umständen eine Querschnittlähmung nach sich ziehen können.

ACHTUNG

Wenn Sie Diabetes haben, sollten Sie während der Behandlung häufiger als gewohnt den Blutzucker kontrollieren, weil Leuprorelin den Zuckerstoffwechsel beeinflussen kann.

Gegenanzeigen

Wenn bei Prostatakrebs die Hoden entfernt wurden, dürfen Sie nicht mit Leuprorelin behandelt werden. Der Testosteronspiegel im Blut kann dann nicht mehr weiter abgesenkt werden, und die unerwünschten Wirkungen des Mittels überwiegen.

UNERWÜNSCHTE WIRKUNGEN

Prostatakrebs: Zu Beginn der Therapie kommt es häufig zu einem kurzfristigen Anstieg der Freisetzung von Testosteron. Infolgedessen können verstärkt Knochen- oder Tumorschmerzen auftreten, ebenso Probleme beim Wasserlassen oder ein Schwächegefühl in den Beinen. Auch besteht eine erhöhte Gefahr für eine Thrombose beziehungsweise Lungenembolie. Wenn ein Bein schmerzhaft anschwillt oder wenn Sie Luftnot bekommen, sollten Sie den Arzt informieren. Diese Probleme lassen sich vermeiden, wenn zu Beginn und in den ersten vier Wochen der Therapie Antihormone (→ Seite 24) gegeben werden.

Brustkrebs: Aufgrund des kurzfristigen Östrogenüberschusses können sich Eierstockzysten bilden, Zwischenblutungen auftreten oder die Monatsblutung kann ausbleiben. Mit Knochenmetastasen verbundene Schmerzen können sich vorübergehend verstärken.

▶ **Häufig**

Es kann zu Hitzewallungen mit Schweißausbrüchen kommen. Die Lust auf Sex kann nachlassen.

▶ **Gelegentlich**

Atembeschwerden sowie Durchfall, Blutdruckschwankungen und Haarausfall können auftreten.

▶ **Selten**

Die Blutfette können ansteigen.

Nervosität, Angstgefühle, Gedächtnis- und Schlafstörungen sowie depressive Stimmungen können vorkommen, ebenso Übelkeit und Erbrechen.

Aufgrund der fehlenden Geschlechtshormone kann vor allem bei einer über Jahre andauernden Therapie die Knochenstabilität beeinträchtigt sein, sodass sich eine Osteoporose ausbildet. Deshalb sollten Sie während der Behandlung mit Leuprorelin einer Knochenentkalkung vorbeugen, indem Sie Präparate mit Vitamin D und Kalzium einnehmen, Sport treiben und sich generell viel bewegen, weil Bewegung den Knochenaufbau anregt.

Wenn starker Hautausschlag, Juckreiz, Herzrasen, Atemnot, Schwäche und Schwindel auftreten, müssen Sie die Anwendung sofort abbrechen und unverzüglich den Notarzt (Telefon 112) rufen, weil es sich um eine lebensbedrohliche Allergie handeln kann.

Sehr selten bildet sich ein gutartiger Tumor der Hirnanhangdrüse aus (Hypophysenadenom). Auch Sehstörungen und Schmerzen im Bewegungsapparat treten nur sehr selten auf.

HINWEISE

Bei Kinderwunsch

Während der Behandlung können Frauen nicht schwanger werden und Männer keine Kinder zeugen. Nach Absetzen von Leuprorelin kehrt die Empfängnis- beziehungsweise Zeugungsfähigkeit meistens zurück.

Zur Empfängnisverhütung

Während der gesamten Behandlungszeit sowie noch weitere drei bis sechs Monate nach Abschluss der Therapie sollten Männer Kondome benutzen oder mit Ihrer Partnerin be-

sprechen, ob diese ein sicheres Verhütungsmittel anwenden kann.

Frauen sollten nach Abschluss der Behandlung drei bis sechs Monate lang eine Schwangerschaft sicher verhüten.

Für Schwangerschaft und Stillzeit
Sie dürfen Leuprorelin nicht anwenden.

Medroxyprogesteron
MPA beta, MPA HEXAL

Medroxyprogesteron ist ein auch natürlich
vorkommendes Gelbkörperhormon, das in hoher Dosierung bei hormonabhängig wachsendem Brust- oder Gebärmutterschleimhautkrebs eingesetzt wird. Es senkt über verschiedene Stoffwechselschritte den Östrogenspiegel im Blut und blockiert zusätzlich die
Ausbildung von Östrogenrezeptoren. Außerdem besetzt es im Tumorgewebe die Bindungsstellen für das natürliche Gelbkörperhormon Progesteron. All das kann die Krebserkrankung stoppen oder die damit verbundenen Beschwerden lindern.

Medroxyprogesteron wird bereits seit 1970
bei Gebärmutterschleimhautkrebs (Endometriumkarzinom) und etwa seit 1980
auch bei fortgeschrittenem Brustkrebs eingesetzt, und zwar bei Frauen nach den
Wechseljahren, wenn Aromatasehemmer
nicht eingesetzt werden können oder
wenn diese Mittel die Krankheit nicht haben stoppen können.

Bei Gebärmutterschleimhautkrebs wird
Medroxyprogesteron ebenfalls im fortgeschrittenen Stadium angewendet – wenn
Metastasen vorhanden sind, keine Operation oder Bestrahlung mehr möglich ist
oder der Tumor sich wiederholt vergrößert
hat. In früheren Krankheitsstadien sollte
eine operative Entfernung des Tumors vorgezogen werden, es sei denn, es sind jüngere Frauen betroffen, die sich noch ein Kind
wünschen. Bei ihnen kann Medroxypro-

gesteron die Krankheit stoppen, sodass eine Schwangerschaft möglich wird.

Der Einsatz von Medroxyprogesteron
wird vor allem durch die unerwünschten
Wirkungen begrenzt: Wenn sich der Blutdruck stark erhöht, ein Herzinfarkt oder
Schlaganfall eintritt oder wenn sich eine
Venenthrombose ausbildet, muss die Therapie abgebrochen werden.

ANWENDUNG

Medroxyprogesteron wird in Form von Tabletten oder Saft täglich eingenommen oder ein-
bis mehrmals wöchentlich in die Muskulatur
gespritzt.

Da häufig der Blutdruck ansteigt, sollten Sie
diesen anfangs täglich, später einmal wöchentlich kontrollieren. Auch den Kalziumspiegel im Blut sollte der Arzt alle vier Wochen kontrollieren.

ACHTUNG

Medroxyprogesteron beeinträchtigt den Zuckerstoffwechsel, sodass sich ein Diabetes
ausbilden kann. Der Arzt sollte deshalb wöchentlich den Blutzucker kontrollieren. Wenn
Sie bereits Diabetes haben, sollten Sie ebenfalls den Blutzucker engmaschig überwachen.
Menschen mit Typ-2-Diabetes, die bisher den
Blutzucker nicht überprüft haben, sollten dies
künftig tun.

Gegenanzeigen
Unter folgenden Bedingungen dürfen Sie
nicht mit Medroxyprogesteron behandelt
werden:
- Sie haben oder hatten eine Venenentzün-
  dung oder -thrombose.
- Sie haben oder hatten einen Schlaganfall.
- Sie haben Knochenmetastasen und der Kal-
  ziumspiegel im Blut ist erhöht.
- Ihre Leber funktioniert nur noch sehr einge-
  schränkt.
- Sie haben insulinpflichtigen Diabetes.
- Sie haben einen stark erhöhten Blutdruck.

UNERWÜNSCHTE WIRKUNGEN

Die appetitanregende Wirkung von Medroxyprogesteron wird von Krebskranken oft als positiv empfunden.

▶ **Häufig**

Häufig lagert sich Wasser im Gewebe ein (Ödeme). Dadurch kann sich eine bereits bestehende Herzschwäche verschlimmern, ein erhöhter Blutdruck weiter ansteigen oder sich ein Bluthochdruck ausbilden.

Es können Muskelkrämpfe und -zittern sowie Müdigkeit vorkommen. Auch kann es sein, dass Sie vermehrt schwitzen.

▶ **Gelegentlich**

Gelegentlich kommt es zu Verdauungsstörungen wie Übelkeit, Erbrechen, Sodbrennen, Durchfall und Verstopfung sowie zu Kopfschmerzen, Reizbarkeit, Schwindel, Schlaf- und Herz-Kreislauf-Störungen (Herzrhythmusstörungen, Herzschwäche mit Luftnot). Auch die Leberfunktion kann sich verschlechtern.

Es können Zwischenblutungen auftreten. Das Risiko für eine Venenthrombose nimmt zu.

Wenn plötzlich Kopfschmerzen auftreten, Seh- oder Sprechstörungen oder Lähmungserscheinungen auftreten, sollten Sie unverzüglich den Notarzt rufen (Telefon 112) – es könnte sich um Anzeichen für einen Schlaganfall handeln. Wenn ein Bein unversehens anschwillt und schmerzt, sollten Sie ebenfalls sofort einen Arzt aufsuchen, solche Beschwerden können auf eine Venenthrombose hindeuten.

▶ **Selten**

Es kann sich ein Diabetes ausbilden oder eine bereits vorhandene Zuckerkrankheit kann sich verschlimmern.

Die Brust kann größer werden, anschwellen und spannen. Aus der Brustwarze kann etwas Milch austreten. Der Haarwuchs kann stärker oder schwächer werden. Die Haut kann unrein werden oder es kann eine Akne entstehen.

Es können depressive oder auch manische Stimmungsschwankungen auftreten ("himmelhoch jauchzend – zu Tode betrübt"). Wenn Sie oder Ihre Angehörigen solche Launen bemerken, sollten Sie den Arzt informieren.

Der Kalziumspiegel im Blut kann ansteigen.

HINWEISE

Zur Empfängnisverhütung

Während der Behandlung mit Medroxyprogesteron sowie noch weitere drei bis sechs Monate danach dürfen Sie nicht schwanger werden und sollten ein sicheres Verhütungsmittel benutzen. Hormonelle Verfahren wie die "Pille" oder die Hormonspirale kommen dafür jedoch nicht infrage.

Für Schwangerschaft und Stillzeit

Sie dürfen nicht mit Medroxyprogesteron behandelt werden.

Megestrol
MEGESTAT

Megestrol ist ein künstliches Gelbkörperhormon (Gestagen), das in hoher Dosierung bei hormonabhängig wachsendem Brust- oder Gebärmutterschleimhautkrebs eingesetzt wird.

Das Gestagen senkt über verschiedene Stoffwechselschritte den Östrogenspiegel im Blut und blockiert zusätzlich die Ausbildung von Östrogenrezeptoren. Außerdem besetzt es im Tumorgewebe die Bindungsstellen für das natürliche Gelbkörperhormon Progesteron. All das kann die Krebserkrankung stoppen oder die damit verbundenen Beschwerden lindern.

> Megestrol wird bei Frauen nach den Wechseljahren mit fortgeschrittenem Brustkrebs eingesetzt, wenn Aromatasehemmer nicht eingesetzt werden können oder wenn diese Mittel die Krankheit nicht haben stoppen können.

Bei Gebärmutterschleimhautkrebs wird Megestrol ebenfalls im fortgeschrittenen Stadium angewendet – wenn Metastasen vorhanden sind, keine Operation oder Bestrahlung mehr möglich ist oder der Tumor sich wiederholt vergrößert hat. In früheren Krankheitsstadien sollte eine operative Entfernung des Tumors vorgezogen werden, es sei denn, es sind jüngere Frauen betroffen, die sich noch ein Kind wünschen. Bei ihnen kann Megestrol die Krankheit stoppen, sodass eine Schwangerschaft möglich wird.

Wenn die Krankheit mit Appetitlosigkeit und Gewichtsverlust einhergeht, kann Megestrol beides bessern, sodass sich der körperliche Allgemeinzustand wieder stabilisiert.

Der Einsatz von Megestrol wird vor allem durch die unerwünschten Wirkungen begrenzt: Wenn sich der Blutdruck stark erhöht, ein Herzinfarkt oder Schlaganfall eintritt oder wenn sich eine Venenthrombose ausbildet, muss die Therapie abgebrochen werden.

ANWENDUNG

Megestrol-Tabletten nehmen Sie täglich und auf Dauer ein.

Da häufig der Blutdruck ansteigt, sollten Sie diesen anfangs täglich, später einmal wöchentlich kontrollieren. Um einen Anstieg der Leberwerte rechtzeitig zu erkennen, sollte der Arzt einmal monatlich diese Blutwerte prüfen.

ACHTUNG

Megestrol beeinträchtigt den Zuckerstoffwechsel, sodass sich ein Diabetes ausbilden kann. Der Arzt sollte deshalb anfangs wöchentlich, später einmal im Monat den Blutzucker kontrollieren. Wenn Sie bereits Diabetes haben, sollten Sie ebenfalls den Blutzucker engmaschig überwachen. Menschen mit Typ-2-Diabetes, die bisher den Blutzucker nicht

überprüft haben, sollten dies künftig täglich tun.

Gegenanzeigen

Unter folgenden Bedingungen dürfen Sie nicht mit Megestrol behandelt werden:

- Sie haben oder hatten eine Venenentzündung oder -thrombose.
- Sie haben oder hatten einen Schlaganfall.
- Sie haben Knochenmetastasen und der Kalziumspiegel im Blut ist erhöht.
- Ihre Leber funktioniert nur noch sehr eingeschränkt.
- Sie haben insulinpflichtigen Diabetes.
- Sie haben einen stark erhöhten Blutdruck.

UNERWÜNSCHTE WIRKUNGEN

Die appetitanregende Wirkung von Megestrol wird von Krebskranken oft als positiv empfunden. 88 von 100 Behandelten nehmen deutlich an Gewicht zu.

▶ Häufig

Bei bis zu 25 von 100 Behandelten steigt der Blutdruck an. Es kann Luftnot auftreten, und es kann sich Flüssigkeit im Gewebe einlagern.

Auch können vaginale Blutungen, Muskelkrämpfe, Kopfschmerzen, Müdigkeit und Haarausfall vorkommen.

▶ Gelegentlich

Gelegentlich kommt es zu Verdauungsstörungen wie Übelkeit, Erbrechen, Sodbrennen, Durchfall und Verstopfung sowie zu Kopfschmerzen, Reizbarkeit, Schwindel, Schlaf- und Herz-Kreislauf-Störungen (Herzrhythmusstörungen, Herzschwäche mit Luftnot). Auch die Leberfunktion kann sich verschlechtern.

Es können Zwischenblutungen auftreten.

Das Risiko für eine Venenthrombose nimmt zu. Wenn ein Bein unversehens anschwillt und schmerzt, sollten Sie den Arzt informieren.

Wenn plötzlich Kopfschmerzen auftreten, Seh- oder Sprechstörungen oder Lähmungserscheinungen auftreten, sollten Sie unverzüglich den Notarzt rufen (Telefon 112) – es könnte sich um Anzeichen für einen Schlaganfall handeln.

▶ **Selten**
Es kann sich ein Diabetes ausbilden oder eine bereits vorhandene Zuckerkrankheit kann sich verschlimmern.

HINWEISE

Bei Kinderwunsch
Wenn Gebärmutterschleimhautkrebs in einem frühen Stadium entdeckt und mit Megestrol behandelt wird, können Frauen anschließend schwanger werden. Das bedeutet, dass Megestrol die Fruchtbarkeit von Frauen im gebärfähigen Alter nicht beeinträchtigt.

Zur Empfängnisverhütung
Während der Behandlung mit Megestrol sowie noch weitere drei bis sechs Monate danach dürfen Sie nicht schwanger werden und sollten ein sicheres Verhütungsmittel benutzen. Hormonelle Verfahren wie die „Pille" oder die Hormonspirale kommen dafür jedoch nicht infrage.

Für Schwangerschaft und Stillzeit
Sie dürfen nicht mit Megestrol behandelt werden.

Triptorelin
Decapeptyl, Pamorelin, Uropeptyl
Triptorelin gehört zu den GnRH-Analoga. Diese Abkürzung steht für „Gonadotropin Releasing-Hormon" (übersetzt: Hormon, das die Freisetzung von Gonadotropin bewirkt). Dieses Hormon wird normalerweise von einer bestimmten Steuerzentrale im Gehirn, dem Hypothalamus, ausgeschüttet und signalisiert seinerseits der Hirnanhangsdrüse (Hypophyse), dass sie die Produktion von Geschlechtshormonen in den Keimdrüsen (Eierstöcke oder Hoden) anstoßen soll.

„Analog" bedeutet, dass diese Substanzen den natürlicherweise vorhandenen ähneln, aber eben nicht mit ihnen identisch sind. Die Analoga passen zwar an die entsprechenden Bindestellen der Hypophyse, lösen aber nicht das Signal aus, das dafür sorgt, dass die Keimdrüsen Geschlechtshormone produzieren. Auf diese Weise wird die körpereigene Produktion von Geschlechtshormonen vorübergehend gestoppt.

Neben Triptorelin gehören auch Buserelin, Goserelin und Leuprorelin zu den GnRH-Analoga.

Triptorelin wird bei fortgeschrittenem Prostatakrebs eingesetzt sowie im Rahmen von Studien auch bei Brustkrebs.

Bei Männern mit fortgeschrittenem oder metastasiertem Prostatakrebs wird es eingesetzt, um die mit der Krankheit verbundenen Symptome, zum Beispiel Knochenschmerzen durch Metastasen, zu lindern (palliative Therapie). Bei etwa drei Viertel der Patienten ist das Mittel gut wirksam. Bei jedem Dritten jedoch schreitet die Krankheit trotzdem innerhalb von zwei bis drei Jahren weiter fort.

Manchmal wird Triptorelin auch schon direkt nach der operativen Entfernung der Prostata gegeben (adjuvante Therapie), um zu verhindern, dass sich Metastasen bilden. Damit lassen sich zwar oft die Beschwerden hinauszögern, die Überlebenszeit (→ Seite 17) verlängert sich aber nicht.

Soll die Prostata nicht operativ entfernt, sondern nur bestrahlt werden, so ist es bei wenig differenzierten Tumorarten sinnvoll, vorher drei Monate lang mit Triptorelin zu behandeln, weil sich damit die Ergebnisse verbessern. Grundsätzlich sollte Triptorelin nach Bestrahlungen mindestens drei Jahre lang weiter gegeben werden, weil sich damit die progressionsfreie Zeit sowie die Überlebenszeit verlängern lässt. Auch bildet sich seltener erneut ein Tumor in der Prostata, und Metastasen kommen seltener vor.

Wurde die Prostata weder operiert noch bestrahlt, verkleinert sie sich unter der Therapie mit Triptorelin, sodass sich die mit der Krankheit verbundenen Beschwerden (z. B. Probleme beim Wasserlassen) bessern.

ANWENDUNG

Triptorelin wird täglich oder als Depotpräparat einmal monatlich unter die Haut gespritzt.

Da sich unter der Behandlung die Knochendichte verringern kann, sollte diese zu Beginn der Behandlung und im Verlauf alle ein bis zwei Jahre gemessen werden. So lässt sich erkennen, ob die Knochen im Laufe der Behandlung an Substanz verlieren. Dann muss der Arzt entscheiden, ob die Therapie fortgesetzt werden soll und ob Medikamente gegen die Knochenentkalkung eingenommen werden müssen.

Um die anfangs vom Körper im Übermaß freigesetzten männlichen Geschlechtshormone zu neutralisieren, wird Triptorelin in den ersten drei bis vier Wochen mit einem starken Antihormon (→ Seite 24) kombiniert. Dieses Mittel wird bereits fünf Tage vor Beginn der Triptorelin-Behandlung gegeben. Das ist unerlässlich, wenn bereits Metastasen vorhanden sind, insbesondere in der Wirbelsäule. Ein Testosteron-Schub kann dann das Wachstum dieser Metastasen besonders anregen und Wirbelbrüche verursachen, die unter Umständen eine Querschnittlähmung nach sich ziehen können.

Da die Blutfett- und Blutzuckerwerte während der Therapie ansteigen können, sollte der Arzt beide Werte alle zwei bis drei Wochen überprüfen.

ACHTUNG

Wenn Sie Diabetes haben, sollten Sie während der Behandlung häufiger als gewohnt den Blutzucker kontrollieren, weil Triptorelin den Zuckerstoffwechsel beeinflussen kann.

Gegenanzeigen

Wenn die Hoden entfernt wurden oder wenn bereits eine Osteoporose besteht, dürfen Sie nicht mit Triptorelin behandelt werden. Der Testosteronspiegel im Blut kann dann nicht mehr weiter abgesenkt werden, und die unerwünschten Wirkungen des Mittels überwiegen.

UNERWÜNSCHTE WIRKUNGEN

Zu Beginn der Therapie kommt es häufig zu einem kurzfristigen Anstieg der Freisetzung von Testosteron. Infolgedessen können verstärkt Knochen- oder Tumorschmerzen auftreten, ebenso Probleme beim Wasserlassen oder ein Schwächegefühl in den Beinen. Auch besteht eine erhöhte Gefahr für eine Thrombose (Anzeichen sind ein plötzlich schmerzhaft geschwollenes Bein) beziehungsweise Lungenembolie (Anzeichen sind plötzliche Luftnot, Husten und Brustschmerzen). All das lässt sich vermeiden, wenn zu Beginn und in den ersten vier Wochen der Therapie Antihormone (→ Seite 24) gegeben werden.

▶ **Häufig**

Es können Hitzewallungen und Impotenz auftreten. Die Lust auf Sex kann nachlassen. Auch kann sich eine Gicht ausbilden.

▶ **Gelegentlich**

Die Brust kann größer, die Hoden können kleiner werden. Es können Schlafstörungen und Depressionen auftreten.

Gelegentlich entsteht ein Typ-2-Diabetes.

▶ **Selten**

Blutzucker und Blutfette können ansteigen.

Sehr selten kommt es zu Kopfschmerzen oder Venenentzündungen.

Aufgrund der fehlenden Geschlechtshormone kann vor allem bei einer über Jahre andauernden Therapie die Knochenstabilität beeinträchtigt sein, sodass sich eine Osteoporose ausbildet. Deshalb sollten Sie während der Behandlung mit Leuprorelin einer Knochenentkalkung vorbeugen, indem Sie Präparate mit

Vitamin D und Kalzium einnehmen, Sport treiben und sich generell viel bewegen, weil Bewegung den Knochenaufbau anregt.

Wenn die Haut sich verstärkt rötet und juckt, reagieren Sie vermutlich allergisch auf das Mittel. Bei solchen Hauterscheinungen sollten Sie einen Arzt aufsuchen.

HINWEISE

Bei Kinderwunsch

Während der Behandlung können Sie keine Kinder zeugen. Wenn Sie sich noch Kinder wünschen, sollten Sie vorher Sperma tiefgefroren aufbewahren lassen.

Zur Empfängnisverhütung

Während der gesamten Behandlungszeit sowie noch weitere drei bis sechs Monate nach Abschluss der Therapie sollten Männer Kondome benutzen oder mit ihrer Partnerin besprechen, ob diese ein sicheres Verhütungsmittel anwenden kann.

Frauen sollten nach Abschluss der Behandlung drei bis sechs Monate lang eine Schwangerschaft sicher verhüten.

Für Schwangerschaft und Stillzeit

Sie dürfen Triptorelin nicht anwenden.

Immunmodulatoren

Wenn eine Krebserkrankung ausbricht, hat das Immunsystem, das normalerweise unkontrolliert wuchernde Zellen erkennt und abtötet, versagt. Schon seit Jahrzehnten versuchen Ärzte deshalb, die für die Erkennung von Krebszellen verantwortlichen Immunzellen gezielt anzuregen. Substanzen, die auf diese Weise in das Immunsystem eingreifen und es beeinflussen, werden als „Immunmodulatoren" bezeichnet. Zu dieser noch relativ jungen Arzneistoffklasse zählen Aldesleukin (→ nebenstehend), Interferon-alfa (→ Seite 54) und Tasonermin (→ Seite 56).

Aldesleukin
PROLEUKIN S

Aldesleukin gehört zu den Interleukinen. Diese fungieren als Botenstoffe des Immunsystems, die normalerweise von bestimmten weißen Blutkörperchen, den T-Helfer-Zellen (T-Lymphozyten) gebildet werden. Diese Botenstoffe sorgen dafür, dass unter anderem vermehrt „natürliche Killerzellen" (NK-Zellen) aktiviert und verschiedene Zytokine (z. B. Interferon-gamma, Interleukin-1, Tumornekrosefaktor) gebildet werden.

Aldesleukin ist zugelassen zur Therapie des metastasierten Nierenzellkrebses, im Rahmen von Studien wird das Mittel auch beim fortgeschrittenen malignen Melanom geprüft.

Die alleinige Gabe von Aldesleukin bewirkt bei etwa 10 bis 15 von 100 Patienten, dass sich Metastasen zurückbilden oder nicht mehr weiter wachsen. Die Überlebenszeit (→ Seite 17) verlängert sich dadurch nicht nennenswert. Einer systematischen Übersichtsarbeit zufolge liegt sie zwischen 6 und 28 Monaten, abhängig von Alter, Begleiterkrankungen, Vorbehandlung und anderen Risikofaktoren.

Wenn der Allgemeinzustand recht schlecht ist, wenn zwischen Diagnose und Beginn der Therapie mit Aldesleukin weniger als zwei Jahre liegen, oder wenn mehr als ein Organ von Metastasen befallen ist, verschlechtert sich die Ansprechrate.

Aldesleukin wird oft mit Interferonen kombiniert, dann steigt allerdings auch das Risiko für unerwünschte Wirkungen.

ANWENDUNG

Aldesleukin wird in die Vene infundiert oder subkutan (unter die Haut) gespritzt.

Infusionen werden kontinuierlich fünf Tage lang verabreicht, gefolgt von einer einwöchigen Pause. Anschließend wird eine zweite fünftägige Dauerinfusion angelegt, anschließend folgt eine dreiwöchige Therapiepause. Danach kann dieser Zyklus bis zu viermal wiederholt werden. Wegen der möglichen unerwünschten Wirkungen erfolgt die Infusion immer im Krankenhaus.

Für die subkutane Injektion wird Aldesleukin fünf Tage hintereinander unter die Haut gespritzt, danach folgen zwei Tage Pause. Anschließend wird Aldesleukin drei Wochen lang jeweils an Tag 1 und 2 der Woche in voller Dosis gespritzt, an Tag 3, 4 und 5 nur noch in der halben Dosis. Tag 6 und 7 bleiben behandlungsfrei. Nach einer einwöchigen Pause kann der vierwöchige Therapiezyklus wiederholt werden. Da die subkutane Gabe mit weniger Risiken einhergeht, kann sie ambulant erfolgen.

Noch ist unklar, wie lange und in welcher Dosis Aldesleukin gegeben werden sollte, um die besten Ergebnisse zu erzielen.

Vor Beginn der Therapie sowie während der Gabe von Aldesleukin sollte der Arzt täglich Blutbild, Leber- und Nierenwerte sowie den Elektrolytgehalt im Blut (Kalium, Natrium, Magnesium) kontrollieren. Später reicht eine wöchentliche Überprüfung.

ACHTUNG

Solange Sie Aldesleukin bekommen, dürfen Sie nicht mit Lebendimpfstoffen geimpft werden (z. B. gegen Masern, Mumps, Röteln, Windpocken). Aufgrund des stark geschwächten Immunsystems kann der Impfstoff die Krankheit, vor der er schützen soll, zum Ausbruch bringen.

Gegenanzeigen

Unter folgenden Bedingungen dürfen Sie nicht mit Aldesleukin behandelt werden:
- Sie sind sehr geschwächt und deshalb bettlägerig.
- Sie sind in schlechtem Allgemeinzustand, haben Metastasen in mehr als einem Organ und zwischen Diagnosestellung und der ge-

planten Behandlung mit Aldesleukin liegen weniger als zwei Jahre.
- Sie haben eine schwere Herzerkrankung (Herzrhythmusstörungen, Herzschwäche mit Atemnot bei Belastung).
- Sie müssen wegen einer schweren bakteriellen Infektion mit Antibiotika behandelt werden.
- Sie haben eine Lungenerkrankung.
- Es sind Hirnmetastasen vorhanden.
- Sie haben eine Epilepsie.
- Es sind zu wenige rote und weiße Blutkörperchen sowie zu wenige Blutplättchen vorhanden (Leukozyten: unter 4 000 pro mm³, Thrombozyten: unter 100 000 pro mm³, Hämatokrit: unter 30 %).
- Leber und Nieren arbeiten nur eingeschränkt.
- Sie müssen mit kortisonhaltigen Medikamenten behandelt werden.
- Sie leben mit einem fremden Organ (nach Transplantation von z. B. Herz, Niere oder Leber).
- Sie haben eine Autoimmunerkrankung (z. B. Lupus erythematodes, Morbus Crohn, rheumatoide Arthritis, Multiple Sklerose). Aldesleukin kann diese verschlimmern.

Wechselwirkungen

Wenn Sie noch andere Medikamente einnehmen oder mit weiteren Therapieverfahren behandelt werden, ist zu beachten:
- Wegen eines möglicherweise tödlich verlaufenden Tumorlyse-Syndroms, bei dem der Tumor rasch zerfällt und schlagartig viele giftige Abbauprodukte freisetzt, dürfen Sie nicht gleichzeitig mit Cisplatin, Vinblastin oder Dacarbazin behandelt werden.
- In Kombination mit Interferon-alfa besteht eine höhere Gefahr für Schäden am Herzmuskel, die bis zum Infarkt reichen kann. Auch besteht ein erhöhtes Risiko für das Auftreten von Autoimmunkrankheiten und Entzündungen (z. B. an Gelenken, an der

Schilddrüse). Beide Mittel dürfen Sie deshalb nicht gleichzeitig bekommen.

- Aldesleukin verstärkt die unerwünschten Wirkungen von Medikamenten, die Nerven, Gehirn, Rückenmark, Herz, Leber oder Nieren schädigen (z. B. Antibiotika, Zytostatika, Schmerzmittel).
- Aldesleukin verstärkt die Wirkung von blutdrucksenkenden Mitteln (z. B. Betablocker, ACE-Hemmer).
- Wenn Sie zu diagnostischen Zwecken ein Kontrastmittel gespritzt bekommen, können die unerwünschten Wirkungen der Interleukine erneut und verstärkt auftreten. Innerhalb von zwei Wochen nach einer Behandlung mit Aldesleukin sollten Sie nicht mit Kontrastmitteln untersucht werden.
- Kortisonhaltige Medikamente schwächen die Wirkung von Aldesleukin ab. Beide Mittel dürfen deshalb nicht gleichzeitig gegeben werden.

Unerwünschte Wirkungen

Bei der Behandlung mit Aldesleukin kann eine Vielzahl von Beschwerden auftreten. Welche häufig oder selten vorkommen, ist noch nicht erwiesen, weil das Mittel noch in vielen klinischen Studien bei verschiedenen Krebsarten erprobt wird. Deshalb sind hier nur die wichtigsten und bekanntesten aufgeführt. Alle unerwünschten Wirkungen verschwinden, sobald das Medikament nicht mehr weiter gegeben wird.

Grundsätzlich ist die subkutane Behandlung mit weniger unerwünschten Wirkungen verbunden als die Infusionstherapie. Studien zeigen: 3 von 100 Behandelten versterben aufgrund von unerwünschten Wirkungen im Rahmen einer Infusionstherapie, bei der subkutanen Anwendungsform sind es weniger als 1 von 100 Behandelten.

▶ Häufig

Der Blutdruck kann sinken, gelegentlich sogar stark. Dann wird Ihnen schwindelig, übel und

schwarz vor Augen. Außerdem können grippeähnliche Symptome wie Fieber, Müdigkeit, Appetitlosigkeit, Durchfall sowie Kopfschmerzen auftreten, und im Gewebe kann sich Wasser einlagern.

Es können Herzrhythmusstörungen auftreten.

Aldesleukin kann die blutbildenden Zellen schädigen, vor allem die roten Blutkörperchen, sodass eine Anämie auftritt. Auch die Anzahl der weißen Blutkörperchen kann abnehmen, wodurch die Infektanfälligkeit zunimmt.

Das Mittel kann die Funktion von Leber, Nieren und Schilddrüse stören.

Es können Depressionen auftreten.

▶ Gelegentlich

Aldesleukin kann ein sogenanntes „Kapillarleck-Syndrom" verursachen. Das bedeutet, dass die kleinen, haarfeinen Blutgefäße (Kapillaren) durchlässig werden und Eiweiß und Flüssigkeit aus dem Blut ins umliegende Gewebe austreten können (z. B. in die Lunge). In der Folge sinkt der Blutdruck stark ab und die Organe werden nur noch schlecht durchblutet.

Wenn so ein Syndrom auftritt, zeigt sich das meist wenige Stunden nach Infusionsbeginn. Bei einigen Patienten steigt der Blutdruck dann auch ohne Gegenmaßnahme wieder an, andernfalls müssen Infusionen mit Flüssigkeit und Eiweiß sowie blutdrucksteigernde Medikamenten verabreicht werden. Bessert sich der Zustand auch damit nicht, muss die Behandlung mit Aldesleukin abgebrochen werden.

▶ Selten

Aldesleukin kann die Leber schwer schädigen und eine Gelbsucht auslösen. Erscheint die Haut gelblich verfärbt, sollten Sie sofort einen Arzt aufsuchen. Mitunter tritt auch Juckreiz auf.

Selten kommt es zu Blutungen im Magen-Darm-Trakt. Wenn Sie Blut im Stuhl bemerken oder wenn der Stuhl auffällig schwarz verfärbt ist, müssen Sie sofort den Arzt informieren.

HINWEISE

Für Kinder und Jugendliche
Bei Kindern und Jugendlichen wurde Aldesleukin bisher nicht untersucht. Es sollte daher nicht angewendet werden.

Bei Kinderwunsch
Es ist unklar, ob Aldesleukin bei Männern die Samenqualität beeinträchtigt. Wenn Sie sich noch Kinder wünschen, sollten Sie sicherheitshalber Sperma tiefgefroren einlagern lassen.

Zur Empfängnisverhütung
Während der Behandlung sowie noch drei bis sechs Monate danach müssen Sie eine Schwangerschaft sicher verhüten. Das gilt auch für Männer.

Für Schwangerschaft und Stillzeit
Sie dürfen nicht mit Aldesleukin behandelt werden.

Für ältere Menschen
Bei Ihnen besteht ein erhöhtes Risiko für unerwünschte Wirkungen.

Interferon alfa
IntronA, Roferon-A
Interferone sind Eiweißstoffe (Proteine), die von blutbildenden Zellen, Leukozyten, Lymphozyten und Fibroblasten, hergestellt werden und die der Körper normalerweise einsetzt, um Viren zu bekämpfen. Es gibt drei Untergruppen von Interferonen: alfa, beta und gamma. Leukozyten bilden Interferon-alfa, Fibroblasten Interferon-beta und Lymphozyten Interferon-gamma. In der Krebstherapie wird Interferon-alfa eingesetzt.

Den Wirkstoff gibt es auch in pegylierter Form (*Pegintron*), das heißt, Interferon ist an Polyethylenglykol (abgekürzt PEG) gebunden. Eine solche „Pegylierung" führt dazu, dass das Mittel besser verträglich ist, wesentlich seltener Allergien auslöst und nicht so rasch abgebaut wird, also länger im Körper bleibt. Pegintron ist jedoch nur für die Behandlung von Hepatitis C zugelassen, als Off-label-use (→ Seite 19) oder im Rahmen von Studien wird es auch bei Krebserkrankungen eingesetzt.

Die Haupteinsatzgebiete von Interferon-alfa sind chronische myeloische Leukämie, Haarzell-Leukämie, follikuläres Non-Hodgkin-Lymphom sowie erfolgreich operierter schwarzer Hautkrebs mit einem hohen Rückfallrisiko. Interferon-alfa 2a (*Roferon*) wird zudem zur Behandlung von fortgeschrittenem Nierenzellkrebs eingesetzt sowie bei Kaposi-Sarkom im Rahmen einer HIV-Infektion und bei kutanem T-Zell-Lymphom. Interferon-alfa-2b (*Intron A*) wird zusätzlich bei multiplem Myelom und Karzinoid gegeben.

Im Rahmen von Studien wird Interferon-alfa auch bei Gefäßtumoren in der Lunge bei Kindern (pulmonales Hämangiom) eingesetzt.

Bei chronisch myeloischer Leukämie lassen sich die Werte für die weißen Blutkörperchen (Leukozyten) mit Interferon-alfa bei drei Viertel der Betroffenen normalisieren. Auch bei Haarzell-Leukämie werden meist gute Ansprechraten erreicht.

Bei niedrig malignem Non-Hodgkin-Lymphom kann Interferon die krankheitsfreie Zeit verlängern.

Bei metastasiertem Nierenzellkarzinom geht die Krankheit mit Interferon-alfa zurück, allerdings nur bei 3 bis 5 von 100 Patienten und nur für kurze Zeit (durchschnittlich drei bis fünf Monate).

Interferon wird selten als einziges Medikament eingesetzt, sondern meist in Kombination mit Vinblastin (→ Seite 153), in Studien auch mit Bevacizumab (→ Seite 61).

ANWENDUNG

Interferon wird täglich oder alle zwei Tage unter die Haut gespritzt. Die Technik dafür lässt sich leicht erlernen, sodass Sie sich die Spritzen selbst geben können.

Die Dauer der Therapie richtet sich nach der Art der Erkrankung.

Da der Blutdruck bei jedem Fünften durch die Behandlung stark schwanken kann, sollte er vor allem zu Beginn der Interferon-Therapie täglich gemessen werden. Um Schäden an den blutbildenden Zellen rechtzeitig zu erkennen, sollte der Arzt das Blutbild in der ersten Therapiephase wöchentlich, später alle vier Wochen kontrollieren.

Vor Beginn sowie im Verlauf der Therapie sollte ein Augenarzt die Sehschärfe und den Augenhintergrund prüfen.

ACHTUNG

Interferon-alfa kann die Blutzuckerspiegel erhöhen. Wenn Sie Diabetes haben, müssen Sie die Blutzuckerwerte häufiger als sonst kontrollieren und die Dosis des Insulins oder der blutzuckersenkenden Medikamente gegebenenfalls anpassen.

Gegenanzeigen

Unter folgenden Bedingungen dürfen Sie nicht mit Interferon-alfa behandelt werden:
- Sie haben eine schwere Herzerkrankung (z. B. Herzrhythmusstörungen).
- Leber und/oder Nieren arbeiten nicht richtig.
- Sie leiden an Epilepsien.
- Sie haben eine Autoimmunerkrankung (z. B. Haarzell-Leukämie), bei der der Organismus Abwehrstoffe (Antikörper) gegen die eigenen Zellen bildet.
- Sie haben chronische Hepatitis mit einer fortgeschrittenen Leberfunktionsstörung und wurden deshalb vor kurzem oder werden aktuell mit Medikamenten behandelt, die das Immunsystem unterdrücken.

Wechselwirkungen

Wenn Sie noch andere Medikamente anwenden, ist zu beachten:
- Wenn Sie gleichzeitig mit Medikamenten behandelt werden, die Nerven, blutbildende Zellen oder das Herz schädigen (z. B. Cisplatin), kann Interferon-alfa diese schädlichen Wirkungen verstärken.
- Zytostatika (z. B. Cyclophosphamid, Doxorubizin) können die unerwünschten Wirkungen von Interferon-alfa verstärken.
- Interferon verstärkt die Wirkung von Schlaf- und Beruhigungsmitteln.

UNERWÜNSCHTE WIRKUNGEN

▶ Häufig

Haarausfall tritt häufig auf, bessert sich aber wieder, wenn die Medikamente abgesetzt werden.

Durchfall, verstärktes Schwitzen, Blutdruckschwankungen, Herzrhythmusstörungen und Wassereinlagerungen im Gewebe (Ödeme) kommen häufig vor.

Interferon-alfa kann die blutbildenden Zellen schädigen, sodass die Bildung von Blutplättchen (Thrombozyten) sowie von roten (Erythrozyten) und weißen Blutkörperchen (Leukozyten) beeinträchtigt ist.

▶ Gelegentlich

Wenn Sie eine Schuppenflechte (Psoriasis) haben, kann sich diese während der Interferon-Therapie verschlechtern.

Interferon kann starke Depressionen bis hin zu Selbsttötungsgedanken hervorrufen. Wenn Sie oder Angehörige bemerken, dass Sie besonders traurig, niedergeschlagen und antriebslos sind, sollte dies unverzüglich dem Arzt mitgeteilt werden. Gegebenenfalls ist die Interferon-Behandlung dann abzubrechen.

▶ Selten

Wenn die Haut sich rötet und juckt, reagieren Sie vermutlich allergisch auf das Mittel. Bei solchen Hauterscheinungen sollten Sie einen Arzt aufsuchen. Wenn sich der Ausschlag verstärkt und zusätzlich Herzrasen, Atemnot, Schwäche und Schwindel auftreten, müssen Sie die Anwendung sofort abbrechen und unverzüglich den Notarzt (Telefon 112) rufen, weil es sich um eine lebensbedrohliche Allergie (anaphylaktischer Schock) handeln kann.

Wenn Sie Sehstörungen oder andere Augenprobleme bemerken, müssen Sie sofort einen Augenarzt aufsuchen, damit er die Sehschärfe bestimmt und den Augenhintergrund untersucht. Verschlechtert sich das Sehvermögen oder hat sich durch die Behandlung eine Augenerkrankung neu ausgebildet, muss die Therapie mit Interferon beendet werden.

Interferon kann die Schilddrüsenfunktion beeinträchtigen. Wenn Sie Anzeichen einer Über- (Schlafstörungen, Nervosität, Zittern, Schwitzen, Durchfall) oder Unterfunktion (Müdigkeit, Gewichtszunahme, Frösteln, trockene Haut und Haare) spüren, sollte der Arzt die Schilddrüsenhormone im Blut bestimmen.

Durch die Beeinflussung des Immunsystems kann Interferon Erkrankungen auslösen, bei denen sich das Immunsystem gegen körpereigene Strukturen richtet, zum Beispiel systemischen Lupus erythematodes.

Sehr selten kommt es zu einer Gerinnungsstörung des Blutes (idiopathische Purpura) oder zu einer Bindegewebserkrankung (Sarkoidose).

HINWEISE

Bei Kinderwunsch

Männer, die sich noch Kinder wünschen, sollten vor der Behandlung Sperma tiefgefroren aufbewahren lassen.

Zur Empfängnisverhütung

Während der ganzen Behandlungszeit sowie noch weitere drei bis sechs Monate danach müssen Sie eine Schwangerschaft sicher verhüten beziehungsweise dafür sorgen, dass Sie keine Kinder zeugen.

Für Schwangerschaft und Stillzeit

Sie dürfen nicht mit Interferon behandelt werden.

Tasonermin

Beromun

Tasonermin ist die Bezeichnung für gentechnisch hergestellten Tumornekrosefaktor-alfa-1a, der auch natürlicherweise von Immunzellen im Körper gebildet wird und zu den Zytokinen gehört. Das sind Stoffe, die Immunzellen normalerweise abgeben, um Virusinfektionen abzuwehren oder Krebszellen zu zerstören.

In der Krebstherapie wird der Tumornekrosefaktor in wesentlich höherer Konzentration gegeben als er sonst im Körper vorkommt und wirkt dann als sehr starkes Zellgift. Tasonermin bindet an spezielle Oberflächenstrukturen der Krebszelle und zerstört sie so direkt oder leitet zellzerstörende Mechanismen ein. Im Zusammenspiel mit Fresszellen (Makrophagen) und weißen Blutkörperchen (Leukozyten) lösen sich Blutgefäße auf, die das Tumorgewebe versorgen und am Leben erhalten. Häufig geschieht das sehr rasch, sodass innerhalb einer Woche nach der Therapie die gesamte Versorgung der Geschwulst zusammenbricht und das Tumorgewebe zerfällt (Tumornekrose).

Um diesen Effekt noch zu verstärken, wird Tasonermin mit dem Zellgift Melphalan (→ Seite 102) kombiniert, das sich unter Einwirkung des Tumornekrosefaktors vier- bis sechsfach stärker im Gewebe anreichert und somit noch besser wirkt. Alle Angaben zu Melphalan sind deshalb mit zu berücksichtigen.

Tasonermin ist seit 1999 in Kombination mit Melphalan (→ Seite 102) zugelassen zur Behandlung von Weichteilsarkomen an Arm oder Bein, wenn diese sich nicht operativ entfernen lassen. Der Tumor kann damit so verkleinert werden, dass er ganz verschwindet oder operabel wird, sodass sich eine Amputation erübrigt (bei etwa drei Viertel der Patienten). Außerdem lassen sich damit die mit der Krankheit verbundenen Beschwerden wie Schmerzen und Bewegungseinschränkungen lindern.

Rund 70 Prozent der Patienten sprechen auf diese Behandlung an. Die Hälfte bis zwei Drittel von ihnen leben danach noch länger als fünf Jahre, selbst wenn es sich um eine sehr bösartige Tumorvariante handelt. Damit ist diese Kombi-Therapie die effektivste Behandlungsmaßnahme bei dieser Erkrankung und sollte vor einer Operation oder Bestrahlung beziehungsweise anstelle dieser Maßnahmen erfolgen.

ANWENDUNG ————————

Tasonermin ist in der verabreichten Dosis zehnmal giftiger als die Menge, die der Körper normalerweise noch vertragen würde. Deshalb wird es isoliert nur in die Region an Arm oder Bein infundiert, in der sich der Tumor befindet (englisch: isolated limb perfusion, abgekürzt ILP). Da diese Anwendung spezifische Erfahrungen voraussetzt und eine versehentliche Überdosierung schwerwiegende Komplikationen nach sich ziehen kann (Kreislaufschock mit tödlichem Ausgang), erfolgt diese Therapie nur in spezialisierten Zentren und unter Vollnarkose.

Zuerst werden dazu die großen Venen und Arterien des betroffenen Beines oder Armes chirurgisch vom übrigen Blutkreislauf getrennt, damit die Zellgifte nicht in andere Körperregionen vordringen können. Der Kreislauf im zu behandelnden Arm oder Bein wird außerhalb des Organismus über eine Herz-Lungen-Maschine aufrechterhalten und das zu behandelnde Bein oder der Arm mit Hilfe eines Wärmeaustauschers auf eine Körpertemperatur von 38–40 °C gebracht. Diese milde Hyperthermie verstärkt die therapeutische Wirksamkeit der Zellgifte.

Dann werden Tasonermin und 30 Minuten später Melphalan über einen dünnen Schlauch in die Arterie infundiert, fließen in das gesamte vom normalen Kreislauf abgetrennte Gebiet an Arm oder Bein, gelangen über die venösen Blutgefäße in die Herz-Lungen-Maschine und von dort aus wieder zurück in Arm oder Bein. Auf diese Weise wird Arm oder Bein 90 Minuten lang isoliert vom übrigen Körper von den Zellgiften durchströmt.

Anschließend werden noch in den Blutgefäßen verbliebene Reste der Medikamente mit Zuckerlösung (Dextran) ausgewaschen und die zuvor unterbrochenen großen Arterien und Venen wieder miteinander verbunden. Der gesamte Eingriff dauert ungefähr sechs Stunden. Um mögliche Unverträglichkeitsreaktionen sofort erkennen und behandeln zu können, ist im Anschluss an die Behandlung eine ein- bis dreitägige Überwachung auf der Intensivstation erforderlich.

Um die Nieren zu schützen, ist es ratsam, vor und nach der Behandlung viel zu trinken, auch wird der Organismus während der Behandlung über Infusionen mit Flüssigkeit versorgt.

Bei Bedarf ist nach sechs bis acht Wochen eine zweite ILP möglich.

ACHTUNG ————————

Gegenanzeigen

Unter folgenden Bedingungen dürfen Sie nicht mit Tasonermin behandelt werden:

- Sie haben eine schwere Herz-Kreislauf-Erkrankung (Herzrhythmusstörungen, Angina Pectoris, Herzschwäche) oder hatten in den vorausgegangenen drei Monaten einen Herzinfarkt.
- Nieren und Leber arbeiten nur sehr eingeschränkt.
- Die blutbildenden Zellen sind geschädigt.
- Die Nervenfunktion in Händen und Füßen ist beeinträchtigt (periphere Neuropathie).

- Sie haben eine infizierte Wunde.
- Sie dürfen keine blutgefäßverengenden oder gerinnungshemmenden Medikamente bekommen.
- Sie werden gleichzeitig mit Zellgiften behandelt, die möglicherweise herzschädigend wirken (z. B. Anthrazykline → Seite 106).

Wenn Sie ein Magen- oder Zwölffingerdarmgeschwür haben oder hatten, muss der Arzt Nutzen und Risiken der Anwendung von Tasonermin sorgfältig abwägen. Die Therapie bringt es mit sich, dass gerinnungshemmende Medikamente gegeben werden müssen. Diese können dazu führen, dass ein bereits abgeheiltes Magen- oder Zwölffingerdarmgeschwür wieder zu bluten beginnt.

Auch wenn sich Wasser in der Bauchhöhle angesammelt hat, kann sich die Komplikationsrate erhöhen, sodass Nutzen und Risiken sorgfältig abgewogen werden müssen.

Wechselwirkungen

Wenn Sie noch andere Medikamente bekommen, ist zu beachten:

- In Kombination mit Interferon-gamma können verstärkt unerwünschte Wirkungen auftreten.
- Tasonermin und Zytostatika verstärken sich gegenseitig in ihren erwünschten und unerwünschten Wirkungen.
- Tasonermin darf nicht mit blutdrucksenkenden Medikamenten gegeben werden, weil dann die Gefahr besteht, dass der Kreislauf zusammenbricht.
- In Kombination mit Pemolin (bei Hyperaktivität, Leistungs- und Antriebsschwäche) erhöht sich das Risiko für Leberschäden durch Pemolin.

Unerwünschte Wirkungen

Auch wenn Tasonermin ganz überwiegend auf die zu behandelnden Gliedmaßen beschränkt bleibt, kommt es immer vor, dass ein geringer Anteil (bis zu 5 Prozent) in den übrigen Körper gelangt. Daraus erklären sich einige der unerwünschten Wirkungen.

▶ **Häufig**

Bei mehr als 20 von 100 Behandelten entzündet und rötet sich der behandelte Arm oder das Bein (Erythem), gleichzeitig lagert sich in Folge dieser Entzündung Wasser im Gewebe ein, manchmal bilden sich auch Blasen auf der Haut. Diese Erscheinungen bilden sich innerhalb von zwei Wochen zurück und sind eine Reaktion auf die starken Zellgifte.

Bei etwa 5 von 100 Behandelten werden Haut und Gewebe so stark geschädigt, dass Arm oder Bein nicht mehr wie gewohnt bewegt werden können. Auch kann sich ein sogenanntes Kompartmentsyndrom ausbilden. Dabei steigt durch Flüssigkeitseinlagerungen der Druck im Muskelgewebe so an, dass Arm oder Bein stark anschwellen, schmerzen und Muskelgewebe zerstört wird. Wenn ein solches Kompartmentsyndrom droht, muss der Arzt die den Muskel umhüllenden Häute durchtrennen, um das Gewebe zu entlasten. Gleichzeitig sollten entwässernde Medikamente gegeben werden.

Bei weniger als 2 von 100 Behandelten werden Arm oder Bein so geschädigt, dass doch amputiert werden muss.

Schwere Unverträglichkeitsreaktionen mit Blutvergiftung (Sepsis), Darmlähmung, Nieren- und Leberversagen kommen bei weniger als 3 von 100 Behandelten vor.

Fieber und Schüttelfrost klingen rasch wieder ab.

Häufig kommt es zu Herzrhythmusstörungen. Übelkeit und Erbrechen können auftreten, auch kann Tasonermin die Leber und Nieren sowie die blutbildenden Zellen schädigen.

Tasonermin kann Bewusstseinsstörungen und ein schweres Atemnot-Syndrom auslösen (englisch: acute respiratory distress syndrome, abgekürzt ARDS, eine schwerwiegende Komplikation, die eine künstliche Beatmung erforderlich macht).

HINWEISE

Für Kinder und Jugendliche

Zum Einsatz von Tasonermin bei Kindern unter 16 Jahren liegen keine Studien vor. Bei ihnen sollte das Mittel deshalb nicht oder nur im Rahmen von Studien eingesetzt werden.

Bei Kinderwunsch

Da unklar ist, ob Tasonermin die Zeugungsfähigkeit oder die Samenqualität beeinträchtigt, sollten Männer, die sich noch Kinder wünschen, vorsichtshalber Sperma tiefgefroren aufbewahren lassen.

Zur Empfängnisverhütung

Während der Therapie und noch weitere drei bis sechs Monate danach müssen Sie eine Schwangerschaft sicher verhüten. Das gilt für Männer wie Frauen gleichermaßen.

Für Schwangerschaft und Stillzeit

Sie dürfen nicht mit Tasonermin behandelt werden.

Monoklonale Antikörper

Antikörper sind Bestandteile des körpereigenen Abwehrsystems. Sie werden von bestimmten weißen Blutkörperchen, den B-Lymphozyten, produziert und sind dazu da, in den Organismus eingedrungene fremde Stoffe – auch Krankheitserreger wie Bakterien oder Viren – zu erkennen. Antikörper heften sich an bestimmte Oberflächenstrukturen (Antigene) der eingedrungenen Keime oder Substanzen und machen diese damit für das Immunsystem erkennbar. Dieses reagiert darauf, indem es verstärkt Substanzen bildet, die die Zellen angreifen und zerstören.

Krebszellen können sich häufig nur deshalb so rasant vermehren, weil diese Strategien gefunden haben, mit denen sie sich tarnen können – so kann sie der Körper nicht als Tumorzellen erkennen. Heften sich nun jedoch Antikörper gezielt an die Oberfläche der Krebszellen, werden diese damit ihrer Tarn-

kappe beraubt und zur Zielscheibe für Abwehrzellen. Da jede Tumorart sich durch unterschiedliche Oberflächenstrukturen auszeichnet und es nur wenige Gemeinsamkeiten gibt, werden Antikörper für die Krebstherapie für verschiedene Tumorarten jeweils speziell hergestellt. Das geschieht gentechnisch auf Zellkulturen, die meist von Mäusen oder Hamstern stammen. Monoklonal bedeutet, dass sie alle aus einem Zellklon stammen und in Struktur und Eigenschaften absolut identisch sind.

Häufig ist es aber so, dass auch gesunde Zellen ähnliche Oberflächenstrukturen wie Krebszellen aufweisen und dann fälschlicherweise mit angegriffen und zerstört werden. Viele unerwünschte Wirkungen bei der Therapie mit monoklonalen Antikörpern beruhen auf diesem Problem. Auch ist es häufig schwierig, die Antikörper dorthin zu bringen, wo sie ihre Wirkung entfalten sollen: an die Tumorzelle oder den Tumor fördernde Stoffe (z. B. Wachstumsfaktoren).

Um die Wirkung zu verstärken, werden manche Antikörper mit Zellgiften kombiniert (z. B. Trastuzumab mit Taxol, Cetuximab mit Irinotecan, Bevacizumab mit Irinotecan oder Oxaliplatin).

Monoklonale Antikörper erkennt man als Arzneistoffe vor allem an ihren Endbuchstaben -mab. Diese stehen als Abkürzung für den englischen Begriff „monoclonal antibody". Das erste zugelassene Medikament dieser Art war 1998 Rituximab (→ Seite 67). Die Substanzen Alemtuzumab (→ nachfolgend), Bevacizumab (→ Seite 61), Cetuximab (→ Seite 64), Ibritumomab (→ Seite 65) und Trastuzumab (→ Seite 69) gehören zu dieser Wirkstoffgruppe.

Alemtuzumab
MabCampath

Alemtuzumab ist ein Antikörper, der sich gezielt gegen die Oberflächenstruktur CD-52 richtet. Dieses Antigen wird von B- und T-

Lymphozyten ausgebildet, und zwar in besonders großer Zahl von bösartig veränderten Formen. Heftet sich Alemtuzumab an dieses Antigen, ist die Blutzelle nicht mehr lebensfähig und stirbt ab.

Alemtuzumab ist seit 2001 zur Behandlung der chronisch lymphatischen Leukämie (CLL) zugelassen. Es wird angewendet, wenn Alkylanzien (→ Seite 90) oder Fludarabin (→ Seite 131) nicht eingesetzt werden können oder nicht ausreichend gewirkt haben. Im Rahmen von Studien wird Alemtuzumab auch bei akuter lymphatischer Leukämie (ALL) geprüft sowie bei Patienten mit einer sogenannten Hoch-Risiko-CLL, die aufgrund von bestimmten Zellmerkmalen nicht oder nur wenig auf die Standard-Therapie mit Alkylanzien und Fludarabin ansprechen.

Im Rahmen von Studien wird Alemtuzumab auch gegeben, um einen bereits erreichten Therapieerfolg zu verlängern (Remissionsphase).

Zur Anwendung dieses Antikörpers liegen bislang noch nicht viele Erfahrungen vor. Der Hersteller hat in seine Fachinformationen über dieses Arzneimittel Studienergebnisse von insgesamt 149 Patienten einfließen lassen (Stand: 2006). Demnach kann Alemtuzumab die Zeit bis zum Fortschreiten der Erkrankung um durchschnittlich vier bis sieben Monate verlängern (progressionsfreies Überleben), wodurch sich die Überlebenszeit (→ Seite 17) um 16 bis 28 Monate verlängern ließ.

ANWENDUNG

Alemtuzumab wird innerhalb von zwei Stunden in die Vene infundiert. In der ersten Therapiewoche wird die Dosis von Tag zu Tag langsam gesteigert, vorausgesetzt, das Mittel wurde gut vertragen. Anschließend erfolgt die Infusion alle zwei Tage in gleichbleibender Dosierung. Die Therapie kann bis zu drei Monate lang fortgesetzt werden.

Ob die Behandlung anschlägt, zeigt sich meist nach vier bis zwölf Wochen anhand der Blutwerte. Sinkt die Anzahl der Lymphozyten nur auf ein bestimmtes Niveau ab und bleibt dort stabil, sollten die Infusionen unterbrochen werden. Auch wenn eine Infektion auftritt oder wenn die Anzahl der Blutplättchen (Thrombozyten) unter 25 000 pro Mikroliter oder die Anzahl der Neutrophilen auf weniger als 250 pro Mikroliter absinkt, sind die Infusionen vorübergehend zu stoppen. Gegebenenfalls lässt sich die Behandlung wiederholen.

Bessern sich die Werte während der Gabe von Alemtuzumab nicht oder bewirkt das Mittel, dass der Körper die eigenen roten Blutkörperchen oder Thrombozyten zerstört (Autoimmun-Anämie bzw. -Thrombozytopenie), sollte die Behandlung abgebrochen werden.

Da Alemtuzumab die körpereigene Abwehr gegen Bakterien und Viren schwächt, werden während der Behandlung und noch bis zu weiteren sechs Monaten danach Antibiotika und Medikamente, die gegen Viren wirken, gegeben, um Infektionen vorzubeugen.

Die Infusionen sollten vor allem in der Anfangsphase nur in der Klinik erfolgen. Treten schwere Unverträglichkeitsreaktionen auf, ist möglicherweise eine sofortige intensivmedizinische Behandlung erforderlich.

Eine subkutane Anwendung (Spritzen unter die Haut) ist auch ambulant möglich.

ACHTUNG

Solange Sie mit Alemtuzumab behandelt werden sowie noch ein dreiviertel Jahr danach dürfen Sie nicht mit Lebendimpfstoffen geimpft werden (z. B. gegen Masern, Mumps, Röteln, Windpocken). Aufgrund des stark geschwächten Immunsystems kann der Impfstoff die Krankheit, vor der er schützen soll, zum Ausbruch bringen.

Drei Wochen vor und nach der Behandlung dürfen Sie aus dem gleichen Grund keine andere Chemotherapie bekommen.

Gegenanzeigen

Unter folgenden Bedingungen dürfen Sie nicht mit Alemtuzumab behandelt werden:

- Es besteht eine Infektionskrankheit.
- Sie sind mit HIV infiziert.
- Sie haben eine weitere Tumorerkrankung.
- Sie reagieren überempfindlich auf tierisches Eiweiß.

UNERWÜNSCHTE WIRKUNGEN

Wenn Alemtuzumab in der Phase der Remission gegeben wird, um einen bereits erreichten Therapieerfolg zu verlängern, treten alle unerwünschten Wirkungen seltener und nicht so ausgeprägt auf.

▶ **Häufig**

Wird Alemtuzumab unter die Haut gespritzt, rötet sich meist die Haut an der Einstichstelle bis zu handtellergroß. Diese Rötung kann einige Tage anhalten. Auch können Schüttelfrost und Fieber auftreten.

Bei mehr als 1 von 10 Behandelten kommt es durch die Freisetzung von Botenstoffen aus Immunzellen (Zytokine) zu Fieber, Schüttelfrost, Übelkeit, Erbrechen, Kopfschmerzen, Hautausschlag, Juckreiz und Durchfall. Auch kann der Blutdruck stark absinken oder ansteigen.

Es können sehr schwerwiegende Reaktionen auftreten wie krampfartige Verengung der Atemwege mit Atemnot bis hin zum Atemstillstand, akutes Atemnotsyndrom mit Beatmungspflichtigkeit, Sauerstoffunterversorgung des Gehirns, Ohnmacht, Herzinfarkt, Herzrhythmusstörungen, akute Herzschwäche und Herzstillstand.

Aufgrund des geschwächten Immunsystems können durch Bakterien oder Viren bedingte Infektionserkrankungen vorkommen (z. B. Lungenentzündung, Herpes-Infektionen).

Es können Verwirrtheit, Depressionen, Schwindel, Ohrgeräusche (Tinnitus), Taubheitsgefühle, Lähmungen, Geschmacks-, Gang-, Konzentrations- und Persönlichkeitsstörungen sowie Schläfrigkeit, aber auch Schlaflosigkeit vorkommen.

Alemtuzumab kann die Funktion von Leber und Nieren beeinträchtigen, Bauchschmerzen, Mundschleimhaut- und Zungengeschwüre sowie Mundtrockenheit hervorrufen.

Auch Muskel-, Glieder- und Rückenschmerzen können vorkommen.

HINWEISE

Für Kinder und Jugendliche

Mangels Erfahrungen sollte Alemtuzumab nicht bei Kindern und Jugendlichen unter 17 Jahren gegeben werden, allenfalls im Rahmen von Studien ist eine Anwendung vertretbar.

Bei Kinderwunsch

Männer sollten während und bis zu sechs Monaten nach der Behandlung kein Kind zeugen.

Für Schwangerschaft und Stillzeit

Schwangere dürfen nicht mit Alemtuzumab behandelt werden. Während der Behandlung und bis zu vier Wochen danach sollten Sie nicht stillen.

Bevacizumab
Avastin

Bevacizumab hemmt einen bestimmten Faktor im Blut, der das Wachstum der Blutgefäße anregt (engl.: human vascular endothelial growth factor, abgekürzt VEGF). Bösartige Tumore sind in besonders hohem Maße von einer ausreichenden Blutversorgung abhängig und werden von zahllosen Blutgefäßen durchzogen beziehungsweise sie sorgen dafür, dass sich viele neue Blutgefäße ausbilden, über die sie Blut erhalten. Wird das Wachstum dieser neuen Blutgefäße durch Bevacizumab unterbunden, kann der Tumor eventuell ausgehungert werden.

Bevacizumab ist seit 2005 zugelassen zur Behandlung von metastasiertem Darmkrebs (Dickdarm und Enddarm), wenn in diesem fortgeschrittenen Stadium noch keine Chemotherapie erfolgt ist, sowie neuerdings auch zur Behandlung von metastasiertem Brustkrebs. Es ist darüber hinaus in Kombination mit Platinverbindungen zugelassen zur Behandlung von nicht operierbarem, fortgeschrittenem, metastasiertem oder erneut aufgetretenem nichtkleinzelligem Lungenkrebs. In Kombination mit Interferon-alfa wird *Avastin* auch bei fortgeschrittenem und/oder metastasiertem Nierenzellkrebs angewendet.

Über den Einsatz bei Darmkrebs liegen etwa acht Studien vor, in denen mehrere hundert Patienten mit Bevacizumab behandelt wurden, meist in Kombination mit 5-Fluorouracil (→ Seite 132) und Folinsäure, Irinotecan (→ Seite 168) und/oder Oxaliplatin (→ Seite 147). Der Zusatz von Bevacizumab verlängerte die Überlebenszeit (→ Seite 17) um vier bis fünf Monate.

Zum Einsatz bei Brustkrebs liegt eine Studie mit über 700 Patientinnen vor, die Bevacizumab in Kombination mit Paclitaxel (→ Seite 151) im Vergleich zu Paclitaxel alleine geprüft hat. Sie zeigte, dass sich die Zeit bis zum Fortschreiten der Krankheit um durchschnittlich ein halbes Jahr verlängern ließ. Die Überlebenszeit ließ sich damit jedoch nicht verlängern.

Beim nichtkleinzelligen Lungenkrebs wurden verschiedene Dosierungen von *Avastin* in Kombination mit Cisplatin (→ Seite 145) und Gemzitabin (→ Seite 134) geprüft. Als Vergleichsgruppe diente die Behandlung mit Cisplatin (→ Seite 145), Gemzitabin (→ Seite 134) und Placebo. Es ergab sich nur eine sehr geringfügige Verlängerung der Zeit bis zum Fortschreiten der Krankheit (durchschnittlich wenige Tage). Etwas bessere Ergebnisse (durch-schnittlich zwei Monate längeres progressionsfreies Überleben) zeigten sich, wenn *Avastin* nicht mit Cisplatin (→ Seite 145) und Gemzitabin (→ Seite 134), sondern mit Carboplatin (→ Seite 143) und Paclitaxel (→ Seite 151) kombiniert wurde.

Für die Anwendung von *Avastin* bei Nierenzellkrebs liegt eine Studie mit über 300 Patienten vor. Dabei wurde verglichen, ob sich der Zusatz von Bevacizumab zu Interferon-alfa positiv auswirkt. Im Ergebnis ließ sich die Zeit bis zum Fortschreiten der Krankheit um etwa fünf Monate verlängern.

ANWENDUNG

Bevacizumab wird alle zwei Wochen als 30- bis 90-minütige intravenöse Infusion gegeben, meist ambulant.

Da Bevacizumab die Wundheilung stören kann, sollte die Behandlung erst vier Wochen nach einer Operation beginnen und ausgesetzt werden, wenn eine erneute Operation geplant ist.

Während der Behandlung muss der Arzt den Blutdruck und das Blutbild sorgfältig überwachen. Da Bevacizumab die Eiweißausscheidung über die Nieren verstärken kann, sollte vor und während der Therapie der Eiweißgehalt des Urins kontrolliert werden.

ACHTUNG

Gegenanzeigen

Unter folgenden Bedingungen dürfen Sie nicht mit Bevacizumab behandelt werden:

- Sie haben oder hatten ein Magen- oder Zwölffingerdarmgeschwür. Liegt diese Erkrankung länger als 20 Jahre zurück, sollte der Arzt Nutzen und Risiken der Anwendung von *Avastin* sorgfältig abwägen.
- Der Blutdruck ist zu hoch und kann medikamentös nicht ausreichend gesenkt werden.
- Sie haben oder hatten vor kurzem einen Herzinfarkt oder Schlaganfall.

- Sie haben offene oder noch nicht völlig verheilte Wunden.
- Sie reagieren überempfindlich auf tierisches Eiweiß.
- Sie haben Hirnmetastasen, die nicht bestrahlt oder operiert worden sind.

Unter folgenden Bedingungen sollte der Arzt Nutzen und Risiken einer Behandlung mit Avastin sorgfältig abwägen:
- Sie wurden zuvor mit Anthrazyklinen behandelt und/oder im Brustbereich bestrahlt. Dann besteht die Gefahr, dass sich während der Behandlung mit Bevacizumab eine schwere Herzschwäche ausbildet.
- Das Bauchfell ist diffus von Krebszellen durchsetzt ist (Peritonealkarzinose).

UNERWÜNSCHTE WIRKUNGEN

▶ Häufig

Bei mehr als 10 von 100 Behandelten steigt der Blutdruck an, sodass blutdrucksenkende Medikamente erforderlich sind. Auch kann Bevacizumab die Wundheilung stören und ein Schwächegefühl mit Übelkeit, Kurzatmigkeit, Bauchschmerzen, Schläfrigkeit sowie Appetitlosigkeit verursachen. Das Geschmacksempfinden kann sich verändern.

Die Schleimhaut in der Nase kann bluten, auch kann ein Loch in der Nasenscheidewand entstehen.

Bevacizumab kann die Schleimhaut in Magen oder Darm schwer schädigen, sodass Blutungen auftreten und die Gefahr eines Magen- oder Darmdurchbruchs besteht. Wenn Sie plötzlich starke Bauchschmerzen bekommen, die womöglich mit Kreislaufversagen oder Ohnmacht verbunden sind, muss unverzüglich der Arzt gerufen werden. Wenn der Stuhl schwarz verfärbt ist oder Blutauflagen enthält (Hinweise für innere Blutungen aus Magen- oder Darmschleimhaut), müssen Sie sofort den Arzt informieren. Dann darf die Therapie mit Bevacizumab nicht fortgesetzt werden. Diese unerwünschte Wirkung kann auch noch jederzeit nach Abschluss der Behandlung vorkommen.

In arteriellen Blutgefäßen können sich Blutgerinnsel bilden, die einen Herzinfarkt oder Schlaganfall verursachen können. Wenn plötzlich ein Engegefühl in der Brust, Übelkeit und Schmerzen im Oberkörper auftreten, oder wenn Seh- und Sprechstörungen sowie Taubheitsgefühle und Lähmungserscheinungen einsetzen, müssen Sie sich sofort mit dem behandelnden Arzt in Verbindung setzen.

Die Nieren können vermehrt Eiweiß ausscheiden.

▶ Selten

Sehr selten kann Bevacizumab die Funktion der Nervenzellen im Gehirn beeinträchtigen. Ein solches „reversibles posteriores Leukoenzephalopathie-Syndrom" zeigt sich in epileptischen Anfällen, Kopfschmerzen, Sehstörungen und Verhaltensänderungen. Die Symptome bilden sich nach Absetzen des Medikaments zurück.

HINWEISE

Für Kinder und Jugendliche

Kinder und Jugendliche unter 18 Jahren sollten wegen fehlender Erfahrungen nicht mit *Avastin* behandelt werden.

Bei Kinderwunsch

Männer sollten während und bis zu sechs Monaten nach der Behandlung kein Kind zeugen.

Zur Empfängnisverhütung

Während der Therapie und noch weitere drei bis sechs Monate danach müssen Sie eine Schwangerschaft sicher verhüten.

Für Schwangerschaft und Stillzeit

Sie dürfen nicht mit Bevacizumab behandelt werden.

Für ältere Menschen

Wenn Sie älter als 65 Jahre sind, besteht ein erhöhtes Risiko für Herzinfarkt oder Schlaganfall, vor allem wenn Sie bereits eine Herz-Kreislauf-Erkrankung haben.

Cetuximab

Erbitux

Cetuximab ist ein gentechnologisch herge-stellter Antikörper. Er blockiert einen Rezeptor für einen bestimmten Wachstumsfaktor (engl. epidermal growth factor receptor, abge-kürzt EGFR). Dieser wird benötigt, damit sich Blutgefäße ausbilden, der Stoffwechsel in der Zelle gut funktioniert und die Zelle überhaupt überleben und sich vermehren kann. Hemmt man die Bildung dieses Wachstumsfaktors mit Cetuximab, hofft man, dem Tumor damit die Lebensgrundlage entziehen zu können.

Cetuximab ist seit 2004 zugelassen, und zwar in Kombination mit Bestrahlungen bei Tumoren im Kopf-Hals-Bereich (Mund-höhle, Zunge, Kehlkopf) sowie bei Darm-krebs (kolorektales Karzinom), wenn eine Chemotherapie mit Irinotecan (→ Sei-te 168) versagt hat. Die Gabe von Cetuxim-ab ist nur sinnvoll, wenn Tests ergeben ha-ben, dass das Tumorgewebe Rezeptoren für den epidermalen Wachstumsfaktor auf-weist.

Bei Kopf-Hals-Tumoren lässt sich mit Ce-tuximab in Kombination mit Bestrahlun-gen die Überlebenszeit (→ Seite 17) verlän-gern (um durchschnittlich 20 Monate).

Bei Darmkrebs kann Cetuximab in Kom-bination mit Irinotecan (→ Seite 168) die Krankheit stabilisieren und vorübergehend für einige Monate zum Stillstand bringen. Aber meist ist der Erfolg nicht von langer Dauer, und auch die Überlebenszeit verlän-gert sich damit nicht nennenswert (um durchschnittlich knapp zwei Monate).

Im Rahmen von Studien wird Cetuximab bei nichtkleinzelligem Bronchialkarzinom, Bauchspeicheldrüsenkrebs und bei Tumo-ren im Kopf-Hals-Bereich in Kombination mit Platinverbindungen (→ Seite 143) ge-prüft.

ANWENDUNG

Cetuximab wird in Abhängigkeit vom Körper-gewicht dosiert und einmal wöchentlich als etwa einstündige Infusion verabreicht. Die Dauer der Therapie richtet sich nach der Art der Erkrankung.

Um allergische Reaktionen zu vermeiden, sollte gleichzeitig ein Antihistaminikum in die Vene gespritzt werden.

Wegen der möglichen sehr schwerwiegen-den Reaktionen auf Infusionen mit Cetuxi-mab darf die Therapie nur stationär erfolgen.

ACHTUNG

Gegenanzeigen

Wenn Sie auf tierisches Eiweiß allergisch rea-gieren, dürfen Sie nicht mit Cetuximab be-handelt werden.

Wenn Sie durch die Krankheit bereits sehr geschwächt sind oder wenn Herz- oder Lun-genkrankheiten vorliegen, sollte der Arzt Nut-zen und Risiken der Behandlung mit Cetuxi-mab sorgfältig abwägen. Es besteht ein er-höhtes Risiko für das Auftreten von Atemnot, die auch schwer und lang anhaltend sein kann.

Wechselwirkungen

Cetuximab verstärkt die unerwünschten Wir-kungen von Bestrahlungen und Irinotecan.

UNERWÜNSCHTE WIRKUNGEN

▶ Häufig

Als Reaktion auf die Infusion können Fieber, Schüttelfrost, Übelkeit, Erbrechen, Kopf-schmerzen, Schwindel und Atemnot auftre-ten. Diese Symptome können sich so ver-schlimmern, dass sie innerhalb kurzer Zeit le-bensbedrohlich werden und dann mit Herzin-farkt, Herzstillstand, Bewusstlosigkeit und Verkrampfung der Atemwege einhergehen.

Mehr als 80 von 100 mit Cetuximab Behan-delten bekommen innerhalb der ersten drei Behandlungswochen einen akneähnlichen Hautausschlag, teilweise mit Juckreiz. Etwa jede zehnte dieser Hautreaktionen verläuft schwer (großflächige Quaddeln am ganzen Körper, heftige Schleimhautentzündungen). Auf den entzündeten Hautflächen können sich Bakterien ansiedeln, sodass sich der Zustand der Haut durch eine solche zusätzliche Infektion weiter verschlechtert. Es kann auch sein, dass die Hautreaktionen erst einige Zeit nach der Infusion einsetzen. Nach Therapieende bilden sie sich jedoch mit der Zeit folgenlos wieder zurück. Sind die Hauterscheinungen sehr heftig, muss die Behandlung unterbrochen und die Dosis der nächsten Infusion gegebenenfalls verringert werden.

▶ **Gelegentlich**

Der Magnesiumgehalt im Blut kann drastisch abnehmen, auch drohen Kalzium- und Kaliumverluste.

HINWEISE

Bei Kinderwunsch

Da unbekannt ist, wie sich eine Behandlung mit Cetuximab auf die Zeugungsfähigkeit auswirkt, sollten Männer, die sich noch Kinder wünschen, vorsichtshalber Sperma tiefgefroren aufbewahren lassen.

Zur Empfängnisverhütung

Während der Therapie und noch weitere drei bis sechs Monate danach müssen Sie eine Schwangerschaft sicher verhüten. Das gilt für Männer wie Frauen gleichermaßen.

Für Schwangerschaft und Stillzeit

Da der epidermale Wachstumsfaktor für ein gutes Gedeihen des Ungeborenen mit verantwortlich ist und durch Cetuximab blockiert wird, dürfen Sie das Mittel weder in der Schwangerschaft noch in der Stillzeit bekommen.

Für ältere Menschen

Bei Ihnen besteht ein erhöhtes Risiko für das Auftreten von Atemnot.

Ibritumomab Tiuxetan

Zevalin

Zevalin besteht aus dem monoklonalen Antikörper Ibritumomab und der Substanz Tiuxetan, an die radioaktive Stoffe angekoppelt werden können. Ibritumomab richtet sich gegen eine bestimmte Oberflächenstruktur (CD-20), die sich sowohl auf gesunden B-Lymphozyten als auch auf den B-Zellen bei einem großen Teil der Non-Hodgkin-Lymphome findet. Über Tiutexan wird der Antikörper mit der radioaktiv strahlenden Substanz Yttrium-90 verbunden und nimmt diese „huckepack", um die bösartigen B-Zellen gezielt zu bestrahlen. Dabei werden auch die benachbarten Zellen mit erfasst, wodurch sich die Wirksamkeit erhöht (Kreuzfeuereffekt). Diese neuartige Form der Behandlung wird als Radioimmuntherapie bezeichnet.

Yttrium-90 zerfällt unter Abgabe von Betastrahlen zu stabilem Zirkonium. Die Eindringtiefe der Strahlen beschränkt sich auf etwa drei bis vier Millimeter im Umfeld und erfordert keinen langfristigen stationären Aufenthalt und auch keine Isolation. Die Behandlung darf nur an Einrichtungen erfolgen, die nach der Richtlinie „Strahlenschutz in der Medizin" mit offenen radioaktiven Stoffen umgehen dürfen. In der Regel sind dies die nuklearmedizinischen Abteilungen der großen Kliniken oder spezialisierte Praxen.

Zevalin ist seit 2004 zur Behandlung des follikulären oder transformierten B-Zell-Non-Hodgkin-Lymphoms zugelassen, wenn eine Therapie mit Rituximab (→ Seite 67) nicht angeschlagen hat oder die Krankheit danach wieder aufgetreten ist. Bis Anfang 2008 wurden erst wenige hundert Patienten mit *Zevalin* behandelt. Die bisher vorliegenden Studien zeigen, dass deutlich mehr Patienten auf *Zevalin* ansprechen als auf Rituximab. Auch lassen sich damit häufiger komplette Remissionen erreichen, das heißt, die Krankheit verschwindet. Allerdings ist die Schwankungsbreite sehr groß: es gibt Patienten, bei denen die Therapie keine Verlängerung der Überlebenszeit (→ Seite 17) bewirkt und andere, die davon sehr profitieren (progressionsfreies Überleben ca. 2 Jahre). *Zevalin* sollte deshalb weiterhin vorzugsweise im Rahmen von Studien gegeben werden.

ANWENDUNG

Vor der Therapie sollte der Arzt das Blutbild prüfen, um auszuschließen, dass blutbildende Zellen durch andere Therapien zu sehr geschädigt sind.

Um zirkulierende B-Lymphozyten aus dem Blut zu entfernen, die sonst die radioaktiv markierten Stoffanteile abfangen und so die Wirkung von *Zevalin* vermindern würden, werden vor Beginn der Behandlung im Abstand von einer Woche zwei Infusionen mit Rituximab (→ Seite 67) gegeben. Die Dosis liegt dabei niedriger als bei einer therapeutischen Gabe von Rituximab, deshalb ist auch mit weniger unerwünschten Wirkungen zu rechnen. Unmittelbar nach der zweiten Infusion mit Rituximab oder im Abstand von maximal vier Stunden folgt dann die etwa zehn Minuten dauernde Infusion mit *Zevalin*. Ein stationärer Aufenthalt ist nicht erforderlich.

Durch die Therapie werden auch gesunde B-Zellen zerstört. Innerhalb von sechs Monaten bilden sich die Zellen wieder neu und nach etwa neun Monaten ist die übliche Anzahl meist erreicht.

Nach etwa drei Monaten zeigt sich, ob die Therapie wirksam war.

ACHTUNG

Informieren Sie sofort den Arzt oder das medizinische Personal, wenn Sie während der Infusion an der Stelle der Kanüle Schmerzen oder Brennen spüren. Dies kann darauf hindeuten, dass Infusionslösung ins umliegende Gewebe

austritt (Paravasat). Dann muss die Infusion sofort gestoppt werden. Paravasate mit *Zevalin* können zu strahlungsbedingten Gewebeschäden führen. Warme Umschläge, Hochlagern des Armes sowie eine leichte Streichmassage können den Lymphabfluss fördern und damit die lokale Strahlendosis reduzieren.

Gegenanzeigen

Unter folgenden Bedingungen sollte der Arzt Nutzen und Risiken einer Behandlung mit *Zevalin* sorgfältig abwägen:

- Die blutbildenden Zellen im Knochenmark sind stark geschädigt (weniger als 1 500 Leukozyten und 100 000 Thrombozyten pro mm³).
- Das Knochenmark enthält zu über 25 Prozent Lymphomzellen.
- Sie haben eine Stammzell- oder Knochenmarktransplantation erhalten.
- Ihr Blut hat aufgrund einer Vorbehandlung mit anderen monoklonalen Antikörpern Abwehrstoffe gegen Bestandteile aus der Maus gebildet. Dann besteht ein höheres Risiko, dass Sie *Zevalin* nicht vertragen, weil dieses ebenfalls aus Zellkulturen von der Maus stammt.

UNERWÜNSCHTE WIRKUNGEN

Da *Zevalin* immer in Kombination mit Rituximab (→ Seite 67) gegeben wird, sind die Angaben zu diesem Wirkstoff ebenfalls zu beachten.

▶ Häufig

Häufig kommt es zu Übelkeit, Erbrechen, Kältegefühl, Schüttelfrost, Schmerzen, Fieber, Heiserkeit, Kopfschmerzen, Husten, Schwindel, Juckreiz, Wassereinlagerungen im Gewebe (Ödeme) und Atemnot.

Zevalin schädigt die blutbildenden Zellen. Innerhalb von zwei bis drei Wochen erholt sich das Knochenmark jedoch wieder.

Innerhalb des ersten Vierteljahres nach der Gabe von Zevalin kommt es häufig zu schweren Infektionen (z. B. Lungenentzündung, Harnweginfekte, Mundsoor).

▶ **Gelegentlich**

Bei weniger als 1 von 100 Behandelten kommt es zu schweren Unverträglichkeitsreaktionen mit starkem Hautausschlag, Schwellungen der Schleimhäute, Herzrasen und Kreislaufversagen (anaphylaktischer Schock). In diesem Fall muss der Arzt sofort notfallmäßig eingreifen (unter Gabe von Adrenalin, Antihistaminika und Kortison). Es können auch sehr schwere allergische Schleimhautreaktionen bis hin zum Stevens-Johnson-Syndrom (großflächige blasige Hautausschläge mit absterbendem Hautgewebe) mit tödlichem Verlauf vorkommen.

Es kann sich eine akute myeloische Leukämie ausbilden. Es ist aber unklar, ob dies auf die Gabe von *Zevalin* zurückzuführen ist oder auf die Vorbehandlung mit Alkylanzien (→ Seite 90), von denen bekannt ist, dass sie solche zusätzlichen Tumorerkrankungen verursachen können.

HINWEISE

Für Kinder und Jugendliche

Zevalin darf nicht bei Kindern und Jugendlichen unter 18 Jahren angewendet werden.

Bei Kinderwunsch

Da unklar ist, ob die Behandlung die Samenqualität beeinträchtigt oder das Erbgut schädigt, sollten Männer, die noch Kinder zeugen wollen, sicherheitshalber Sperma tiefgefroren lagern lassen. Die Fruchtbarkeit von Frauen ist durch die Therapie nicht gefährdet.

Männer, die mit *Zevalin* behandelt worden sind, sollten bis zu einem Jahr danach keine Kinder zeugen.

Zur Empfängnisverhütung

Frauen sollten ein Jahr lang nach der Therapie eine Schwangerschaft sicher verhüten. Wenn Männer mit *Zevalin* behandelt wurden und innerhalb der ersten darauf folgenden Woche Geschlechtsverkehr haben, sollten sie unbe-

dingt Kondome benutzen, um eine Belastung der Frau mit radioaktiver Samenflüssigkeit und Sperma zu vermeiden.

Für Schwangerschaft und Stillzeit

Sie dürfen nicht mit *Zevalin* behandelt werden. Ist die Gabe von *Zevalin* in der Stillzeit erforderlich, müssen Sie abstillen.

Rituximab

MabThera

Rituximab bindet an eine bestimmte Oberflächenstruktur (CD-20), die sich sowohl bei gesunden B-Lymphozyten als auch bei fast allen Zellen der B-Zell-Non-Hodgkin-Lymphome findet. Rituximab verringert die bei diesen Lymphomen extrem stark vermehrten B-Lymphozyten innerhalb von drei Tagen um etwa 90 Prozent.

Rituximab ist seit 1998 zugelassen für die Behandlung von Patienten mit follikulärem Non-Hodgkin-Lymphom im Stadium III–IV, bei denen eine Chemotherapie mit Cyclophosphamid, Vincristin und Prednisolon nicht gewirkt hat oder die im Anschluss an eine Chemotherapie einen zweiten oder neuerlichen Rückfall erlitten haben. Rituximab kann bei diesen Patienten auch zusammen mit einer Chemotherapie als erste Therapiemaßnahme eingesetzt werden oder wenn es darum geht, den Therapieerfolg langfristig zu stabilisieren (Erhaltungstherapie). Hier kann die zusätzliche Gabe von Rituximab die Zeit bis zum Wiederauftreten der Krankheit oder bis zum Tod erheblich verlängern (von durchschnittlich 14 Monaten auf 33 Monate).

Darüber hinaus ist Rituximab auch bei Patienten mit diffusem großzelligem B-Zell-Non-Hodgkin-Lymphom in Kombination mit einer CHOP-Chemotherapie (aus Cyclophosphamid, Hydroxydaunorubizin, auch Doxorubizin genannt, Vincristin – in den USA als *Oncovin* im Handel – und Prednison) angezeigt, wenn die Zellen CD-20-Rezeptoren aufweisen. Die zusätzliche Gabe von Rituximab kann die Zeit bis zum Fortschreiten der Krankheit um viele Monate verlängern.

ANWENDUNG

Bei follikulärem Non-Hodgkin-Lymphom wird Rituximab viermal in wöchentlichem Abstand in die Vene infundiert. Die Infusionen sollten möglichst langsam, über zirka fünf Stunden hinweg, erfolgen, um unerwünschte Wirkungen zu vermeiden. Wird Rituximab in Kombination mit einer Chemotherapie gegeben, sind acht Infusionen im dreiwöchentlichen Abstand üblich. Vor jeder Infusion wird Kortison gespritzt, um Nebenwirkungen zu vermeiden. Das gilt auch für die Therapie bei diffusem großzelligem B-Zell-Non-Hodgkin-Lymphom.

Zur Erhaltung eines bereits erreichten Therapieerfolges wird Rituximab einmal im Vierteljahr gegeben, jedoch nicht länger als insgesamt zwei Jahre. Schreitet die Krankheit in diesem Zeitraum fort, wird die Behandlung abgebrochen.

Vor der Infusion muss der Arzt ein fiebersenkendes Mittel (z. B. Parazetamol) und ein Antihistaminikum (z. B. Diphenhydramin) verabreichen, gegebenenfalls auch ein kortisonhaltiges Mittel.

Während der Infusion muss sorgfältig darauf geachtet werden, ob sich ein „Zytokin-Freisetzungs-Syndrom" ausbildet, das zu den unerwünschten Wirkungen gehört. Tritt Atemnot auf, muss die Infusion sofort unterbrochen werden.

Wird Rituximab ambulant verabreicht, müssen alle medizinischen Möglichkeiten für intensivmedizinische Sofortmaßnahmen gegeben sein.

Während der Therapie muss der Arzt das Blutbild sorgfältig überwachen.

ACHTUNG

Wenn das Non-Hodgkin-Lymphom sehr ausgeprägt ist oder wenn sehr viele bösartige Lymphozyten im Blut zirkulieren, besteht ein höheres Risiko für ein schweres Zytokin-Freisetzungs-Syndrom. Diese Patienten müssen während der Infusion besonders sorgfältig überwacht werden.

Auch wenn die Lungenfunktion beeinträchtigt ist, wenn Sie herzkrank oder mit herzschädigenden Zytostatika (z. B. Doxorubizin) behandelt worden sind, ist besondere Vorsicht geboten.

Wenn Sie in der Vergangenheit an Hepatitis B erkrankt waren, kann diese Krankheit durch die Therapie mit Rituximab wieder aufflackern. Sie müssen deshalb sorgfältig darauf achten, ob Sie damit verbundene Anzeichen (z. B. auffällig dunkler Urin und heller Stuhl, gelblich verfärbte Haut, Juckreiz am ganzen Körper) bemerken.

Wechselwirkungen

Rituximab kann den Blutdruck stark absenken. Wenn Sie mit blutdrucksenkenden Mitteln behandelt werden, sollten diese spätestens zwölf Stunden vor der Infusion abgesetzt werden oder der Blutdruck muss während der Behandlung engmaschig überwacht werden.

UNERWÜNSCHTE WIRKUNGEN

▶ Häufig

Bei 10 von 100 Behandelten treten bei der ersten Infusion während der ersten zwei Stunden Fieber oder Schüttelfrost, Verkrampfungen der Atemwege mit schwerer Atemnot, Hautausschlag mit Quaddeln am ganzen Körper (Urtikaria), Schwellung der Rachen- und Atemwege (Angioödem) auf. Diese Reaktion ist meist auf eine übermäßige Freisetzung bestimmter Botenstoffe (Zytokine) aus Lymphozyten zurückzuführen (Zytokin-Freisetzungs-Syndrom oder englisch: cytokine release syndrome). Gleichzeitig kann aufgrund des Zerfalls der Tumorzellen ein akutes und möglicherweise tödliches Atem- und Nierenversagen auftreten (Tumorlyse-Syndrom).

Übelkeit, Erbrechen, Hautausschlag, Müdigkeit, Kopfschmerzen, Schnupfen und Hitzegefühl verschwinden meist von selbst im Lauf der Behandlung.

▶ **Gelegentlich**

Der Blutdruck kann stark absinken, es können Herzrhythmusstörungen und Angina Pectoris bis hin zum Herzinfarkt auftreten.

▶ **Selten**

Wenn Sie Herzbeschwerden, eine Herzschwäche oder Angina Pectoris haben, kann Rituximab die bestehenden Herzprobleme verschlimmern.

HINWEISE

Für Kinder und Jugendliche

Mangels Erfahrungen sollte Rituximab Kindern nicht gegeben werden.

Bei Kinderwunsch

Da unklar ist, ob die Behandlung die Samenqualität beeinträchtigt oder das Erbgut schädigt, sollten Männer, die noch Kinder zeugen wollen, sicherheitshalber vor Beginn der Therapie Sperma tiefgefroren lagern lassen und bis zu einem Jahr im Anschluss an die Behandlung keine Kinder zeugen.

Die Fruchtbarkeit von Frauen ist durch die Therapie nicht gefährdet.

Zur Empfängnisverhütung

Während der Therapie und noch weitere drei bis sechs Monate danach müssen Sie eine Schwangerschaft sicher verhüten.

Für Schwangerschaft und Stillzeit

Über die Anwendung von Rituximab bei Schwangeren liegen keine ausreichenden Erfahrungen vor. Sicherheitshalber sollten Sie nicht damit behandelt werden oder nur dann, wenn der zu erwartende Nutzen das Risiko für das Ungeborene überwiegt.

In der Stillzeit dürfen Sie Rituximab nicht bekommen, weil Rituximab vermutlich in die Muttermilch übertritt. Nach der Therapie sollten Sie zwölf Monate lang nicht stillen.

Trastuzumab

Herceptin

Trastuzumab ist ein Antikörper, der sich an eine bestimmte Oberflächenstruktur der Krebszelle heftet, den HER2-Rezeptor. HER bedeutet humaner (= menschlicher) epidermaler (= an der Zelloberfläche befindlich) Wachstumsfaktor-Rezeptor (Bindestelle für Stoffe, die das Zellwachstum anregen). Tumore, die HER2-positiv sind, was spezielle Gewebetests zeigen, sind besonders bösartig, weil wachstumsfreudig. Sie haben 10- bis 40-mal mehr Bindestellen für wachstumsfördernde Stoffe als andere Zellen. Das bedeutet, dass sich die Tumorzelle extrem schnell teilt, die Geschwulst also rasch wächst. Die Wahrscheinlichkeit, dass sich schon zum Zeitpunkt der Diagnose Mikrometastasen im Blutkreislauf befinden, ist besonders hoch. Frauen mit HER2-positivem Tumorgewebe haben insgesamt eine kürzere progressionsfreie Überlebenszeit (→ Seite 17) als Frauen, deren Krebsgewebe HER2-negativ ist.

Trastuzumab besetzt gezielt die HER2-Bindestellen an der Oberfläche der Krebszelle und versperrt so den wachstumsfördernden Stoffen den Weg. Die Zelle bekommt keinen Wachstumsimpuls mehr. Auf diese Weise lässt sich das Tumorwachstum bremsen. Die gesunden Zellen bleiben davon unberührt, sie können sich normal weiter teilen. Unerwünschte Wirkungen einer Chemotherapie wie Haarausfall oder Schäden an den blutbildenden Zellen treten deshalb nicht auf.

Voraussetzung für jede Behandlung mit Trastuzumab ist, dass das Tumorgewebe HER2-positiv ist. Eine solche Überexprimierung von HER2 lässt sich bei jeder dritten bis vierten Brustkrebs-Patientin feststellen.

HER2-positiv können darüber hinaus eine ganze Reihe weiterer Tumorarten sein, z. B. Eierstock-, Gebärmutterschleimhaut- und

Speicheldrüsentumore sowie das nichtkleinzellige Bronchialkarzinom. Ob Trastuzumab auch bei diesen Krebsformen erfolgreich eingesetzt werden kann, wird zurzeit in Studien geprüft.

Trastuzumab wurde 2000 erstmals zur Behandlung von metastasiertem Brustkrebs zugelassen, 2006 wurde die Zulassung auf frühe Brustkrebsstadien (vor und nach der Operation beziehungsweise Strahlen- und/oder Chemotherapie) erweitert. In einer großen Studie mit einer zweijährigen Beobachtungszeit hatten mit *Herceptin* behandelte Frauen seltener erneut Brustkrebs bekommen als Frauen, die das Medikament nicht erhalten hatten. Die Gabe von *Herceptin* bei HER2-positivem Brustkrebs im Frühstadium sollte deshalb immer erwogen werden. Ob und welche Zytostatika zusätzlich gegeben werden sollten und wie lange die *Herceptin*-Therapie dauern sollte, wird zurzeit in weiteren Studien untersucht.

Im fortgeschrittenen Stadium kann Trastuzumab auch alleine gegeben werden, wenn eine Chemotherapie mit einem Anthrazyklin (→ Seite 106) und einem Taxan (→ Seite 149) nicht erfolgreich war oder wenn diese nicht vertragen wurden. Bei hormonrezeptorpositiven Tumoren oder wenn die Therapie mit Tamoxifen (→ Seite 34) erfolglos war oder nicht vertragen wurde, kann Trastuzumab zusammen mit einem Aromatasehemmer (→ Seite 24) gegeben werden. Wenn noch keine Chemotherapie erfolgt ist, sollte Trastuzumab in Kombination mit Docetaxel (→ Seite 149) oder Paclitaxel (→ Seite 151) gegeben werden. Bei diesen Patientinnen kann die Kombination von *Herceptin* mit einem der genannten Taxane die mittlere Überlebenszeit im Vergleich zu einer Behandlung mit dem Taxan alleine um sechs bis acht Monate verlängern. Die Kombination von Docetaxel mit *Herceptin* verlängert die mittlere Überlebenszeit im Vergleich zu einer alleinigen Gabe von *Herceptin* sogar von 16 auf 31 Monate.

Auch für eine Kombinationstherapie mit Capezitabin (→ Seite 127) oder Vinorelbin (→ Seite 159) liegen gute Erfahrungen vor.

ANWENDUNG

Wegen der möglichen unerwünschten Wirkungen auf das Herz muss vor Beginn der Therapie ein Kardiologe das Herz untersuchen (EKG, Ultraschall). Darüber hinaus ist die Herzfunktion während der Behandlung alle drei Monate sowie danach im Abstand von sechs, zwölf und 24 Monaten zu überwachen.

Trastuzumab wird über einen Zeitraum von 90 Minuten in die Vene infundiert. Anschließend sollten Sie noch eine Zeit lang (ein bis zwei Stunden) in der Arztpraxis oder Klinik bleiben, damit bei Unverträglichkeitsreaktionen sofort eingegriffen werden kann. Haben Sie die erste Infusion gut vertragen, kann die Infusionsdauer künftig auf 30 Minuten und die Beobachtungszeit auf 30 bis 60 Minuten verkürzt werden.

Treten Fieber oder Schüttelfrost auf, muss die Infusion sofort unterbrochen werden. Sind die Symptome abgeklungen, kann sie fortgesetzt werden, aber wesentlich langsamer als sonst.

Bei Brustkrebs im metastasierten Stadium wird die Infusion anfangs wöchentlich, nach zwei bis drei Monaten alle drei Wochen wiederholt, bis die Krankheit fortschreitet, Taxane oder Aromatasehemmer können gegebenenfalls gleichzeitig gegeben werden. In früheren Stadien wird mit der *Herceptin*-Behandlung erst nach Abschluss der Chemotherapie begonnen. Die erste Infusion ist etwas höher dosiert als die danach in jeweils ein- oder dreiwöchigem Abstand folgenden.

ACHTUNG

Gegenanzeigen

Unter folgenden Bedingungen muss der Arzt Nutzen und Risiken einer Behandlung mit *Herceptin* sorgfältig abwägen:

Brustkrebs im frühen Stadium

- Sie haben ein schwaches Herz.
- Sie haben Herzrhythmusstörungen oder ein hohes Risiko, dass welche auftreten.
- Sie haben verengte Herzkranzgefäße und infolgedessen auch Angina-Pectoris-Anfälle.
- Sie haben defekte Herzklappen und sind deshalb in Ihrer Leistungsfähigkeit eingeschränkt.
- Sie hatten einen Herzinfarkt.
- Sie haben hohen Blutdruck, der sich medikamentös nicht gut regulieren lässt.

Brustkrebs im metastasierten Stadium

Wenn Sie wegen der fortgeschrittenen Krebserkrankung Atemprobleme haben oder wenn kontinuierlich Sauerstoff zugeführt werden muss, dürfen Sie nicht mit Trastuzumab behandelt werden.

UNERWÜNSCHTE WIRKUNGEN

▶ **Häufig**

Schüttelfrost oder Fieber treten häufig während der ersten Infusion auf. Dies lässt sich vermeiden, wenn vor der Infusion mit *Herceptin* Parazetamol, Prednison und ein Antihistaminikum gegeben werden.

Auch Durchfall, Übelkeit, Erbrechen, Schmerzen, Husten, Schwindel, Hautausschlag und Müdigkeit kommen vor. Diese Beschwerden legen sich meist im Lauf der Behandlung.

Wird Trastuzumab mit Paclitaxel oder Docetaxel kombiniert oder wurden Sie zuvor mit Zytostatika aus der Gruppe der Anthrazykline behandelt, besteht ein hohes Risiko für Schäden am Herzen, vor allem für eine Herzschwäche. Diese kann sehr ausgeprägt sein, lässt

sich aber meist gut medikamentös behandeln. Wenn sich Trastuzumab erkennbar positiv auf den Verlauf der Brustkrebserkrankung auswirkt, kann die Therapie trotzdem weiter fortgesetzt werden. Erhalten Sie Trastuzumab als alleinige Therapie, ist eine Herzschwäche bislang nicht beobachtet worden.

HINWEISE

Zur Empfängnisverhütung

Während der Therapie und noch weitere drei bis sechs Monate danach müssen Sie eine Schwangerschaft sicher verhüten. Das gilt für Männer wie Frauen gleichermaßen.

Für Schwangerschaft und Stillzeit

Im Tierversuch mit trächtigen Affen wurde das Ungeborene auch bei hoher Dosierung von Trastuzumab nicht geschädigt, auch wurde die Fruchtbarkeit der weiblichen Tiere nicht beeinträchtigt. Es ist jedoch unklar, ob sich diese Ergebnisse auch auf Frauen übertragen lassen. Bei einigen schwangeren Frauen, die *Herceptin* erhielten, bildete sich zu wenig Fruchtwasser (Oligohydramnie). Vorsichtshalber sollten Sie in der Schwangerschaft nicht mit Trastuzumab behandelt werden, es sei denn, der zu erwartende Nutzen überwiegt die möglichen Risiken.

In der Stillzeit sollten Sie Trastuzumab nicht bekommen, weil es mit hoher Wahrscheinlichkeit in die Muttermilch übertritt und nicht bekannt ist, ob es den Säugling schädigt oder in seiner Entwicklung beeinträchtigt.

Signalübermittlungs-Hemmstoffe

Als Signalübermittlungs-Hemmstoffe – wissenschaftlich: Signaltransduktions-Inhibitoren – wird eine relativ neue Gruppe von Substanzen bezeichnet, die die Übertragung von bestimmten Signalen an die Zelle blockieren. Solche Signale sind ausschlaggebend, damit die Zelle wachsen und sich teilen kann. Sie werden häufig von speziellen eiweißhaltigen Stoffen (Enzymen) vermittelt, die als Botenstoffe fungieren. Bei bestimmten Krebsarten sind diese Enzyme besonders aktiv. Werden sie blockiert, erhält die Zelle keine Aufforderung, sich zu teilen oder zu wachsen, und stirbt ab.

Die Wirkstoffe Dasatinib, Erlotinib, Imatinib, Sorafenib und Sunitinib blockieren das Enzym Tyrosinkinase, das von Tumorzellen in besonders hohem Maße gebildet wird. Sie werden auch als Tyrosinkinase-Inhibitoren bezeichnet. Tyrosinkinase ist maßgeblich dafür verantwortlich, dass sich die Zellen unkontrolliert vermehren.

Dasatinib
SPRYCEL

Dasatinib hemmt das Enzym Tyrosinkinase. Dieses ist vor allem an der Übertragung von Nachrichten ins Innere der Zelle beteiligt, die dazu führen, dass die Zelle wächst. Blockiert man diese Nachrichtenübermittlung, wird die Zelle nicht mehr dazu angeregt, sich ständig unkontrolliert zu vermehren. Dies ist vor allem bei Leukämien von Vorteil.

Dasatinib ist seit Ende 2006 zugelassen zur Behandlung von chronisch myeloischer Leukämie (CML) in der chronischen Phase, wenn die Krankheit schlimmer wird, darüber hinaus im akuten Schub (Blastenkrise) sowie in der lymphatischen Blastenkrise der CML, wenn andere Therapien erfolglos geblieben sind. Außerdem ist Dasatinib angezeigt bei akuter lymphatischer Leukämie (ALL) bei Nachweis des Philadelphia-Chromosoms, wenn die Standardtherapie versagt hat.

Dasatinib ist eine medikamentöse Alternative zu einer Knochenmarktransplantation, wenn eine Behandlung mit Imatinib (→ Seite 76) versagt hat. Es ist auch ange-

zeigt, wenn die Blutzellen gegen Imatinib resistent geworden sind und dieses Medikament deshalb nicht mehr weiter angewendet werden kann.

ANWENDUNG

Vor Beginn der Therapie sollte der Arzt prüfen, ob das Blut genügend Kalium und Magnesium enthält und einen Mangel gegebenenfalls medikamentös ausgleichen.

Sie nehmen Dasatinib dauerhaft einmal täglich ein, morgens oder abends, unabhängig von den Mahlzeiten. Sie dürfen die Tablette nicht auflösen oder zerdrücken, sondern müssen sie im Ganzen schlucken.

Da Dasatinib die blutbildenden Zellen im Knochenmark schädigen kann, muss der Arzt das Blutbild in den ersten zwei Wochen der Behandlung wöchentlich, später einmal monatlich prüfen. Nimmt die Anzahl der gesunden Blutzellen zu sehr ab, muss die Behandlung unterbrochen werden. Dann erholt sich das Knochenmark wieder.

ACHTUNG
Wechselwirkungen

Wenn Sie noch andere Medikamente einnehmen, ist zu beachten:
- Dasatinib kann die Wirkung von Astemizol und Terfenadin (bei Allergien), Pimozid (bei Psychosen), Chinidin (bei Herzrhythmusstörungen) sowie von Ergotamin und Dihydroergotamin (bei Migräne) verstärken. Der Arzt sollte dann die Dosis entsprechend reduzieren oder andere Medikamente wählen.
- Wenn Sie gerinnungshemmende Medikamente wie Phenprocoumon oder Warfarin (bei erhöhter Thrombosegefahr) einnehmen müssen, besteht ein erhöhtes Risiko für innere Blutungen.
- Tabletten mit Ketoconazol oder Itraconazol (bei Pilzinfektionen) sowie Makrolid-Antibiotika (Erythromyzin, Clarithromyzin, Te-

lothromyzin, alle bei bakteriellen Infektionen), antivirale Medikamente wie Ritonavir (bei HIV-Infektionen) können die Konzentration von Dasatinib im Blut erhöhen. Diese Mittel sollten Sie deshalb nicht gleichzeitig einnehmen.

- Phenytoin, Carbamazepin, Phenobarbital (alle bei Epilepsien) sowie Rifampizin (bei Tuberkulose) und Johanniskraut (bei Depressionen) können die Wirkung von Dasatinib abschwächen. Diese Medikamente sollten Sie deshalb nicht gleichzeitig einnehmen.
- H_2-Blocker (z. B. Famotidin) und Protonenpumpenhemmer (z. B. Omeprazol, Pantoprazol, alle bei Magen- und Zwölffingerdarmgeschwüren) verringern die Blutspiegel von Dasatinib um bis zu 60 Prozent. Wenn Sie solche Medikamente einnehmen, sollten Sie während der Behandlung mit Dasatinib besser säurebindende Mittel (Antazida) anwenden und dabei einen Abstand von mindestens zwei Stunden zur Einnahme von Dasatinib einhalten.

Unerwünschte Wirkungen

Es liegen mittlerweile Daten aus klinischen Studien an über 2 200 Patienten vor. Das Spektrum der unerwünschten Wirkungen gleicht dem von Imatinib. Allerdings war es oft so, dass Patienten Dasatinib besser vertrugen, wenn die unerwünschten Wirkungen bei einer Behandlung mit Imatinib zu stark wurden.

Wenn Ihre Leber nur eingeschränkt arbeitet, wird Dasatinib langsamer abgebaut und reichert sich womöglich im Blut an. Dadurch steigt das Risiko für unerwünschte Wirkungen.

▶ Häufig

Bei mehr als 10 von 100 Behandelten kommt es zu Übelkeit, Erbrechen, Durchfall, Verstopfung, Bauchweh, Blähungen, Sodbrennen, Husten, Atemnot, Müdigkeit, Kopfschmerzen, Schwindel, Schlaflosigkeit, Depressionen,

Mundtrockenheit, Seh- und Geschmacksstörungen, Muskelschmerzen und -entzündung. Bei 20 von 100 Behandelten entsteht ein Hautausschlag. Auch trockene Haut und Haarausfall können vorkommen. Die Brust kann größer werden und der Menstruations-Zyklus unregelmäßig.

Bei mehr als 10 von 100 Behandelten schädigt Dasatinib die blutbildenden Zellen.

Bei mehr als 4 von 100 Behandelten treten schwere Blutungen im Magen-Darm-Trakt auf. Meist ist dies die Folge einer zu geringen Anzahl an Blutplättchen (Thrombozyten), die an der Blutgerinnung beteiligt sind. Bei 2 von 100 Behandelten wurden andere schwere innere Blutungen beobachtet.

Es lagert sich vermehrt Wasser ein. Bei etwa 6 von 100 Behandelten mit CML kommt es zu besonders ausgeprägten Wasseransammlungen im Gewebe (Ödem), in Körperhöhlen oder Organen (Pleuraerguss, Lungenödem, Bauchwassersucht) sowie am Augenlid. Ein besonderes Risiko dafür besteht, wenn Sie herzkrank sind. Wenn Sie unerwartet viel Gewicht zunehmen, trockener Husten und Atemnot auftritt oder das Gewebe anschwillt, sollten Sie Ihren Arzt informieren.

Dasatinib kann eine Herzschwäche verursachen sowie Herzstolpern und andere Herzrhythmusstörungen. Gelegentlich kommt es zum Herzinfarkt oder zur Herzbeutelentzündung.

Aufgrund der Schäden an den blutbildenden Zellen im Knochenmark können sich die Schleimhäute im Mund oder Verdauungstrakt entzünden.

▶ Gelegentlich

Bei weniger als 1 von 100 Behandelten kam es zu einer Hirnblutung, oft infolge einer zu geringen Anzahl an Blutplättchen (Thrombozyten). Wenn plötzlich Kopfschmerzen, Seh- oder Sprechstörungen oder Lähmungen einsetzen, sollten Sie sofort den Notarzt rufen (Telefon 112).

HINWEISE

Für Kinder und Jugendliche

Mangels Erfahrung sollte Dasatinib nicht bei Kindern und Jugendlichen unter 18 Jahren angewendet werden.

Bei Kinderwunsch

Da nicht bekannt ist, ob sich Dasatinib negativ auf die Spermienqualität auswirkt, sollten Sie während der Behandlung mit diesem Mittel keine Kinder zeugen und vorsichtshalber Sperma tiefgefroren lagern lassen.

Zur Empfängnisverhütung

Während der Behandlung mit Dasatinib müssen Sie eine Schwangerschaft sicher verhüten.

Für Schwangerschaft und Stillzeit

Es liegen keine ausreichenden Informationen zur Anwendung von Dasatinib in der Schwangerschaft vor. Im Tierversuch zeigte sich jedoch, dass das Mittel das Ungeborene schädigen kann. Wenn Sie schwanger sind, sollten Sie deshalb nicht oder nur nach sorgfältiger Abwägung von Nutzen und Risiken mit Dasatinib behandelt werden. Auch während der Stillzeit sollten Sie das Mittel nicht einnehmen, da nicht bekannt ist, ob es in die Muttermilch übertritt. Im Tierversuch war dies der Fall.

Erlotinib

Tarceva

Erlotinib hemmt das Enzym Tyrosinkinase des Rezeptors für den epidermalen Wachstumsfaktor HER1 (englisch: EGFR), der sowohl auf gesunden wie auch auf Krebszellen vorhanden ist. Wenn die Zelle keine Bindestellen für solche Wachstumsfaktoren aufweist, kann sie auch keine Wachstumssignale empfangen und stirbt ab.

Erlotinib ist seit September 2005 in Europa zugelassen zur Behandlung des nichtkleinzelligen Lungenkrebses (NSCLC), wenn mindestens eine Chemotherapie versagt hat. Erlotinib kann die progressionsfreie Zeit bis zum Wiederauftreten eines neuen Tumors um durchschnittlich zwei Wochen sowie die Überlebenszeit um durchschnittlich zwei Monate verlängern. Allerdings gibt es große individuelle Schwankungen. Auch bessern sich Husten und Atemnot. Bei Nichtrauchern sind die Effekte größer als bei Rauchern (auch ehemaligen).

Wenn das Tumorgewebe keine Rezeptoren für den epidermalen Wachstumsfaktor aufweist, sollte nicht mit Erlotinib behandelt werden, weil Studien gezeigt haben, dass sich dann die Überlebenszeit (→ Seite 17) nicht verlängert und auch die mit der Krankheit verbundenen Beschwerden nicht besser werden.

Erlotinib ist ebenfalls zugelassen zur Behandlung von metastasiertem Bauchspeicheldrüsenkrebs (Pankreaskarzinom) in Kombination mit Gemzitabin (→ Seite 134). Es kann die Überlebenszeit um durchschnittlich ein bis zwei Monate verlängern und die mit der Krankheit verbundenen Schmerzen lindern. Wenn der Tumor sich nur lokal ausgebreitet hat, ergibt eine Behandlung mit *Tarceva* jedoch keinen Überlebensvorteil.

ANWENDUNG

Sie nehmen das Mittel einmal täglich ein, und zwar mindestens eine Stunde vor oder zwei Stunden nach einer Mahlzeit. Die Dosis sollte 150 Milligramm nicht übersteigen, weil sonst schwere unerwünschte Wirkungen drohen.

Wenn sich bei Bauchspeicheldrüsenkrebs nicht innerhalb von vier bis acht Wochen ein Ausschlag einstellt (Rash), sollte darüber nachgedacht werden, ob die weitere Behandlung sinnvoll ist. Dieser Ausschlag ist ein Zeichen dafür, dass die Therapie anschlägt.

Der Arzt sollte die Blut- und Leberwerte überwachen.

Signalübermittlungs-Hemmer | 75

ACHTUNG

Rauchen kann die Wirksamkeit von Erlotinib beeinträchtigen. Sie sollten deshalb zumindest während der Behandlung darauf verzichten.

Gegenanzeigen

Wenn Ihre Leber und Nieren nur eingeschränkt arbeiten, dürfen Sie nicht mit Erlotinib behandelt werden.

Wechselwirkungen

Wenn Sie noch andere Medikamente einnehmen, ist zu beachten:

- Rifampizin (bei Tuberkulose), Phenytoin, Phenobarbital und Carbamazepin (bei Epilepsien) und Johanniskraut (bei Depressionen) schwächen die Wirkung von Erlotinib ab. Wenn solche Medikamente unverzichtbar sind, kann der Arzt die Dosis von Erlotinib erhöhen, allerdings ist dann besonders darauf zu achten, ob unerwünschte Wirkungen auftreten.
- Tabletten mit Ketoconazol, Itraconazol oder Voriconazol (bei Pilzinfektionen), Erythromyzin und Clarithromyzin (Antibiotika, bei bakteriellen Infektionen) sowie antivirale Medikamente aus der Gruppe der Proteasehemmer (z. B. Atazanavir, Fosamprenavir, Lopinavir, Ritonavir, Tipranavir, alle bei HIV-Infektionen) verstärken die Wirkung von Erlotinib. Wenn solche Medikamente unverzichtbar sind und unerwünschte Wirkungen auftreten, sollte der Arzt die Dosis von Erlotinib verringern.
- Ciprofloxacin (Antibiotikum, bei bakteriellen Infektionen), Fluvoxamin (bei Depressionen), Ciclosporin (nach Organtransplantationen) und Verapamil (bei hohem Blutdruck, koronarer Herzkrankheit) verändern die Ausscheidung von Erlotinib. Falls unerwünschte Wirkungen auftreten, wenn Sie diese Medikamente zusätzlich einnehmen, sollte der Arzt die Dosis von Erlotinib verringern.
- Wenn Sie gerinnungshemmende Medikamente wie Phenprocoumon und Warfarin

(bei erhöhter Thrombosegefahr) einnehmen müssen, erhöht sich das Risiko für innere Blutungen.
- Auch bei der Einnahme von nichtsteroidalen Antirheumatika (z. B. Diclofenac, bei Rheuma, Arthrose) erhöht sich das Blutungsrisiko.
- Protonenpumpenhemmer (z. B. Omeprazol, Pantoprazol, bei Magen- und Zwölffingerdarmgeschwüren) verringern die Blutspiegel von Erlotinib, wahrscheinlich gilt dies auch für H_2-Blocker (z. B. Famotidin) und säurebindende Mittel (Antazida). Wenn Sie auf Antazida nicht verzichten können, sollten Sie einen Abstand von mindestens zwei Stunden zur Einnahme von Erlotinib einhalten.

UNERWÜNSCHTE WIRKUNGEN

▶ **Häufig**

Ein Hautausschlag (Rash) gilt als Zeichen dafür, dass die Behandlung gut anschlägt. Vermutlich hängt das damit zusammen, dass Erlotinib Wachstumsfaktoren auch in der Haut hemmt.

Es können Bauchschmerzen, Durchfall, Hauttrockenheit, Hornhaut- und Bindehautentzündung am Auge, Husten und Atemnot auftreten.

Die Leberwerte können ansteigen.

▶ **Gelegentlich**

Die Lunge kann sich bindegewebig verändern (Lungenfibrose). Wenn Atemnot auftritt, sollten Sie den Arzt informieren und in Absprache mit ihm die Behandlung vorübergehend unterbrechen, bis ein Lungenfacharzt geprüft hat, ob es sich tatsächlich um eine Lungenfibrose handelt.

HINWEISE

Für Kinder und Jugendliche

Mangels Erfahrung sollte Erlotinib nicht bei Kindern und Jugendlichen unter 18 Jahren angewendet werden.

Bei Kinderwunsch

Da unklar ist, ob die Behandlung die Samenqualität beeinträchtigt oder das Erbgut schädigt, sollten Männer, die noch Kinder zeugen wollen, sicherheitshalber Sperma tiefgefroren lagern lassen. Die Fruchtbarkeit von Frauen ist durch die Therapie nicht gefährdet.

Zur Empfängnisverhütung

Während der Behandlung mit Erlotinib müssen Sie eine Schwangerschaft sicher verhüten.

Für Schwangerschaft und Stillzeit

Es liegen keine Studien zur Anwendung von Erlotinib in der Schwangerschaft vor. Im Tierversuch zeigte sich jedoch, dass das Mittel das Ungeborene möglicherweise schädigen kann. Wenn Sie schwanger sind, sollten Sie deshalb nicht oder nur nach sorgfältiger Abwägung von Nutzen und Risiken mit Erlotinib behandelt werden. Auch während der Stillzeit sollten Sie das Mittel nicht einnehmen.

Beim Tragen von Kontaktlinsen

Da Erlotinib Hornhaut- und Bindehautentzündungen am Auge auslösen kann, dürfen Sie während der Behandlung keine Kontaktlinsen tragen.

Imatinib

Glivec

Imatinib hemmt das Enzym Tyrosinkinase. Dieses ist vor allem an der Übertragung von Nachrichten ins Innere der Zelle beteiligt, die dazu führen, dass die Zelle Wachstumsimpulse erhält. Blockiert man diese Nachrichtenübermittlung, wird die Zelle nicht mehr dazu angeregt, sich ständig unkontrolliert zu vermehren. Dies ist vor allem bei Leukämien von Vorteil.

Imatinib wurde 2001 für die Behandlung von chronisch myeloischer (CML) und akuter lymphatischer Leukämie (ALL) zugelassen und hat die Therapie dieser Erkrankungen nachhaltig verbessert. Die vorher übliche Knochenmarktransplantation wird nur

noch in Ausnahmefällen oder nach Versagen von Imatinib oder ähnlichen Nachfolgepräparaten angewendet. Vor allem die Leukämie-Formen, bei denen das Philadelphia-Chromosom nachgewiesen werden kann, sprechen auf das Medikament gut an. Diese Veränderung am Erbgut ist bei mehr als 95 Prozent der CML-Patienten vorhanden, bei ALL bei etwa 6 Prozent der Kinder und 20–25 Prozent der Erwachsenen.

Bei chronisch myeloischer Leukämie wird *Glivec* heute als erstes Medikament eingesetzt. Besteht die Krankheit schon länger und wirkt eine bereits begonnene Therapie mit Interferon-alfa (→ Seite 54) nicht mehr ausreichend oder tritt ein akuter Krankheitsschub auf (Blastenkrise), wird ebenfalls erst einmal Imatinib gegeben. Damit werden hohe, oft jahrelang anhaltende Remissionsraten erreicht, das heißt, die Krankheit kann jahre- oder jahrzehntelang völlig zum Stillstand kommen. Die Drei-Jahres-Überlebensrate wird mit 96 Prozent der Patienten angegeben. Solche Ergebnisse ließen sich bisher medikamentös noch nicht erreichen. Eine Knochenmarktransplantation, die immer mit sehr hohen Risiken verbunden ist, wird erst erwogen, wenn alle medikamentösen Therapien ausgeschöpft sind.

Allerdings kommt es vor, dass die Tumorzellen mit der Zeit eine Resistenz gegen Imatinib entwickeln. Das Mittel kann dann die Vermehrung der Leukämie-Zellen nicht mehr stoppen. In solchen Fällen kann die Therapie mit Dasatinib (→ Seite 72) fortgesetzt werden.

Glivec ist darüber hinaus zur Behandlung von Erwachsenen mit myelodysplastischen/myeloproliferativen Erkrankungen (MDS/MPD) zugelassen, wenn diese mit einer Gen-Umlagerung eines speziellen Wachstumsfaktors einhergeht (PDGF-Rezeptor, englisch: PDGF = platelet derived growth factor), sowie bei Erwachsenen mit chronischer eosinophiler Leukämie (CEL). Außerdem ist *Glivec* angezeigt zur Behandlung von Erwachsenen mit CD-117-positiven, nicht operablen und/oder fortgeschrittenen bösartigen Stromatumoren im Verdauungstrakt (GIST) sowie bei nicht operablen bösartigen Bindegewebetumoren (Dermatofibrosarkoma protuberans, DFSP).

Bei Stromatumoren im Verdauungstrakt (GIST) kann eine Behandlung mit *Glivec* die Überlebenszeit (→ Seite 17) verlängern. Die Ergebnisse sind umso besser, je früher und je umfassender der Tumor entfernt werden konnte.

Im Rahmen von Studien wird *Glivec* neuerdings auch zur Behandlung von Hirntumoren (Glioblastom) untersucht.

ANWENDUNG

Sie nehmen die Tabletten mit einem großen Glas Wasser oder verdünntem Fruchtsaft ein, am besten zum Essen, dann werden sie besser vertragen. Wenn Sie nicht in der Lage sind, die Tabletten zu schlucken, können Sie sie auch in einem Glas Wasser oder Saft auflösen und die Mischung gut umgerührt sofort trinken.

Die Therapie wird fortgesetzt, bis die Krankheit fortschreitet, unter Umständen also viele Jahre lang.

Die Tabletten sind hitzeempfindlich. Auf Reisen dürfen Sie sie deshalb nicht im Handschuhfach des Autos deponieren oder sie in einer Tasche starker Sonneneinstrahlung aussetzen.

Da *Glivec* vor allem über die Leber abgebaut wird und die blutbildenden Zellen schädigen kann, sollte der Arzt während der Therapie regelmäßig das Blutbild und die Leberwerte kontrollieren.

ACHTUNG

Wenn Sie herzkrank sind, sollte die Herzfunktion während der Behandlung regelmäßig überwacht werden.

Wechselwirkungen

Wenn Sie noch andere Medikamente einnehmen, ist zu beachten:

- Imatinib verändert die Wirksamkeit vieler Medikamente, beispielsweise von Simvastatin (bei erhöhten Blutfetten), Benzodiazepinen (bei Schlafstörungen), Kalziumantagonisten (bei hohem Blutdruck), Phenprocoumon und Warfarin (bei erhöhter Thrombosegefahr) und Parazetamol (bei Fieber, Schmerzen). Der Arzt muss dann gegebenenfalls die Dosis anpassen.
- Imatinib verstärkt die Wirkung von Metoprolol (bei hohem Blutdruck, koronarer Herzkrankheit). Gegebenenfalls sollte der Arzt die Dosis anpassen.
- Dexamethason (bei Rheuma), Phenytoin, Carbamazepin, Phenobarbital (alle bei Epilepsien) sowie Rifampizin (bei Tuberkulose) und Johanniskraut (bei Depressionen) können die Wirkung von Imatinib abschwächen. Diese Medikamente sollten Sie nicht einnehmen, wenn Sie mit *Glivec* behandelt werden.
- Wenn Sie wegen einer Schilddrüsenentfernung mit Levothyroxin behandelt werden, kann Imatinib dessen Wirkung beeinträchtigen, sodass es zu einem Mangel an Schilddrüsenhormon kommt (Hypothyreoidismus).
- Tabletten mit Ketoconazol oder Itraconazol (bei Pilzinfektionen) sowie Makrolid-Antibiotika (Erythromyzin, Clarithromyzin, bei bakteriellen Infektionen) können die Konzentration von Imatinib im Blut erhöhen. Diese Mittel sollten Sie deshalb nicht gleichzeitig einnehmen, oder der Arzt muss die Dosis von *Glivec* entsprechend anpassen.

Unerwünschte Wirkungen

▶ Häufig

Bei mehr als 10 von 100 Behandelten kommt es zu Übelkeit, Erbrechen, Durchfall, Verstopfung, Bauchweh, Blähungen, Sodbrennen, Husten, Atemnot, Müdigkeit, Kopfschmerzen, Schwindel, Schlaflosigkeit, Mundtrockenheit, Geschmacksstörungen, Muskelschmerzen und -krämpfen.

Bei mehr als 10 von 100 Behandelten schädigt Imatinib die blutbildenden Zellen.

Bei etwa 2 von 100 Behandelten mit CML kommt es zu Wasseransammlungen im Gewebe (Ödem), in Körperhöhlen oder Organen (Pleuraerguss, Lungenödem, Bauchwassersucht) sowie am Auge. Ein besonderes Risiko dafür besteht, wenn Sie herzkrank sind. Wenn Sie unerwartet viel Gewicht zunehmen oder das Gewebe anschwillt, sollten Sie Ihren Arzt informieren. Wenn *Glivec* vorübergehend abgesetzt wird und entwässernde Medikamente gegeben werden, baut der Körper die Flüssigkeit meist rasch ab. In einigen Fällen ist es jedoch auch zu Ergüssen im Lungen- und Rippenfell mit starken Atembeschwerden, schwerer Herzschwäche (Stauungsherzinsuffizienz) und Nierenversagen mit Todesfolge gekommen.

Die Augenbindehaut kann sich entzünden, das Auge kann trocken werden, oder es können Einblutungen in die Bindehaut auftreten.

▶ Gelegentlich

Gelegentlich kommt es zu Herzstolpern, selten zu schwereren Herzrhythmusstörungen.

Auch Migräneanfälle, Gedächtnisschwäche, Empfindungsstörungen an Händen und Füßen (periphere Neuropathie), Ischiasbeschwerden oder das Syndrom der unruhigen Beine (restless legs) können auftreten.

Es können Augenschmerzen und Einblutungen in die Netzhaut vorkommen. Die Mundschleimhaut und die Lippen können sich entzünden.

Bei Männern kann die Potenz beeinträchtigt sein, bei Frauen die Libido. Die Brust kann sich vergrößern und die Brustwarzen schmerzen.

▶ Selten

Selten entzündet sich der Sehnerv, trübt sich die Augenlinse (grauer Star), erhöht sich der Augeninnendruck (Glaukom) oder der Druck im Gehirn.

Hinweise

Für Kinder und Jugendliche

Zur Behandlung von Kindern liegen erst wenige Erfahrungen vor.

Bei Kinderwunsch

Da unklar ist, ob die Behandlung die Samenqualität beeinträchtigt oder das Erbgut schädigt, sollten Männer, die noch Kinder zeugen wollen, sicherheitshalber Sperma tiefgefroren lagern lassen. Die Fruchtbarkeit von Frauen ist durch die Therapie nicht gefährdet.

Zur Empfängnisverhütung

Während der Behandlung mit *Glivec* müssen Sie eine Schwangerschaft sicher verhüten.

Für Schwangerschaft und Stillzeit

Es liegen keine ausreichenden Informationen zur Anwendung von Imatinib in der Schwangerschaft vor. Im Tierversuch zeigte sich jedoch, dass das Mittel das Ungeborene schädigen kann. Wenn Sie schwanger sind, sollten Sie deshalb nicht oder nur nach sorgfältiger Abwägung von Nutzen und Risiken mit Imatinib behandelt werden. Auch während der Stillzeit sollten Sie das Mittel nicht einnehmen, da nicht bekannt ist, ob es in die Muttermilch übertritt. Im Tierversuch war dies der Fall.

Für ältere Menschen

Bei Ihnen besteht ein erhöhtes Risiko für Wasseransammlungen im Gewebe, in Organen und Körperhöhlen.

Sorafenib

Nexavar

Sorafenib blockiert zum einen Eiweißstoffe (Enzyme), die für das Wachstum der Zelle verantwortlich sind, zum anderen aber auch solche, die die Neubildung von Blutgefäßen veranlassen. Auf diese Weise wird dem Tumor auf zwei Ebenen zugleich der Boden entzogen.

Sorafenib wurde 2006 zugelassen zur Behandlung von Leberkrebs sowie bei fortgeschrittenem Nierenzellkrebs, wenn eine vorherige Therapie mit Interferon-alfa (→ Seite 54) oder Interleukin-2 versagt hat oder nicht möglich war.
Die Überprüfung der Wirksamkeit bei Leberkrebs wurde vorzeitig abgebrochen, weil sich herausgestellt hat, dass Sorafenib hier im Vergleich mit einem Scheinmedikament überlegen war: Die Überlebenszeit (→ Seite 17) verlängerte sich um etwa drei Monate, und die Zeit bis zum Fortschreiten der Krankheit ließ sich ebenfalls um etwa drei Monate aufschieben.
Bei Nierenkrebs ließ sich mit Sorafenib ein Anstieg der Überlebenszeit von 16 auf 19 Monate erreichen, auch die Zeit bis zum Fortschreiten der Krankheit verlängerte sich um etwa drei Monate.

ANWENDUNG

Sorafenib nehmen Sie zweimal täglich ein, unabhängig von den Mahlzeiten oder zu fettarmen Gerichten. Wenn Sie ein fettreiches Essen vor sich haben, sollten Sie Sorafenib mindestens eine Stunde davor oder zwei Stunden danach einnehmen, weil es sonst nicht ausreichend aufgenommen wird.

Die Behandlung wird so lange fortgesetzt, bis die Krankheit fortschreitet oder die unerwünschten Wirkungen die positiven Effekte überwiegen.

Während der Therapie sollte der Blutdruck mehrmals wöchentlich überwacht werden.

Die Tabletten sind hitzeempfindlich. Auf Reisen dürfen Sie sie deshalb nicht im Handschuhfach des Autos deponieren oder sie in einer Tasche starker Sonneneinstrahlung aussetzen.

ACHTUNG

Sorafenib kann die Wundheilung stören. Wenn operative Eingriffe bevorstehen, sollte das Mittel vorher abgesetzt werden.

Wechselwirkungen

Wenn Sie noch andere Medikamente einnehmen, ist zu beachten:

- Medikamente, die den Säuregehalt im Magen verringern, wie zum Beispiel Protonenpumpenhemmer (z. B. Omeprazol, Pantoprazol, bei Magen- und Zwölffingerdarmgeschwüren), H_2-Blocker (z. B. Famotidin) und säurebindende Mittel (Antazida) schwächen die Wirkung von Sorafenib. Solche Mittel sollten Sie nicht gleichzeitig einnehmen.
- Wenn Sie gerinnungshemmende Medikamente wie Phenprocoumon oder Warfarin (bei erhöhter Thrombosegefahr) einnehmen müssen, erhöht sich die Gefahr für innere Blutungen. Die Gerinnungszeit ist dann häufiger als sonst zu kontrollieren.
- Wenn Sie gleichzeitig mit Docetaxel behandelt werden, kann Sorafenib dessen Wirkung verstärken. Der Arzt sollte dann gegebenenfalls die Dosis anpassen.

Da Sorafenib noch nicht lange auf dem Markt ist, kann es sein, dass es mit wesentlich mehr Wirkstoffen Wechselwirkungen hat, diese aber noch nicht bekannt sind. Wenn Sie noch andere Medikamente anwenden, sollten Sie generell stärker als sonst auf unerwünschte Wirkungen achten.

Bei Speisen und Getränken

Grapefruitsaft oder Grapefruit können die Wirkspiegel von Sorafenib im Blut erhöhen. Dieses Obst sollten Sie meiden.

Medikamente

UNERWÜNSCHTE WIRKUNGEN

▶ Häufig

Bei mehr als 1 von 10 Behandelten kommt es zu Durchfall, Übelkeit, Erbrechen und zu inneren Blutungen (Magen, Darm, Atemwege, Gehirn). Wenn der Stuhl auffällig schwarz ist und/oder Sie Blut im Stuhl bemerken, sollten Sie sofort den Arzt informieren. Ebenso häufig steigt der Blutdruck an. Dann sollte der Arzt blutdrucksenkende Medikamente verordnen. Lässt sich der Blutdruck damit nicht ausreichend regulieren oder tritt eine Hochdruckkrise mit Werten um 220/120 mm Hg auf, die trotz medikamentöser Therapie nicht abklingt, sollte die Behandlung mit Sorafenib abgebrochen werden.

Ebenfalls bei mehr als 1 von 10 Behandelten kommt es zu einem Hautausschlag mit Juckreiz, auch rötet sich die Haut an Händen und Füßen, schwillt an, schuppt sich und ist sehr schmerzempfindlich, begleitet von Taubheitsgefühlen (Hand-Fuß-Syndrom). Wenn die Beschwerden sehr ausgeprägt sind, sollte der Arzt die Dosis verringern oder die Behandlung vorübergehend unterbrechen.

Mehr als 1 von 10 Behandelten klagt über Müdigkeit sowie über Schmerzen in Kopf, Mund, Gelenken, Knochen und Muskeln.

Bei mehr als 1 von 100 Behandelten schädigt Sorafenib die blutbildenden Zellen im Knochenmark. Sinkt die Anzahl der Blutplättchen (Thrombozyten) zu stark ab (Thrombozytopenie), besteht ein höheres Risiko für innere Blutungen. Ebenso häufig kommt es zu Appetitlosigkeit, Depression, Empfindungsstörungen in Händen und Füßen, Zungenbrennen, Schluckstörungen, Ohrgeräuschen (Tinnitus), Heiserkeit, Verstopfung, Entzündung der Mundschleimhaut, Potenzstörungen, Fieber und grippeähnlichen Beschwerden.

▶ Gelegentlich

Bei mehr als 1 von 1 000 Behandelten beeinträchtigt Sorafenib die Durchblutung des Herzens bis hin zum Herzinfarkt. Wenn ein Enge-gefühl in der Brust oder Schmerzen im Oberkörper auftreten oder wenn solche Beschwerden einsetzen, wenn Sie sich belasten, sollten Sie sofort den Arzt informieren. Gegebenenfalls muss die Behandlung mit Sorafenib vorübergehend unterbrochen oder ganz abgebrochen werden.

Ebenfalls in dieser Größenordnung kann Sorafenib Sodbrennen auslösen, auch eine Bauchspeicheldrüsenentzündung kann vorkommen. Die Brust kann sich vergrößern (auch bei Männern).

HINWEISE

Für Kinder und Jugendliche

Die Anwendung von Sorafenib bei Kindern und Jugendlichen unter 18 Jahren wurde nicht untersucht. Sie sollten deshalb nicht damit behandelt werden.

Bei Kinderwunsch

Während der Behandlung mit Sorafenib sollten Sie keine Kinder zeugen und vorsichtshalber Sperma tiefgefroren lagern lassen.

Zur Empfängnisverhütung

Während der Behandlung mit Sorafenib müssen Sie eine Schwangerschaft sicher verhüten.

Für Schwangerschaft und Stillzeit

Es liegen keine Studien zur Anwendung von Sorafenib in der Schwangerschaft vor. Im Tierversuch zeigte sich jedoch, dass das Mittel das Ungeborene möglicherweise schädigen kann. Wenn Sie schwanger sind, sollten Sie deshalb nicht oder nur nach sorgfältiger Abwägung von Nutzen und Risiken mit Sorafenib behandelt werden. Auch während der Stillzeit sollten Sie das Mittel nicht einnehmen.

Für ältere Menschen

In dieser Altersgruppe ist es zu Nierenversagen gekommen. Der Arzt sollte deshalb während der Anwendung die Nierenwerte im Blut überwachen.

Sunitinib

SUTENT

Sunitinib hemmt das Enzym Tyrosinkinase. Dieses ist vor allem an der Übertragung von Nachrichten ins Innere der Zelle beteiligt, die dazu führen, dass die Zelle Wachstumsimpulse erhält. Blockiert man diese Nachrichtenübermittlung, wird die Zelle nicht mehr dazu angeregt, sich ständig unkontrolliert zu vermehren. Dies ist vor allem bei gastrointestinalen Stromatumoren (abgekürzt GIST) von Vorteil. Das sind Weichteiltumore in Magen oder Dünndarm, seltener auch in Dickdarm, Zwölffingerdarm oder in der Speiseröhre. Sie entstehen aufgrund eines Gendefekts auf bestimmten Zellen, der dazu führt, dass die Tyrosinkinase ständig aktiv ist und das Wachstum der Zellen anregt.

Sunitinib ist seit Juli 2006 zugelassen zur Behandlung von Patienten mit metastasierendem Nierenzellkrebs (engl. metastatic renal cell carcinoma, abgekürzt MRCC) oder mit GIST, wenn Imatinib nicht gegeben werden kann oder nicht ausreichend gewirkt hat.

Bei GIST kann Sunitinib die Zeit bis zum Fortschreiten der Krankheit um durchschnittlich ein halbes Jahr verlängern. Auch das Risiko zu sterben, verringert sich. Daten zur Verlängerung der Überlebenszeit (→ Seite 17) sind jedoch noch nicht vorhanden.

Bei noch nicht vorbehandeltem metastasierendem Nierenzellkarzinom kann Sunitinib die Zeit bis zum Fortschreiten der Krankheit im Vergleich zu Interferon um durchschnittlich ein halbes Jahr verlängern.

Im Rahmen von Studien wurde Sunitinib auch beim nichtkleinzelligen Lungenkrebs geprüft. Hier kam es jedoch zu schweren Blutungen aus den Tumoren in der Lunge, die teilweise tödlich verliefen.

ANWENDUNG

Sie nehmen das Mittel vier Wochen lang einmal täglich ein. Dann folgt eine zweiwöchige Pause. Diesen Zyklus kann man öfter wiederholen.

Während der Therapie sollte der Blutdruck wöchentlich mehrmals überwacht werden.

ACHTUNG

Gegenanzeigen

Unter folgenden Bedingungen sollte der Arzt Nutzen und Risiken einer Behandlung mit Sunitinib sorgfältig abwägen:

- Sie hatten in den vergangenen zwölf Monaten einen Herzinfarkt oder Schlaganfall.
- Sie haben Angina Pectoris.
- Sie mussten sich einer Bypass-Operation unterziehen.
- Sie hatten eine Lungenembolie.
- Sie haben Herzrhythmusstörungen.

In all diesen Fällen sollte der Arzt vor Beginn einer Behandlung mit Sunitinib die Herzleistung ermitteln (Bestimmung der linksventrikulären Ejektionsfraktion im Herz-Ultraschall = Echokardiographie). Treten Anzeichen einer Herzschwäche auf (Atemnot bei Belastung, Leistungsschwäche), sollte der Arzt erneut die Herzleistung prüfen und gegebenenfalls die Behandlung mit Sunitinib unterbrechen und/oder die Dosis verringern.

Wechselwirkungen

Wenn Sie noch andere Medikamente einnehmen, ist zu beachten:

- Rifampizin (bei Tuberkulose), Phenytoin, Phenobarbital und Carbamazepin (bei Epilepsien) sowie Johanniskraut (bei Depressionen) schwächen die Wirkung von Sunitinib ab. Wenn solche Medikamente unverzichtbar sind, kann der Arzt die Dosis von Sunitinib erhöhen, allerdings ist dann besonders auf unerwünschte Wirkungen zu achten.
- Tabletten mit Ketoconazol oder Itraconazol (bei Pilzinfektionen), Erythromyzin und Clarithromyzin (Antibiotika, bei bakteriellen

Infektionen) sowie antivirale Medikamente aus der Gruppe der Proteasehemmer (z. B. Atazanavir, Fosamprenavir, Lopinavir, Ritonavir, Tipranavir, alle bei HIV-Infektionen) verstärken die Wirkung von Sunitinib. Wenn es sich nicht vermeiden lässt, diese Medikamente anzuwenden, sollte der Arzt gegebenenfalls die Dosis von Sunitinib verringern.

- Wenn Sie gerinnungshemmende Medikamente wie Phenprocoumon oder Warfarin (bei erhöhter Thrombosegefahr) einnehmen müssen, erhöht sich die Gefahr für innere Blutungen. Die Gerinnungszeit ist dann häufiger als sonst zu kontrollieren.

Bei Speisen und Getränken
Grapefruitsaft oder Grapefruit können die Wirkspiegel von Sunitinib im Blut erhöhen. Dieses Obst sollten Sie meiden.

UNERWÜNSCHTE WIRKUNGEN

▶ **Häufig**
Bei etwa 30 von 100 Behandelten verfärbt sich die Haut gelblich oder wird sehr blass. Auch die Haare können ihre Farbe verlieren. Wenn Sunitinib abgesetzt wird, kehrt die normale Pigmentierung meist wieder zurück.

Bei etwa 28 von 100 Behandelten beeinträchtigt Sunitinib den Geschmackssinn. Etwa 14 von 100 klagen über Schmerzen im Mundbereich.

Häufig kommt es zu Übelkeit, Erbrechen, Durchfall, Mundschleimhautentzündung und Verdauungsstörungen im Magen (Dyspepsie). Auch Zungenschmerzen, Verstopfung, Blähungen und Mundtrockenheit kommen oft vor.

Bei 16 von 100 entsteht ein behandlungsbedürftiger Bluthochdruck. Dann sollte der Arzt blutdrucksenkende Medikamente verordnen. Lässt sich der Blutdruck damit nicht ausreichend regulieren oder tritt eine Hochdruckkrise mit Werten um 220/120 mm Hg auf, die trotz medikamentöser Therapie nicht ab-

klingt, sollte die Behandlung mit Sunitinib abgebrochen werden.

Bei 4 von 100 Behandelten kommt es zu einer Schilddrüsenunterfunktion (Hypothyreose).

Bei 2 von 100 schwächt Sunitinib das Herz.

Bei 2 bis 3 von 100 Behandelten kann Sunitinib eine tiefe Venenthrombose verursachen.

Die Anzahl der Immunzellen und der Blutplättchen (Thrombozyten) kann abnehmen. Bei etwa 2 von 100 Behandelten beginnt der Tumor plötzlich zu bluten, was lebensbedrohlich werden kann. Auch aus Schleimhäuten kann es plötzlich zu bluten beginnen (z. B. Nasenbluten). Wenn sich der Stuhl schwarz färbt, starke Bauchschmerzen auftreten oder das Herz in Ruhe plötzlich zu rasen beginnt, könnte dies auf eine größere innere Blutung hindeuten. Dann sollten Sie unverzüglich den Arzt aufsuchen.

HINWEISE

Für Kinder und Jugendliche
Bei Kindern wurde die Wirksamkeit und Verträglichkeit von Sunitinib bisher nicht untersucht. Sie sollten deshalb nicht damit behandelt werden.

Bei Kinderwunsch
Während der Behandlung mit Sunitinib sollten Sie keine Kinder zeugen und vorsichtshalber Sperma tiefgefroren lagern lassen.

Zur Empfängnisverhütung
Während der Behandlung mit Sunitinib müssen Sie eine Schwangerschaft sicher verhüten.

Für Schwangerschaft und Stillzeit
Es liegen keine Studien zur Anwendung von Sunitinib in der Schwangerschaft vor. Im Tierversuch zeigte sich jedoch, dass das Mittel das Ungeborene möglicherweise schädigen kann. Wenn Sie schwanger sind, sollten Sie deshalb nicht oder nur nach sorgfältiger Abwägung von Nutzen und Risiken mit Sunitinib behandelt werden. Auch während der Stillzeit sollten Sie das Mittel nicht einnehmen.

Sonstige Mittel bei Krebs

Zwei Substanzen lassen sich nicht in die vorliegende Struktur der Wirkstoffe einordnen: Anagrelid (→ nachfolgend) und Arsentrioxid (→ Seite 85). Sie werden deshalb hier einzeln besprochen.

Anagrelid
Xagrid

Anagrelid hemmt auf noch nicht ganz geklärte Art und Weise die Neubildung von Thrombozyten. Es wird über den Magen-Darm-Trakt aufgenommen und innerhalb weniger Stunden wieder ausgeschieden.

Anagrelid ist seit November 2004 zugelassen zur Verringerung der Anzahl der Blutplättchen (Thrombozyten) bei Risikopatienten mit essentieller Thrombozythämie, wenn eine andere Therapie (z. B. mit Hydroxyharnstoff, Handelsname *Litalir*, und/oder Azetylsalizylsäure) nicht ausreichend gewirkt hat oder nicht vertragen wurde. Essentielle Thrombozythämie ist eine gutartige Erkrankung des Knochenmarks, bei der aufgrund eines Gendefekts der blutbildenden Stammzellen zu viele Thrombozyten gebildet werden. Im Zusammenhang mit dieser Erkrankung können aber auch Leukämien auftreten.

Als Risikopatienten gelten Patienten, bei denen das Blut mehr als 1 000 Milliarden Thrombozyten pro Liter aufweist, sowie Patienten, bei denen infolge der Krankheit Blutgerinnsel in den Venen mit nachfolgender Lungenembolie oder in den Arterien mit nachfolgendem Herzinfarkt oder Schlaganfall vorgekommen sind. Außerdem gehören Patienten, bei denen die Blutplättchen in ihrer normalen Funktion beeinträchtigt sind, und Erkrankte über 60 Jahre zu dieser Risikogruppe.

Bis März 2007 lagen vier klinische Studien vor, in denen Anagrelid an insgesamt über 4 000 Patienten mit krankhaft vermehrten Blutplättchen geprüft wurde. Etwa zwei Drittel der Patienten sprachen gut auf das Mittel an. Als Kriterium für die Wirksamkeit galt, dass die Anzahl der Thrombozyten für einen Zeitraum von mindestens vier Wochen um über die Hälfte zurückging. Die längste Behandlungsdauer betrug bisher fünf Jahre.

ANWENDUNG

Anagrelid wird eine Woche lang in einer Anfangsdosis von 1 Milligramm pro Tag eingenommen. Anschließend wird die Dosis auf die Menge reduziert oder erhöht, bei der die Thrombozytenzahl anhaltend unter 600 Milliarden, idealerweise auf 150 bis 400 Milliarden pro Liter absinkt. Mehr als 2,5 Milligramm pro Tag sollten nicht gegeben werden.

Normalerweise zeigt sich ein Therapieerfolg innerhalb von zwei bis drei Wochen. Die Behandlung erfolgt meist lebenslang, weil die Anzahl der Thrombozyten nach Absetzen des Medikamentes innerhalb von ein bis zwei Wochen wieder auf die Ausgangswerte ansteigt.

Vor Beginn der Therapie sollte untersucht werden, ob das Herz gesund ist (EKG und Echokardiographie).

Während der gesamten Zeit der Behandlung ist das Blutbild engmaschig zu überwachen, anfangs wöchentlich, bei besonders hoher Thrombozytenzahl alle zwei Tage. Auch die Leber- und Nierenwerte muss der Arzt regelmäßig kontrollieren, um Schäden an diesen Organen rechtzeitig zu erkennen.

ACHTUNG

Gegenanzeigen

Wenn Ihre Leber nur eingeschränkt arbeitet, dürfen Sie nicht mit Anagrelid behandelt werden. Ein Kriterium dafür ist, dass die Transaminasen auf mehr als das Fünffache des

Normwertes angestiegen sind. Das Mittel wird vorwiegend über die Leber abgebaut und könnte diese zu stark belasten. Auch wenn die Nierenfunktion gestört ist, sollten Sie das Mittel nicht bekommen.

Wenn Sie herzkrank sind, muss der Arzt Risiken und Nutzen einer Anwendung von Anagrelid besonders sorgfältig abwägen.

Wechselwirkungen

Wenn Sie noch andere Medikamente einnehmen, ist zu beachten:

- Anagrelid verstärkt die Wirkung der gefäßerweiternden Wirkstoffe Milrinon, Amrinon, Enoximon, Olprinon (alle bei Herzschwäche) und Cilostazol (bei peripherer arterieller Verschlusskrankheit), sodass ein erhöhtes Risiko für unerwünschte Wirkungen besteht. Diese Mittel dürfen Sie nicht gleichzeitig anwenden.
- Fluvoxamin (bei Depressionen) und Omeprazol (bei Magen- und Zwölffingerdarmgeschwüren) können den Abbau von Anagrelid hemmen, sodass ein erhöhtes Risiko für unerwünschte Wirkungen besteht.

Bei Speisen und Getränken

Grapefruitsaft oder Grapefruit führen dazu, dass Anagrelid langsamer abgebaut wird und länger im Körper bleibt. Dadurch wächst das Risiko für unerwünschte Wirkungen. Dieses Obst sollten Sie während der Behandlung meiden.

Unerwünschte Wirkungen

▶ Häufig

14 von 100 Behandelten bekommen Kopfschmerzen, 9 von 100 einen schnellen oder unregelmäßigen Herzschlag (Herzrhythmusstörungen).

6 von 100 klagen über Übelkeit und Flüssigkeitsansammlungen im Gewebe, 5 von 100 über Durchfall.

Häufig verringert sich die Anzahl der roten Blutkörperchen, sodass sich eine Anämie ausbildet.

▶ Gelegentlich

Gelegentlich kommt es zu Atemnot, Brust-, Muskel- und Gliederschmerzen, Impotenz, Müdigkeit, Schlaf- und Verdauungsstörungen, Depression, Nervosität, Mundtrockenheit und Vergesslichkeit.

Der Blutdruck kann ansteigen.

Es kann Haarausfall auftreten, die Haut kann sich verfärben, trocken werden und jucken.

▶ Selten

Das Herz kann sich vergrößern, sodass sich eine Herzschwäche ausbildet. Auch Angina Pectoris oder Herzinfarkt sind beobachtet worden.

Selten kommt es zu Darm- und Magenschleimhautentzündungen oder Zahnfleischbluten.

Hinweise

Für Kinder und Jugendliche

Bisher wurden erst wenige Kinder im Alter von 5 bis 17 Jahren drei Monate lang mit Anagrelid behandelt. Sie haben das Mittel gut vertragen. Trotzdem sollten Kinder während der Therapie immer besonders sorgfältig überwacht werden.

Beim Gebrauch von Verhütungsmitteln

Anagrelid beeinträchtigt möglicherweise die Aufnahme der Wirkstoffe aus der „Pille" im Darm. Sicherheitshalber sollten Frauen ein anderes Verhütungsmittel benutzen.

Zur Empfängnisverhütung

Während der Therapie sollten Sie eine Schwangerschaft sicher verhüten.

Für Schwangerschaft und Stillzeit

Es liegen keine Studien zur Anwendung von Anagrelid in der Schwangerschaft vor. Im Tierversuch zeigte sich jedoch, dass das Mittel das Ungeborene möglicherweise schädigen kann. Wenn Sie schwanger sind, sollten Sie deshalb nicht mit Anagrelid behandelt werden. Auch während der Stillzeit sollten Sie das Mittel nicht einnehmen.

Für ältere Menschen

In dieser Altersgruppe besteht ein erhöhtes Risiko für schwere unerwünschte Wirkungen am Herzen.

Arsentrioxid

TRISENOX

Arsentrioxid ist stark giftig und wurde früher als Rattengift und Insektenbekämpfungsmittel verwendet – bekannt aus zahlreichen Kriminalromanen. Erst neuerdings hat man entdeckt, dass die Substanz bei einer bestimmten Form von Blutkrebs wirksam sein kann.

Der Wirkmechanismus von Arsentrioxid ist noch nicht vollständig geklärt. Vermutlich schädigt das Mittel die bei akuter Promyelozyten-Leukämie aufgrund eines genetischen Defekts gebildeten Eiweißstoffe, die dafür verantwortlich sind, dass die weißen Blutkörperchen nicht richtig ausreifen. Auf diese Weise ermöglicht es eine normale Zellreifung der Leukozyten im Knochenmark und den natürlichen Zelltod (Apoptose), der notwendig ist, damit sich die Zellen nicht unkontrolliert vermehren.

Arsentrioxid ist seit 2002 zur Behandlung von Patienten mit einer speziellen Form der akuten myeloischen Leukämie zugelassen (akute Promyelozyten-Leukämie, abgekürzt APL), wenn Anthrazykline (→ Seite 106) und all-trans-Retinsäure nicht ausreichend wirksam waren.

Die Zulassung erfolgte unter „außergewöhnlichen Umständen". Das bedeutet, dass ein Arzneimittel in den Handel gebracht werden darf, obwohl der Wirkmechanismus noch nicht vollständig geklärt ist, weil der mögliche Nutzen die damit verbundenen Risiken überwiegt. Dies erscheint auch deshalb gerechtfertigt, weil außer Anthrazyklinen, dem Retinoid und einer Stammzelltransplantation für diese Krankheit bisher keine weitere Therapie zur Verfügung steht.

In den beiden bisher vorliegenden Studien mit insgesamt 52 Patienten zwischen fünf und 75 Jahren zeigte sich, dass sich das Blutbild unter Gabe von Arsentrioxid innerhalb von ein bis zwei Monaten bei 80 bis 90 Prozent der Patienten normalisiert. Nach 18 Monaten leben noch zwei Drittel der Patienten, wobei einige zusätzlich zur medikamentösen Therapie eine Stammzelltransplantation erhielten. Zurzeit laufen einige weitere Studien, um den Stellenwert von Arsentrioxid noch besser zu klären.

Im Rahmen von Studien wird Arsentrioxid auch bei anderen Krebsarten erprobt (z. B. bei myelodysplastischem Syndrom, akuter myeloischer Leukämie, Leberzellkrebs, Hirntumoren).

ANWENDUNG

Arsentrioxid wird täglich als Infusion über einen Zeitraum von ein bis zwei Stunden gegeben, bis keine Leukämie-Zellen mehr nachweisbar sind. Anschließend erfolgt eine Erhaltungstherapie, bei der Arsentrioxid fünf Wochen lang täglich an fünf Tagen infundiert wird, gefolgt von zwei Tagen Pause. In der Anfangsphase müssen die Infusionen stationär im Krankenhaus gegeben werden.

Hat sich das Blutbild nach 50 Tagen nicht normalisiert, sollte die Therapie abgebrochen werden.

Sowohl das Blutbild als auch die Werte für Elektrolyte (Natrium, Kalium, Magnesium, Kalzium), Blutzucker, Blutgerinnung sowie die Leber- und Nierenwerte sind anfangs zweimal, später einmal wöchentlich zu bestimmen.

Wegen der möglichen Störwirkungen auf das Herz ist vor Beginn der Behandlung und währenddessen mindestens zweimal wöchentlich ein EKG aufzuzeichnen.

ACHTUNG

Während der Therapie ist darauf zu achten, dass vor allem die Kalium- und Magnesium-Konzentration im Blut im Normbereich liegen, weil sonst die Gefahr für schwerwiegende Herzrhythmusstörungen steigt.

Gegenanzeigen

Bei eingeschränkter Nierenfunktion muss der Arzt Nutzen und Risiken einer Anwendung von Arsentrioxid besonders sorgfältig abwägen, weil das Mittel über die Nieren ausgeschieden wird.

Wechselwirkungen

Arzneimittel, die sich auf den Herzrhythmus auswirken und zu Veränderungen im EKG führen (QT-Verlängerung), erhöhen das Risiko für schwerwiegende Herzrhythmusstörungen und dürfen deshalb nicht gleichzeitig angewendet werden. Das betrifft folgende Wirkstoffe: Chinidin, Amiodaron, Sotalol, Dofetilid (alle bei Herzrhythmusstörungen), Thioridazin (bei Psychosen), Amitryptilin (bei Depressionen), Erythromyzin und andere Substanzen aus der Gruppe der Makrolid-Antibiotika sowie Sparfloxazin und andere Chinolon-Antibiotika (alle bei bakteriellen Infektionen), Terfenadin und Astemizol (bei Allergien). Auch nichtkaliumsparende Diuretika wie Hydrochlorothiazid (bei hohem Blutdruck, zum Entwässern) und Amphotericin B (bei Pilzinfektionen), die den Mineralstoffhaushalt beeinträchtigen, können die Gefahr für Herzrhythmusstörungen erhöhen.

UNERWÜNSCHTE WIRKUNGEN

▶ Häufig

Bei jedem zweiten Behandelten vermehren sich die weißen Blutkörperchen zu stark. Meist normalisiert sich das Blutbild im Laufe der Therapie aber wieder. Eine gefürchtete Komplikation einer solchen Leukozytose ist das Leukozyten-Aktivierungssyndrom. Es geht mit hohem Fieber, Atemnot, Gewichtszunahme, Rippenfell- und Herzbeutelerguss einher

und kann tödlich verlaufen. Bei den ersten Anzeichen für eine solche Reaktion sind sofort drei Tage lang hoch dosierte Kortisonpräparate (Dexamethason) zu geben. Diese gefürchtete Komplikation ist ein Grund, warum Arsentrioxid zumindest anfangs nur unter stationären Bedingungen gegeben werden darf, und nicht ambulant.

Arsentrioxid kann zu schweren Herzrhythmusstörungen führen, die möglicherweise tödlich enden. Wenn die stationäre Behandlung bereits abgeschlossen ist und der Herzschlag unregelmäßig wird oder kurze Ohnmachten (Synkopen) auftreten, müssen Sie sich unverzüglich wieder ins Krankenhaus begeben, damit die Herzfunktion kontinuierlich überwacht werden kann.

Der Blutzucker kann ansteigen. Außerdem kann Arsentrioxid einen Mangel an Kalium sowie einen Rückgang spezieller Immunzellen (neutrophile Lymphozyten) und der Blutplättchen (Thrombozyten) verursachen, wodurch ein erhöhtes Infektions- und Blutungsrisiko besteht. Diese Blutwerte müssen häufig kontrolliert werden.

▶ Gelegentlich

Der Magnesium- und Natriumspiegel im Blut kann ansteigen. Ein solches Ungleichgewicht im Mineralstoffhaushalt (in Zusammenhang mit dem häufiger auftretenden Kaliumverlust) fördert die Gefahr für Herzrhythmusstörungen.

Es können Durchfall, Hautrötungen, Juckreiz, Muskelschmerzen, Benommenheit, unscharfes Sehen, Schüttelfrost und Gewebeschwellungen auftreten.

HINWEISE

Für Kinder und Jugendliche

Arsentrioxid wurde im Rahmen der Studien auch Kindern über fünf Jahre gegeben. Sie erhielten die gleiche Dosis wie Erwachsene.

Bei Kinderwunsch

Wenn sie sich noch Kinder wünschen, sollten Männer sicherheitshalber Sperma tiefgefroren lagern lassen.

Zur Empfängnisverhütung

Für die gesamte Zeit der Anwendung von Arsentrioxid müssen Sie eine Schwangerschaft sicher verhüten. Das gilt für Männer und Frauen gleichermaßen.

Für Schwangerschaft und Stillzeit

Es liegen keine Studien zur Anwendung von Arsentrioxid in der Schwangerschaft vor. Im Tierversuch zeigte sich jedoch, dass das Mittel das Ungeborene schwer schädigen kann. Wenn Sie schwanger sind, dürfen Sie deshalb nicht mit Arsentrioxid behandelt werden.

Auch während der Stillzeit dürfen Sie das Mittel nicht einnehmen, weil es in die Muttermilch übergeht.

Zytostatika

Die Bezeichnung Zytostatika leitet sich von ihrer Wirkweise ab: Diese Substanzen bringen das Wachstum der Tumorzellen (Zyto = Zelle) zum Stillstand (stasis = Stillstand), indem sie die Erbsubstanz der Zellen schädigen. Dann kann sich die Zelle nicht mehr teilen und stirbt ab. Auf diese Weise verkleinert sich der Tumor.

Tumorzellen teilen sich meistens sehr rasch. Zellgifte wirken dann besonders gut. Allerdings beeinflussen sie nicht nur die Tumorzellen, sondern stören auch die Teilungsfähigkeit der gesunden Körperzellen, vor allem, wenn diese sich ebenfalls rasch teilen. Betroffen sind in erster Linie Schleimhaut-, Haarwurzel-, Keimdrüsen- und Knochenmarkzellen (besonders die, aus denen sich die weißen Blutkörperchen entwickeln). Wenn Zytostatika diese Zellen in ihrem raschen Erneuerungszyklus stören, folgen daraus die typischen Be-

schwerden einer Chemotherapie: Übelkeit, Erbrechen, Entzündungen (z. B. im Mund), Haarausfall, gestörte Blutbildung.

Zytostatika allgemein

Zytostatika unterscheiden sich entsprechend ihrem Wirkmechanismus, manche haben mehrere Wirkungen gleichzeitig. Bei einigen Substanzen ist noch unklar, wie sie in den Zellstoffwechsel eingreifen.

Ob und wie nachhaltig die Zellgifte das Wachstum eines Tumors aufhalten, ist sehr verschieden. Bei manchen Krebsarten wirkt die Chemotherapie sehr gut oder sogar heilend (z. B. bei Leukämie und Hodenkrebs), bei anderen hat sie kaum einen Nutzen (z. B. bei Nierenkrebs). Teilweise können Zytostatika die Tumormasse verkleinern und damit Beschwerden lindern, beispielsweise Schmerzen und Appetitlosigkeit. Das wirkt dann zwar nicht heilend, kann den Krankheitsverlauf jedoch abmildern.

Bei bestimmten Krebsarten kann es sinnvoll sein, verschiedene Zytostatika miteinander zu kombinieren, weil sie sich in ihrer Wirkung ergänzen. Dieser Vorteil ist dann gegen die möglicherweise verstärkt auftretenden unerwünschten Wirkungen abzuwägen. Im Folgenden werden die für alle Zytostatika geltenden Informationen zusammengefasst. Besonderheiten der einzelnen Mittel lesen Sie im jeweiligen Wirkstofftext.

ANWENDUNG

Die meisten Zytostatika werden in die Vene gespritzt oder infundiert, manche gibt es auch als Tabletten oder Kapseln. Einige Mittel müssen möglichst langsam ins Blut geleitet werden, um das Risiko für unerwünschte Wirkungen an der Einstichstelle (z. B. Hautreizungen) gering zu halten. Bei anderen soll die Infusion eher rasch erfolgen, weil sonst die Wirkung nachlässt oder das Zytostatikum giftiger wirkt als nötig.

Die Dosierung hängt davon ab, um welche Krebserkrankung es sich handelt und wie ausgedehnt der Tumor ist. Es gibt definierte Behandlungspläne, die ständig nach den neuesten Erkenntnissen aktualisiert werden. Deshalb ändern sich die Therapierichtlinien immer wieder und oft innerhalb kurzer Zeit. Vor allem, wenn noch unklar ist, gegen welche Krebsart und in welcher Dosis eine Substanz am besten wirkt, werden immer wieder aufgrund neuer Studienergebnisse aktualisierte Schemata festgelegt.

Häufig werden die Medikamente in Zyklen (intermittierend) gegeben, zwischen denen jeweils ein Abstand von mehreren Tagen, Wochen oder Monaten liegt. Ziel ist dabei, das Tumorwachstum besonders nachhaltig zu bremsen, dem Körper zwischendurch aber Zeit zur Erholung zu gönnen.

Da alle Zytostatika die blutbildenden Zellen im Knochenmark schädigen, muss der Arzt während der Anwendung das Blutbild überwachen, um unerwünschte Wirkungen auf die blutbildenden Zellen im Knochenmark rechtzeitig zu erkennen. Grundsätzlich muss sich das Knochenmark erst wieder erholt haben, bevor ein weiterer Zytostatika-Zyklus gegeben werden kann.

Auch die Nieren- und Leberwerte sind zu kontrollieren.

ACHTUNG

Solange Sie Zytostatika anwenden, dürfen Sie nicht mit Personen in Kontakt kommen, die Infektionen übertragen könnten (z. B. Erkältung, Grippe, Herpes, Windpocken, Röteln). Durch das geschwächte Immunsystem sind Sie für solche Infekte wesentlich anfälliger, und diese verlaufen erheblich schwerer als sonst.

Während der Behandlung dürfen Sie nicht mit Lebendimpfstoffen geimpft werden (z. B. gegen Masern, Mumps, Röteln, Windpocken).

Aufgrund des stark geschwächten Immunsystems kann der Impfstoff die Krankheit, vor der er schützen soll, zum Ausbruch bringen. Die Wirkung von Totimpfstoffen (z. B. Tetanus, Grippe, Hepatitis) kann sich verringern, sodass möglicherweise kein Impfschutz entsteht.

Gegenanzeigen

Wenn Sie an einer schweren Infektion leiden (z. B. Virusgrippe, Lungenentzündung), dürfen Sie nicht mit Zytostatika behandelt werden, ebensowenig bei deutlich eingeschränkter Funktion von Leber oder Nieren.

Auch wenn die blutbildenden Zellen im Knochenmark stark geschädigt sind und eine gewisse Anzahl für Erythro-, Leuko- und Thrombozyten unterschritten ist, dürfen Sie keine Chemotherapie bekommen.

Bei Speisen und Getränken

Sie sollten Alkohol meiden, um die Leber nicht noch mehr zu belasten – sie hat mit dem Abbau der Medikamente schon genug zu tun. Auch auf purinhaltige Lebensmittel (Fleisch, Innereien) sollten Sie verzichten, damit die Harnsäure im Blut nicht ansteigt.

UNERWÜNSCHTE WIRKUNGEN

Die meisten unerwünschten Wirkungen sind abhängig von der Dosierung des Wirkstoffs. Je höher die Dosis, desto größer das Risiko für unerwünschte Wirkungen.

▶ Häufig

Zellgifte verhindern, dass sich die blutbildenden Zellen im Knochenmark teilen. Deshalb nimmt die Zahl der roten und weißen Blutkörperchen ab, seltener auch die der Blutplättchen oder anderer wichtiger Zellen im Immunsystem.

Die Folge eines Mangels an roten Blutkörperchen (Erythrozyten) sind Müdigkeit, Atemnot und Erschöpfung. Ein Mangel an weißen Blutkörperchen (Leukozyten) schwächt die körpereigene Abwehr, sodass fieberhafte Infekte, Entzündungen (vor allem der Lunge) oder Pilzerkrankungen auftreten können. Virusinfektionen, deren Erreger sich „schlafend" im Körper befinden, treten dann häufiger auf, z. B. „blühen" Herpesbläschen leichter auf, oder es kommt zu einer Gürtelrose.

Fehlt es an Blutplättchen (Thrombozyten), die für die Blutgerinnung mit verantwortlich sind, verstärkt sich die Blutungsneigung. Sie spüren das an Zahnfleisch- und Nasenbluten sowie kleinen Hauteinblutungen in der Mundschleimhaut, an Unterarmen und/oder Unterschenkeln. Ein ausgeprägter Thrombozyten-Mangel zeigt sich durch Blutergüsse, schlecht heilende Wunden oder Blutungen in Magen, Darm oder Nieren.

Wann und in welchem Ausmaß diese unerwünschte Wirkung auftritt, hängt von der Art der Wirkstoffe und ihrer Dosierung ab. Wenn sie sehr hoch dosiert werden müssen, sind Krebskranke massiv infektionsgefährdet und müssen im Krankenhaus besonders abgeschirmt werden. Nach Absetzen der Medikamente nehmen die blutbildenden Zellen ihre Tätigkeit wieder auf. Wie schnell das geschieht, hängt von der Dosis der Zytostatika, vom Krankheitszustand und vom Alter der Betroffenen ab.

Um rechtzeitig zu erkennen, ob die Blutbildung nachhaltig gestört ist und die Behandlung notfalls unterbrochen werden muss, muss Ihr Arzt regelmäßig das Blutbild kontrollieren.

Teilweise kommt es auch zu Störungen und Entzündungen in Rückenmark und Gehirn. Sie machen sich oft durch Sehstörungen, Müdigkeit, Benommenheit und Lähmungen bemerkbar. Auch seelische Veränderungen (Psychosen) können vorkommen. Sie bilden sich mit dem Ende der Chemotherapie zurück.

Wenn durch die Behandlung große Tumormassen rasch zerfallen, gelangen verschiedene Stoffwechselprodukte, unter anderem Harnsäure, ins Blut (Tumor-Zerfallsyndrom). Die Harnsäure sammelt sich in der Niere, sodass ein akutes Nierenversagen droht. Anzei-

chen dafür sind Schmerzen in der Hüftregion oder im Rücken. Außerdem kann der Harnsäureüberschuss einen Gichtanfall auslösen. Um das zu vermeiden, sollten Sie mindestens drei Liter täglich trinken oder vorbeugend ein bis zwei Wochen Medikamente mit dem Wirkstoff Allopurinol einnehmen. Das kann auch dann gerechtfertigt sein, wenn Allopurinol die unerwünschten Wirkungen eines Zytostatikums verstärkt. Ihr Arzt sollte während der Therapie den Harnsäuregehalt des Blutes überwachen.

Sehr unangenehm und seelisch belastend, aber gesundheitlich wenig bedenklich sind Haarausfall, Appetitlosigkeit, Übelkeit, Erbrechen und leichter Durchfall. Diese unerwünschten Wirkungen verschwinden wieder, sobald die Medikamente abgesetzt werden.

Haarausfall ist bei einigen Zytostatika fast unvermeidlich (z. B. bei Anthrazyklinen und Taxanen), bei anderen dagegen seltener (z. B. Vincaalkaloide und Platinverbindungen). Manchmal fallen alle Haare komplett aus (auch Wimpern, Augenbrauen, Schamhaare). Nach Absetzen der Medikamente wachsen sie dann wieder nach, meist in gleicher Stärke und Dichte wie vorher, teilweise sogar dichter. Manchmal haben die neuen Haare vorübergehend Farbe und Struktur wie in der Kindheit, oft werden glatte Haare lockig.

Übelkeit und Erbrechen können medikamentös behandelt werden, sodass Sie unter beidem nicht so leiden müssen. Am besten wirken Substanzen wie zum Beispiel Ondansetron.

Die Schleimhäute können sich entzünden, vor allem in Mund- und Rachenraum, im Magen-Darm-Trakt sowie in der Harnblase. Durchfall zeigt an, dass die Wirkstoffe die Darmschleimhaut stark angegriffen haben. Nach Absetzen der Medikamente normalisiert sich die Verdauung wieder. Häufig entzünden sich Mund- und Speiseröhrenschleimhaut, was ein starkes, sehr unangenehmes Brennen verursacht. Dann fällt es schwer, zu essen oder zu trinken, oder dies ist ganz und gar unmöglich. Bei schweren Entzündungen dieser Art müssen Sie im Krankenhaus weiterbehandelt werden, weil Ihr Körper dann Nährstoffe und Flüssigkeit über Infusionen bekommen muss.

Die Scheidenhaut wird anfällig für Infektionen durch Pilze, Viren und Bakterien.

Störungen der Nervenfunktion zeigen sich durch Kribbeln in Fuß- und Fingerspitzen, Taubheitsgefühl, vermindertes Heiß-Kalt-Empfinden oder Geruchs- und Geschmacksstörungen („alles schmeckt nach Pappe"). Teilweise lässt sich das mit Vitamin-B_6-Präparaten verhindern. Die Symptome bilden sich nach Absetzen der Zytostatika zurück.

▶ **Selten**

Wenn die Infusionsnadel in der Vene verrutscht und der Wirkstoff nicht ins Blut, sondern ins umliegende Gewebe gelangt (Paravasat), schädigen oder zerstören einige Zytostatika dieses Gewebe (Nekrose), teilweise auch nahe liegende Gelenke. Deshalb müssen Sie sofort Ihren Arzt informieren, wenn Sie während einer Infusion ein Brennen oder Schmerzen an der Einstichstelle spüren. Treten solche Beschwerden erst einige Zeit nach der Infusion auf, müssen Sie ebenfalls sofort den Arzt informieren.

Wenn Sie Anthrazykline (→ Seite 106) bekommen haben, können Sie als Sofortmaßnahme die Stelle kühlen (kalte Umschläge, Eispack). Wurden Ihnen Vincaalkaloide (→ Seite 152) gegeben, müssen Sie die Stelle wärmen (warme Umschläge, Wärmflasche).

HINWEISE _____

Bei Kinderwunsch

Wenn die Chemotherapie die Zeugungsfähigkeit beeinträchtigt, ist es möglich, vor der Behandlung mehrere Samenproben abzugeben oder Eizellen entnehmen zu lassen und diese tiefgefroren zu lagern. Die Kosten für eine künstliche Befruchtung übernehmen die Krankenkassen meist nur für drei Versuche.

Zur Empfängnisverhütung

Da alle Zytostatika die Keimzellen schädigen, müssen Sie immer für die gesamte Zeit der Chemotherapie und vorsichtshalber noch ein halbes Jahr danach eine Schwangerschaft sicher verhüten. Das gilt für Frauen und Männer gleichermaßen. Frauen können die Pille nehmen, sofern keine anderen Risiken dagegen sprechen (z. B. Rauchen, Thromboseneigung, hormonabhängig wachsende Tumore).

Für Schwangerschaft und Stillzeit

Schwangere sollten keine Zytostatika bekommen, weil diese das Ungeborene schädigen können. Falls Sie während einer Chemotherapie oder in den Monaten danach schwanger geworden sind, sollten Sie gemeinsam mit Ihrem Arzt besprechen, wie groß das Risiko ist, dass das Ungeborene Schaden genommen hat. Das gilt auch für den Fall, dass Ihr Partner eine Chemotherapie machen musste und das Kind während seiner Behandlung gezeugt wurde.

Während einer Chemotherapie sollten Sie grundsätzlich nicht stillen.

Alkylanzien

Alkylanzien gehören zu den ältesten Zytostatika und werden bereits seit den 1950er/60er-Jahren in der Krebsbehandlung eingesetzt. Sie verbinden sich in der Zelle mit der Erbsubstanz DNA. Die Stränge der DNA werden dabei eng miteinander vernetzt oder brechen auseinander, sodass die Erbinformation nicht mehr weitergegeben werden kann. Dann teilt sich die Zelle nicht mehr und stirbt ab.

Zu den Alkylanzien gehören die Wirkstoffe Bendamustin (→ Seite 91), Busulfan (→ Seite 92), Chlorambucil (→ Seite 94), Cyclophosphamid (→ Seite 95), Dacarbazin (→ Seite 97), Ifosfamid (→ Seite 98), Lomustin (→ Seite 100), Melphalan (→ Seite 102), Temozolo-mid (→ Seite 103), Thiotepa (→ Seite 104), Treosulfan (→ Seite 104) und Trofosfamid (→ Seite 105).

Grundsätzlich gelten alle Angaben zu „Zyto-statika allgemein" (→ Seite 87). Im Folgenden werden zusätzlich die Besonderheiten bei den einzelnen Wirkstoffen beschrieben.

Bendamustin
Ribomustin
Bendamustin ist ein seit Ende der 1960er Jah-re bekanntes Zellgift und wurde vor allem im Osten Deutschlands in der Krebstherapie ein-gesetzt. Seit Ende der 1990er Jahre gewinnt es aufgrund der vielfältigen neuen Studien, die für die europäische Zulassung notwendig wurden, zunehmend an Bedeutung.

Zur Wirkweise von Bendamustin gelten die Angaben zu Alkylanzien (→ Seite 90), darüber hinaus gelten – auch in Bezug auf Gegenan-zeigen, unerwünschte Wirkungen und Hin-weise – die Angaben zu „Zytostatika allge-mein" (→ Seite 87).

Bendamustin wird vor allem beim fortge-schrittenen Non-Hodgkin-Lymphom sowie bei multiplen Myelomen (Plasmozytom) im Stadium II und III sowie bei chronisch lymphatischer Leukämie (CLL) eingesetzt, meist in Kombination mit anderen Medi-kamenten. Experimentell wird es auch zur Behandlung von kleinzelligen Bronchialtu-moren erprobt oder um Beschwerden im Rahmen einer Brustkrebs-Erkrankung zu lindern.

Ein wichtiger Vorteil von Bendamustin liegt darin, dass viele Tumore darauf auch dann noch ansprechen, wenn andere Zyto-statika sie in ihrem Wachstum nicht mehr beeinflussen. Bendamustin wird deshalb häufig als zweites oder drittes Medikament angewendet, wenn andere Mittel nicht mehr wirken.

ANWENDUNG
Bendamustin wird über 30 bis 60 Minuten in die Vene infundiert, häufig an ein bis vier auf-einander folgenden Tagen einer Woche, mit einer darauf folgenden Pause von drei bis vier Wochen. Es kann aber auch täglich in niedri-ger Dosierung über drei bis vier Wochen oder länger gegeben werden.

Bei eingeschränkter Nierenfunktion muss der Arzt die Dosis verringern.

ACHTUNG
Gegenanzeigen
Unter folgenden Bedingungen dürfen Sie nicht mit Bendamustin behandelt werden:
• Ihre Leber ist schwer geschädigt.
• Ihre Nieren arbeiten nur eingeschränkt.
• Die blutbildenden Zellen des Knochenmarks sind durch andere Zytostatika bereits stark geschädigt.
• Sie sind innerhalb der vergangenen vier Wochen operiert worden.

UNERWÜNSCHTE WIRKUNGEN
Wenn Bendamustin allein gegeben wird, bleibt der bei Zytostatika sonst häufige Haar-ausfall meist aus.

Bendamustin schädigt vor allem weiße Blutkörperchen (Leukozyten) und Blutplätt-chen (Thrombozyten), und zwar meist erst zwei bis drei Wochen nach der Therapie.
▶ **Häufig**
Häufig treten Fieber und Schmerzen auf so-wie Blutungen, starker entzündlicher Haut-ausschlag, teilweise mit juckenden Quaddeln am ganzen Körper (Urtikaria) als Zeichen ei-ner allergischen Reaktion, Herzrhythmusstö-rungen, Blutdruckabfall, Lungenfunktionsstö-rung, Durchfall oder Verstopfung und starker Haarausfall (in Kombinationsbehandlung). Bei Frauen kann die Menstruation ausbleiben.

Als Zeichen einer Leberschädigung können die Leberenzyme und die Werte für Bilirubin ansteigen.

▶ Gelegentlich

Gelegentlich sammelt sich Flüssigkeit im Herzbeutel (Perikarderguss). Auch kann sich die Vene an der Injektionsstelle entzünden.

▶ Selten

Schläfrigkeit, Ausfall der Stimme (Aphonie), Schädigung des Lungengewebes (Lungenfibrose), Lungenentzündung, Herzinfarkt, vermehrtes Schwitzen, schwere allergische Reaktionen mit Kreislaufzusammenbruch, Herzrasen und Atemnot kommen selten vor.

Busulfan

Busilvex, Myleran

Dieser Wirkstoff soll unreife Zellen des Blutes in reife überführen. Das Ziel ist, die bei verschiedenen bösartigen Bluterkrankungen enorm gesteigerte Anzahl unreifer Zellen zu verringern.

Zur Wirkweise von Busulfan gelten darüber hinaus die Angaben zu Alkylanzien (→ Seite 90) sowie – auch in Bezug auf Gegenanzeigen, unerwünschte Wirkungen und Hinweise – die Angaben zu „Zytostatika allgemein" (→ Seite 87).

Busulfan wird seit 1953 in der Therapie der bösartigen Bluterkrankungen wie chronischer myeloischer Leukämie (CML), Polyzythämia vera, aber auch bei der gutartigen Knochenmarkerkrankung essentielle Thrombozythämie eingesetzt und gilt als eines der bestuntersuchten Medikamente auf diesem Gebiet. Bei CML wird es heute allerdings nur noch angewendet, wenn eine Therapie mit Imatinib (→ Seite 76) nicht erfolgreich war oder wenn andere Medikamente nicht vertragen wurden. Außerdem wirken Präparate mit dem Wirkstoff Hydroxycarbamid (→ Seite 166) ebenso gut und haben weniger gefährliche Nebenwirkungen.

Darüber hinaus wird Busulfan in sehr hoher Dosierung vor Stammzelltransplanta-tionen gegeben (meist als Infusion). Nur für diese Indikation ist *Busilvex* zugelassen, *Myleran* auch für die Behandlung der CML.

ANWENDUNG

Busulfan-Tabletten nehmen Sie vor einer Stammzell-Transplantation meist vier Tage lang alle sechs Stunden ein. In diesem Rhythmus werden auch Infusionen verabreicht.

Die Tabletten werden auch über Monate oder Jahre eingesetzt, um ein erneutes Auftreten der Krebserkrankung zu verhindern. Sie dürfen die Tabletten keinesfalls teilen, um sie besser einnehmen zu können! Wenn die Dosis auf Anraten des Arztes verringert werden soll, können Sie die Tabletten im Abstand von einem oder mehreren Tagen einnehmen.

Wenn Sie Busulfan über längere Zeit einnehmen, sollte der Arzt das Blutbild alle vier Wochen kontrollieren. Sobald die Anzahl der weißen Blutkörperchen unter 10 000 bis 15 000 (pro Kubikmillimeter) absinkt, müssen Sie die Tabletten absetzen, weil sonst das Knochenmark unwiederbringlich geschädigt wird. Zu beachten ist dabei, dass die Leukozytenzahl auch noch zwei bis vier Wochen nach Absetzen der Medikamente weiter abnehmen kann.

ACHTUNG

Gegenanzeigen

Unter folgenden Bedingungen sollten Sie nicht mit Busulfan behandelt werden:
- Die Funktion Ihrer Leber ist gestört.
- Die Anzahl sämtlicher Blutzellen ist deutlich verringert.

Wechselwirkungen

Wenn Sie noch andere Medikamente einnehmen oder mit weiteren Therapieverfahren behandelt werden, ist zu beachten:
- Phenytoin und Fosphenytoin (bei Epilepsien) schwächen bei einer Hochdosistherapie mit Busulfan die zerstörerische Wirkung auf das Knochenmark ab. Der Arzt sollte das

Blutbild dann besonders sorgfältig beobachten, um festzustellen, ob die Dosis gegebenenfalls erhöht werden muss, damit die erwünschte Wirkung erreicht wird.

- Tabletten mit Itraconazol und Metronidazol (bei Pilzinfektionen) verstärken bei einer Hochdosistherapie mit Busulfan dessen Giftigkeit auf die blutbildenden Zellen im Knochenmark.
- Busulfan verstärkt die Wirkung von Bestrahlungen. Dadurch erhöht sich die Wahrscheinlichkeit von strahleninduzierten Lungenentzündungen und/oder -schädigungen.
- In Kombination mit anderen Zytostatika verstärkt sich die giftige Wirkung von Busulfan auf die Lunge.
- In Kombination mit Tioguanin (→ Seite 142) kann sich in den Venen der Leber und deren Umgebung bis hin zur Speiseröhre ein Überdruck aufbauen. Dadurch können sich in der Speiseröhre Krampfadern bilden, die leicht bluten.
- In Kombination mit Cyclophosphamid (→ Seite 95) kann bei einer Hochdosistherapie mit Busulfan eine schwere blutige Harnblasenentzündung (hämorrhagische Zystitis) auftreten.
- In Kombination mit Allopurinol (zum Senken des Harnsäurespiegels) können sich in der Haut erbsengroße Knötchen bilden.
- Wenn Sie gleichzeitig Parazetamol (bei Schmerzen) einnehmen, wird Busulfan verzögert ausgeschieden, sodass es länger und stärker wirkt. Damit steigt auch das Risiko für unerwünschte Wirkungen.

Unerwünschte Wirkungen ──────

▶ Häufig

Tabletten

Bei Frauen unterdrückt Busulfan die Funktion der Eierstöcke. Infolgedessen kann die Menstruation ausbleiben, auch können Beschwerden ähnlich denen in den Wechseljahren vorkommen (Hitzewallungen, Schlafstörungen, trockene Haut).

Bei Männern können sich die Hoden verkleinern und keine Spermien mehr produzieren.

Auf der Haut können sich braune Flecken bilden, auch kann die Haut sehr trocken werden.

Eine allergische Reaktion zeigt sich mit einem Hautausschlag und kleinen Bläschen.

Infusionen

Es kommt häufig zu Angstzuständen, Depressionen, Blutzuckererhöhung, Thrombose, Fieber, Kopfschmerzen, Verwirrtheit und Herzbeutelentzündung.

Da Busulfan die Leber schwer schädigen kann, besteht die Gefahr einer Gelbsucht. Sobald Sie bemerken, dass sich die Haut gelb verfärbt, sollten Sie sofort den Arzt aufsuchen.

Lungenschäden zeigen sich mit Atemnot und veränderten Atemgeräuschen. Auch dann sollten Sie sofort den Arzt informieren.

Busulfan kann den Mineralstoffhaushalt beeinträchtigen, wodurch Herzrhythmusstörungen auftreten können.

▶ Selten

Tabletten

Wenn die blutbildenden Zellen geschädigt werden, besteht ein erhöhtes Risiko für Infektionen mit Bakterien, Viren und Pilzen.

Sehr selten wird die Hornhaut am Auge dünner, woraus Sehbehinderungen resultieren können. Auch kann die Augenlinse trüb werden (grauer Star).

Das Lungengewebe kann sich verändern („Busulfan-Lunge"), vor allem im Rahmen einer Hochdosis-Therapie vor einer Stammzelltransplantation. Abhängig von der Dosis kann auch eine nichtbakterielle Lungenentzündung (Pneumonitis) auftreten.

Die Brustdrüse kann sich vergrößern (auch bei Männern).

Der Herzbeutel und die Herzinnenhaut können sich bindegewebig verändern, was die Herzfunktion beeinträchtigt, ähnlich wie bei einer Herzschwäche. Anzeichen sind Luftnot,

Wassereinlagerungen in den Beinen, Leistungsschwäche. Wenn solche Beschwerden auftreten, sollten Sie den Arzt informieren.

Wenn der Blutdruck stark absinkt und Sie sich extrem kraftlos und schwach fühlen (schon das Halten der Kaffeetasse fällt schwer) und sich die Haut dunkel verfärbt („Pseudo-Addison-Syndrom"), muss Busulfan sofort abgesetzt werden.

Aufgrund einer Nervenschädigung kann auch eine spezielle Form von Muskelschwäche (Myasthenia gravis) auftreten.

Wenn Sie Busulfan sehr hoch dosiert schlucken, erhöht sich das Risiko für epilepsieähnliche Krampfanfälle.

Wenn Sie Busulfan jahrelang einnehmen müssen, steigt die Gefahr, dass sich später (auch noch nach mehr als zehn Jahren) ein anderer Tumor oder eine Leukämie ausbildet.

Infusionen

Starke Bewusstseinsstörungen mit Delirium und Halluzinationen treten selten auf.

Blutungen im Magen-Darm-Trakt zeigen sich mit schwarz gefärbtem Stuhl. Wenn Sie solche Veränderungen bemerken oder starke Bauchschmerzen haben, sollten Sie sofort den Arzt informieren.

Chlorambucil

Leukeran

Zur Wirkweise von Chlorambucil gelten die Angaben zu Alkylanzien (→ Seite 90), darüber hinaus – auch in Bezug auf Gegenanzeigen, unerwünschte Wirkungen und Hinweise – die Angaben zu „Zytostatika allgemein" (→ Seite 87).

Chlorambucil gehört zu den Standardmedikamenten bei der Behandlung einer chronisch lymphatischen Leukämie (CLL) sowie bei niedrigmalignen Tumoren des lymphatischen Systems. Bei Lymphomen ist Chlorambucil in Verbindung mit Mitoxantron (→ Seite 119) wirksam und besser verträglich als manch andere Zytostatika-Kombination. Ziel der Therapie – vor allem im fortgeschrittenen Stadium – ist es, die Beschwerden zu lindern und die Überlebenszeit (→ Seite 17) zu verlängern. Dies gelingt oftmals nur durch eine intensivere Therapie, zum Beispiel mit Rituximab (→ Seite 67).

Außerdem wird Chlorambucil bei Waldenström-Makroglobulinämie eingesetzt.

Experimentell wird Chlorambucil beim fortgeschrittenen Eierstockkrebs, bei Brustkrebs und beim multiplen Myelom erprobt.

ANWENDUNG

Tabletten mit Chlorambucil nehmen Sie – abhängig von der Krebsart – einmal alle 14 Tage oder kontinuierlich ein, am besten auf nüchternen Magen mit etwas Flüssigkeit.

ACHTUNG

Wenn die Zahl der weißen Blutkörperchen stark abfällt, sollte Chlorambucil abgesetzt und erst erneut angewandt werden, wenn sie wieder auf normale Werte angestiegen ist.

Gegenanzeigen

Wenn Sie eine – selten vorkommende – bestimmte Art von Enzymmangel im Stoffwechsel der Kohlenhydrate oder vererbte Unverträglichkeit für den Zuckerbaustein Galaktose haben (Glukose-Galaktose-Malabsorption, hereditäre Galaktoseintoleranz), dürfen Sie nicht mit Chlorambucil behandelt werden.

Wechselwirkungen

Wenn Sie noch andere Medikamente einnehmen oder mit weiteren Therapieverfahren behandelt werden, ist zu beachten:

- Chlorambucil kann die Wirkung von Ciclosporin (nach Organtransplantationen) abschwächen.
- Prednisonhaltige Mittel (bei Asthma, Rheuma oder Entzündungen) und Vitamin A verstärken die Wirkung von Chlorambucil.

- Andere Zytostatika sowie Bestrahlungen verstärken die giftige Wirkung von Chlorambucil auf das Knochenmark.

Bei Speisen und Getränken

Zwiebeln und Knoblauch können die Aufnahme des Wirkstoffs ins Blut behindern. Deshalb ist es sinnvoll, die Tabletten ein bis zwei Stunden vor dem Essen mit reichlich Flüssigkeit einzunehmen.

UNERWÜNSCHTE WIRKUNGEN

▶ **Häufig**

Bei Kindern kann Chlorambucil Krampfanfälle und schwere Nierenfunktionsstörungen (nephrotisches Syndrom) auslösen.

▶ **Gelegentlich**

Ein Hautausschlag zeigt an, dass Sie das Mittel nicht vertragen. Sprechen Sie dann mit dem Arzt, ob Sie es weiter einnehmen sollen.

Bei Frauen unterdrückt Chlorambucil die Funktion der Eierstöcke. Infolgedessen kann die Menstruation ausbleiben, auch können Beschwerden ähnlich denen in den Wechseljahren vorkommen (Hitzewallungen, Schlafstörungen, trockene Haut).

Bei Männern können sich die Hoden verkleinern und keine Spermien mehr produzieren.

▶ **Selten**

Selten kommen epilepsieähnliche Krampfanfälle vor.

Bei langfristiger hoch dosierter Einnahme kann eine gefährliche und unter Umständen tödliche nichtbakterielle Lungenentzündung (Pneumonitis) auftreten. Schäden an der Lunge mit Verhärtungen des Lungenbindegewebes (Fibrose) machen sich mit Luftnot und Schwäche bemerkbar, sind nach Absetzen des Medikaments aber meist reversibel.

Wenn Sie Chlorambucil jahrelang einnehmen, steigt die Gefahr, dass sich später ein anderer Tumor oder eine Leukämie ausbildet. Vor allem wenn Chlorambucil bei Brust- oder Eierstockkrebs eingesetzt wurde, besteht ein erhöhtes Risiko für das Auftreten von akuter Leukämie oder myeloischer Leukämie.

Sehr selten kommt es zu Bewegungsstörungen mit Muskelzittern und Zuckungen.

Cyclophosphamid
Cyclostin, Endoxan

Zur Wirkweise von Cyclophosphamid gelten die Angaben zu Alkylanzien (→ Seite 90), darüber hinaus – auch in Bezug auf Gegenanzeigen, unerwünschte Wirkungen und Hinweise – die Angaben zu „Zytostatika allgemein" (→ Seite 87).

Cyclophosphamid ist eines der am häufigsten eingesetzten Chemotherapeutika. Es wird vorwiegend in Kombination mit anderen Zytostatika gegeben, vor allem bei Morbus Hodgkin, Non-Hodgkin-Lymphomen, chronisch lymphatischer Leukämie (CLL, insbesondere, wenn die Standardbehandlung nicht wirkt) und anderen Leukämien, bei Plasmozytom, Brust- und Eierstockkrebs, kleinzelligem Bronchialkarzinom, Ewing-Sarkom, Neuroblastom, Rhabdomyosarkom, Osteosarkom.

Bei Brustkrebs ist Cyclophosphamid zusammen mit Methotrexat und Fluorouracil Teil des CMF-Schemas.

Cyclophosphamid ist ein sehr altes und bewährtes Zytostatikum, das heute immer noch einen hohen Stellenwert bei vielen Kombinations-Chemotherapien hat. Beim Plasmozytom wird es auch als alleiniges Mittel mit Erfolg eingesetzt und kann die Zeit bis zum Fortschreiten der Krankheit und ebenso die Überlebenszeit (→ Seite 17) verlängern.

In der Hochdosistherapie können mit dem Mittel vor einer Knochenmarktransplantation periphere Stammzellen mobilisiert werden.

ANWENDUNG

Cyclophosphamid gibt es in Form von Dragees oder als Infusion. Die Anwendungsschemata sind abhängig von der Krebsart und vom Stadium der Erkrankung. Dragees nehmen Sie morgens möglichst unzerkaut eine halbe Stunde vor dem Frühstück mit viel Wasser ein.

Wegen des hohen Risikos für Blasenentzündungen müssen Sie während der Behandlung viel trinken, um die Blase häufig zu entleeren. Ratsam sind zwei bis drei Liter pro Tag, vorzugsweise Wasser (ohne Kohlensäure), verdünnte Obstsäfte, Kräutertee. Treten Schmerzen beim Wasserlassen auf, sollten Sie umgehend den Arzt informieren.

Wenn die Anzahl der weißen Blutkörperchen stark absinkt, sollte Ihr Arzt eine Behandlungspause einlegen.

ACHTUNG

Gegenanzeigen

Unter folgenden Bedingungen dürfen Sie nicht mit Cyclophosphamid behandelt werden:

- Die blutbildenden Zellen im Knochenmark sind stark geschädigt (es sei denn, Sie bekommen Cyclophosphamid in Vorbereitung auf eine Knochenmarktransplantation).
- Es bestehen Schwierigkeiten beim Wasserlassen (z. B. aufgrund einer vergrößerten Prostata).
- Sie haben eine Blasenentzündung.
- Sie haben eine schwere Infektion (z. B. Lungenentzündung).

Unter folgenden Bedingungen sollte der Arzt Nutzen und Risiken der Anwendung von Cyclophosphamid genau abwägen:

- Sie haben ein generell erhöhtes Risiko für Infektionen, zum Beispiel aufgrund von Diabetes.
- Ihre Leber oder Nieren arbeiten nur noch eingeschränkt.

- Sie haben eine – selten vorkommende – bestimmte Art von Enzymmangel im Stoffwechsel der Kohlenhydrate oder eine vererbte Unverträglichkeit für den Zuckerbaustein Galaktose (Glukose-Galaktose-Malabsorption, hereditäre Galaktoseintoleranz).

Wechselwirkungen

Wenn Sie noch andere Medikamente einnehmen oder mit weiteren Therapieverfahren behandelt werden, ist zu beachten:

- Allopurinol (bei Gicht) und Thiaziddiuretika (bei hohem Blutdruck) verzögern die Ausscheidung von Cyclophosphamid, wodurch sich die schädlichen Wirkungen auf das Knochenmark verstärken können.
- Phenytoin (bei Epilepsien), Chloralhydrat (bei schweren Schlafstörungen), Cimetidin (bei Sodbrennen) und Rifampizin (bei Tuberkulose) können die Wirkung von Cyclophosphamid verstärken.
- Cyclophosphamid verstärkt die Wirkung von Sulfonylharnstoff (bei Typ-2-Diabetes). In der Folge können leichter Unterzuckerungen entstehen. Sie sollten deshalb den Blutzucker häufiger als sonst kontrollieren.
- Wird Cyclophosphamid mit den Zytostatika Doxorubizin, Methotrexat oder Fluorouracil kombiniert, kann sich die Schleimhaut in der Speiseröhre verändern. Manchmal werden auch die Fingernägel weiß oder bekommen Rillen.

UNERWÜNSCHTE WIRKUNGEN

Haarausfall tritt in geringerem Umfang auf, wenn Dragees angewandt werden. Bei Infusionen lässt Haarausfall meist rasch wieder nach, häufig hört er sogar noch während der Therapie auf.

▶ **Häufig**

Wenn Cyclophosphamid im Körper zu der eigentlich wirksamen Substanz umgebaut wird, entsteht ein für den Harntrakt giftiges Abbauprodukt, das vor allem Blasenentzündungen mit oder ohne blutigen Urin hervorrufen kann. Wenn Sie beim Wasserlassen Brennen oder Schmerzen spüren oder der Urin leicht rötlich verfärbt ist, müssen Sie sofort den Arzt informieren. Um solchen Blasenentzündungen vorzubeugen, kann der Arzt den Wirkstoff Mesna geben oder Bikarbonat-Infusionen anlegen. Mesna neutralisiert die Abbauprodukte von Cyclophosphamid im Blut; Bikarbonat verringert den Säureanteil des Urins, sodass die Blasenschleimhaut weniger gereizt wird. Bikarbonat dürfen Sie jedoch nicht bekommen, wenn Sie gleichzeitig entwässernde Mittel (Diuretika) einnehmen, weil Cyclophosphamid dann noch giftiger wirkt.

▶ **Selten**

Selten zeigen sich braune Flecken an der Haut von Händen und Füßen, die nach Absetzen der Therapie nicht immer wieder verschwinden.

Bei hoher Dosierung von Cyclophosphamid kann der Blutzucker vorübergehend ansteigen, was dann angemessen behandelt werden sollte (mit blutzuckersenkenden Tabletten oder Insulin).

Wird Cyclophosphamid sehr hoch dosiert, kann es bei 5 bis 10 von 100 Behandelten das Herz schädigen.

Wenn sehr häufig Blasenentzündungen auftreten, können sich noch viele Jahre später in der Blase unter Umständen bösartige Tumore bilden.

Es kann eine nichtbakterielle Lungenentzündung (Pneumonitis) auftreten. Schäden an der Lunge mit Verhärtungen des Lungenbindegewebes (Fibrose) machen sich mit Luftnot und Schwäche bemerkbar.

Es kann eine Lid- oder Bindehautentzündung am Auge auftreten.

Dacarbazin

Detimedac

Dacarbazin ist ein bewährtes Chemotherapeutikum.

Dacarbazin wird in Deutschland seit fast 30 Jahren angewendet. Zur Wirkweise gelten die Angaben zu Alkylanzien (→ Seite 90), darüber hinaus – auch in Bezug auf Gegenanzeigen, unerwünschte Wirkungen und Hinweise – die Angaben zu „Zytostatika allgemein" (→ Seite 87).

Das Mittel wird allein oder in Kombination mit anderen Medikamenten bei Hautkrebs (malignes Melanom) sowie bei Morbus Hodgkin und fortgeschrittenen Weichteilsarkomen eingesetzt.

Beim malignen Melanom kann mit Dacarbazin erreicht werden, dass sich der Tumor zurückbildet und die tumorbedingten Beschwerden nachlassen – allerdings ist der Effekt nicht von langer Dauer. Wird Dacarbazin mit anderen Chemotherapeutika kombiniert, lässt sich der Tumor meist noch stärker verkleinern, was sich aber nicht auf die Überlebenszeit (→ Seite 17) auswirkt, auch wird die Kombinationstherapie nicht so gut vertragen.

Fortgeschrittene Hodgkin-Lymphome können mit Dacarbazin gut behandelt, häufig sogar geheilt werden (auch bei Kindern). In frühen oder mittleren Stadien sollte auf die Behandlung mit Dacarbazin eine Strahlentherapie folgen.

Wie wirksam Dacarbazin bei Weichteilsarkomen ist, hängt unter anderem von der Tumorlokalisation und vom Tumorstadium ab. In Kombination mit anderen Medikamenten bildet sich der Tumor häufig deutlich zurück, allerdings verlängert sich die Überlebenszeit meist nicht wesentlich.

Im Rahmen von Studien wird Dacarbazin bei Kindern eingesetzt (z. B. bei Neuroblastom).

Weniger sinnvoll ist Dacarbazin bei der Behandlung von Brust- und Lungenkrebs sowie bei Tumoren im Magen-Darm-Trakt, weil es wirksamere Medikamente gibt, die besser verträglich sind. Experimentell wird es auch bei Schilddrüsenkrebs und bei hormonbildenden Tumoren in Magen, Darm oder Bauchspeicheldrüse (neuroendokrinen Tumoren) eingesetzt.

ANWENDUNG

Dacarbazin wird (je nach Dosierung) alle drei bis vier Wochen einen oder fünf Tage lang täglich infundiert, beides ist gleich wirksam. Die Infusion sollte relativ schnell und unter Lichtschutz (Infusionsflasche und -schlauch werden mit Alufolie umwickelt) erfolgen, weil unter Lichteinfluss Abbauprodukte entstehen, die unerwünschte Wirkungen auslösen können.

ACHTUNG

Gegenanzeigen

Wenn Ihre Leberfunktion stark eingeschränkt ist, dürfen Sie kein Dacarbazin bekommen. Auch wenn die Anzahl der weißen Blutkörperchen (Leukozyten) und der Blutplättchen (Thrombozyten) stark verringert ist, dürfen Sie nicht mit dem Mittel behandelt werden.

Wechselwirkungen

Wenn Sie noch andere Medikamente einnehmen oder mit weiteren Therapieverfahren behandelt werden, ist zu beachten:

- Interferon alfa-2b (bei Hepatitis), Interleukin-2 (bei Nierenzellkrebs) oder Tamoxifen (bei Brustkrebs) können die Wirkung von Dacarbazin verstärken.
- In Kombination mit einer Überwärmungsbehandlung (Hyperthermie, am ganzen Körper oder nur lokal im vom Krebs befallenen Organ) wirkt Dacarbazin stärker.

UNERWÜNSCHTE WIRKUNGEN

Dacarbazin wird besser vertragen, wenn schon vor der Infusion Mittel gegen Übelkeit und Erbrechen gegeben werden.

Dacarbazin macht die Haut empfindlicher für Sonnenlicht. Auf Solarien und Sonnenbä-

der sollten Sie während der Behandlung verzichten.

▶ **Gelegentlich**

Gelegentlich kommt es zu grippeähnlichen Beschwerden mit Müdigkeit, Schüttelfrost, Fieber und Muskelschmerzen.

▶ **Selten**

Es können Kopfschmerzen, Sehstörungen und Verwirrtheit auftreten.

Dacarbazin kann in sehr seltenen Fällen dazu führen, dass sich in der Lebervene ein Gerinnsel bildet (Lebervenenthrombose). Dies kann ein akutes, möglicherweise lebensbedrohliches Leberversagen zur Folge haben. Anzeichen hierfür sind Fieber, Bauchschmerzen und Kreislaufzusammenbruch (Schock). Dann muss sofort der Notarzt gerufen werden (Telefon 112).

Ifosfamid

Holoxan, IFO-cell

Zur Wirkweise von Ifosfamid gelten die Angaben zu Alkylanzien (→ Seite 90), darüber hinaus – auch in Bezug auf Gegenanzeigen, unerwünschte Wirkungen und Hinweise – die Angaben zu „Zytostatika allgemein" (→ Seite 87).

Ifosfamid wird seit über 30 Jahren bei verschiedenen Tumoren eingesetzt, vor allem bei Hodenkrebs sowie bei verschiedenen Tumoren bei Kindern (oft in Kombination mit anderen Zytostatika). Darüber hinaus wird Ifosfamid bei fortgeschrittenem Brust- und Gebärmutterhalskrebs, bei kleinzelligem und nichtkleinzelligem Bronchialkarzinom, Ewing-Sarkom, Osteosarkom, Rhabdomyosarkom und anderen Weichteiltumoren sowie bei fortgeschrittenem Non-Hodgkin-Lymphom oder wiederkehrendem Morbus Hodgkin angewandt.

Bei Brust-, Eierstock- oder Nierenkrebs sollte Ifosfamid – wenn überhaupt – erst eingesetzt werden, wenn andere Medikamente versagt haben. Eine Heilung ist nicht zu erwarten, auch ist nicht bekannt, ob und wie lange der Tumor nicht weiterwächst. Normalerweise werden heute neue Medikamente vorgezogen.

Experimentell wird das Mittel auch bei Bauchspeicheldrüsenkrebs und Pleuramesotheliom erprobt.

ANWENDUNG

Ifosfamid wird in sehr unterschiedlichen Dosierungen und Zeitabständen als Infusion gegeben. Die Gabe erfolgt intravenös über 30 bis 120 Minuten an drei bis fünf aufeinander folgenden Tagen, oder als 24-Stunden-Infusion alle drei bis vier Wochen, dann über einen implantierten Katheter.

Im Unterschied zu vielen Zytostatika hat es bei Ifosfamid keine negativen Folgen, wenn die Nadel in der Vene verrutscht und das Mittel versehentlich in das umgebende Gewebe gelangt.

ACHTUNG

Wenn Ihre Nieren nur eingeschränkt arbeiten, darf Ifosfamid nur in verringerter Dosierung angewendet werden. Das gilt auch, falls Sie zu wenig Eiweißstoffe im Blut (Serumalbumin) haben.

Gegenanzeigen

Unter folgenden Bedingungen dürfen Sie nicht mit Ifosfamid behandelt werden:
- Die blutbildenden Zellen im Knochenmark sind schwer geschädigt.
- Ihre Nieren arbeiten nicht zuverlässig.
- Sie haben Schwierigkeiten beim Wasserlassen (z. B. aufgrund einer vergrößerten Prostata).
- Sie haben eine Blasenentzündung.

Wechselwirkungen

Wenn Sie noch andere Medikamente einnehmen oder mit weiteren Therapieverfahren behandelt werden, ist zu beachten:

- Ifosfamid verstärkt die Wirkung von Bestrahlungen.
- Wenn Sie vor der Behandlung mit Ifosfamid in der Nierengegend bestrahlt wurden, kann dies die unerwünschten Wirkungen von Ifosfamid verstärken. Dann sollten nach jeder Ifosfamid-Gabe die Nierenwerte kontrolliert werden.
- Medikamente, die die Nieren schädigen, wie zum Beispiel Platinverbindungen (→ Seite 143), Aminoglykosid-Antibiotika (z. B. Gentamyzin, Neomyzin, Streptomyzin, Tobramyzin, bei bakteriellen Infektionen), Aciclovir (bei schweren Herpesinfektionen, Gürtelrose) oder Amphotericin B (bei Pilzinfektionen) verstärken die nierenschädigende Wirkung von Ifosfamid.
- Allopurinol (bei Gicht oder zur Verhinderung eines Tumorzerfallsyndroms) sowie Hydrochlorothiazid (bei hohem Blutdruck oder zum Ausschwemmen von Flüssigkeit) verstärken die knochenmarkschädigende Wirkung von Ifosfamid.
- Phenytoin, Phenobarbital und Chloralhydrat (bei Epilepsien) beschleunigen den Abbau von Ifosfamid und schwächen es damit in seiner Wirkung. Gegebenenfalls muss der Arzt die Dosis anpassen.
- Wenn Ihre Krebserkrankung vorher mit anderen Anthrazyklinen behandelt wurde, steigt das Risiko für eine Herzschwäche und/oder Herzrhythmusstörungen, vor allem wenn Sie Ifosfamid in hoher Dosierung erhalten.
- Wenn Sie gleichzeitig bestimmte Medikamente gegen Erbrechen (z. B. Metoclopramid) oder Beruhigungsmittel in hoher Dosierung bekommen, kann es sein, dass die Leistungsfähigkeit Ihres Gehirns nachlässt und Sie schläfrig, verwirrt und desorientiert werden.
- Ifosfamid kann die Wirkung von Glibenclamid (bei Typ-2-Diabetes) und Insulin (bei Typ-1- und Typ-2-Diabetes) verstärken, so-

dass eine erhöhte Gefahr für Unterzuckerungen besteht. Sie müssen den Blutzucker deshalb häufiger als sonst kontrollieren.

- Ifosfamid verstärkt die Wirkung der gerinnungshemmenden Mittel Phenprocoumon und Warfarin, die bei erhöhter Thrombosegefahr als Tabletten eingenommen werden. Sie müssen deshalb die Blutgerinnung häufiger als sonst selbst kontrollieren oder vom Arzt kontrollieren lassen und gegebenenfalls nach Absprache mit dem Arzt die Dosis der Gerinnungshemmer verringern.

UNERWÜNSCHTE WIRKUNGEN

▶ **Häufig**

Beim Abbau von Ifosfamid entsteht ein für den Harntrakt giftiges Abbauprodukt, das vor allem Blasenentzündungen mit oder ohne blutigen Urin hervorrufen kann. Wenn Sie beim Wasserlassen Brennen oder Schmerzen spüren oder der Urin leicht rötlich verfärbt ist, müssen Sie sofort Ihren Arzt informieren. Um solchen Blasenentzündungen vorzubeugen, kann Ihr Arzt den Wirkstoff Mesna geben oder Bikarbonat-Infusionen anlegen. Mesna neutralisiert die Abbauprodukte von Ifosfamid im Blut; Bikarbonat verringert den Säureanteil des Urins, sodass die Blasenschleimhaut weniger gereizt wird. Bikarbonat dürfen Sie jedoch nicht bekommen, wenn Sie gleichzeitig entwässernde Mittel (Diuretika) einnehmen, weil Ifosfamid dann noch giftiger wirkt.

Bei 10 bis 20 von 100 Behandelten kommt es zu einer Erkrankung des Gehirns (Enzephalopathie). Typisches Anzeichen ist eine bleierne Schläfrigkeit bis hin zum Koma. Weitere mögliche Beschwerden sind Schwäche, Vergesslichkeit, depressive Psychosen, Halluzinationen, Krampfanfälle und andere psychische oder nervliche Störungen. Sie sind in der Regel reversibel und klingen innerhalb von wenigen Tagen nach der letzten Ifosfamid-Gabe ab.

Diese unerwünschte Wirkung kann häufiger auftreten, wenn Sie über 60 Jahre alt sind,

Alkoholprobleme haben oder hatten, oder wenn Ihre Nieren oder Leber nur eingeschränkt arbeiten.

▶ **Gelegentlich**

Ifosfamid kann bei Frauen die Eierstöcke irreversibel schädigen, sodass kein Eisprung mehr stattfindet.

▶ **Selten**

Herzschwäche und Herzrhythmusstörungen treten vor allem bei hoher Dosierung auf. Bleibende Nierenschäden kommen vor, aber ebenfalls meist nur bei hoher Dosierung.

HINWEISE

Für Kinder und Jugendliche

Bei Kindern unter drei Jahren erhöht sich das Risiko für bleibende Nierenschäden.

Bei Kinderwunsch

Ifosfamid kann bei Männern die Zeugungsfähigkeit (nicht die Potenz) dauerhaft beeinträchtigen.

Für ältere Menschen

Ifosfamid wird bei älteren Menschen verzögert ausgeschieden, dadurch erhöht sich das Risiko für unerwünschte Wirkungen, vor allem für eine Enzephalopathie.

Lomustin

Cecenu

Zur Wirkweise von Lomustin gelten die Angaben zu Alkylanzien (→ Seite 90). Neben der beschriebenen Wirkung der DNA-Vernetzung wird es wahrscheinlich auch als falscher Baustein in die DNA eingebaut und behindert zusätzlich auf diese Weise die korrekte Weitergabe der Erbinformation.

Außerdem gelten – auch in Bezug auf Gegenanzeigen, unerwünschte Wirkungen und Hinweise – die Angaben zu „Zytostatika allgemein" (→ Seite 87).

Lomustin wird bereits seit den 1960er Jahren in der Krebstherapie eingesetzt, vor allem bei Hirntumoren oder -metastasen sowie bei Wiederauftreten von Morbus Hodgkin, wenn andere Therapien versagt haben. Auch bösartige Tumore der Haut (malignes Melanom) und kleinzellige Bronchialtumore werden damit behandelt, meist in Kombination mit anderen Zytostatika.

Im Rahmen von Studien wird Lomustin bei Kindern zur Behandlung von Hirntumoren (z. B. Medulloblastom) angewandt.

ANWENDUNG

Kapseln mit Lomustin nehmen Sie meist einmal alle sechs Wochen ein, vorzugsweise abends vor dem Schlafengehen oder drei Stunden nach einer Mahlzeit.

Vor und während der Behandlung sollte der Arzt die Lungenfunktion, die Nierenwerte und das Blutbild prüfen.

ACHTUNG

Gegenanzeigen

Unter folgenden Bedingungen dürfen Sie nicht mit Lomustin behandelt werden:
- Ihre Nieren arbeiten nur eingeschränkt.
- Sie haben Zöliakie. Die Kapseln enthalten Klebereiweiß.
- Die Anzahl der blutbildenden Zellen (Leuko-, Thrombozyten) ist zu niedrig (Leukozyten: unter 4 000 pro mm^3, Thrombozyten: unter 100 000 pro mm^3).

Wechselwirkungen

Wenn Sie noch andere Medikamente einnehmen oder mit weiteren Therapieverfahren behandelt werden, ist zu beachten:
- Bestrahlungen verstärken die Wirkung von Lomustin.
- Anderere Zytostatika wie zum Beispiel Methotrexat oder Doxorubizin verstärken die Wirkung von Lomustin.
- Das Zytostatikum Doxorubizin kann die schädigende Wirkung von Lomustin auf die blutbildenden Zellen im Knochenmark verstärken. Auch Cimetidin (bei Sodbrennen)

und Theophyllin (bei Asthma) können in Einzelfällen diesen Effekt haben.
- Wenn Sie Phenobarbital (bei Epilepsien) einnehmen mussten oder müssen, wirkt Lomustin meist schwächer und sollte dann höher dosiert werden.

UNERWÜNSCHTE WIRKUNGEN

Die bei fast allen Zytostatika vorkommende vorübergehende Unterdrückung der Produktion von blutbildenden Zellen im Knochenmark, vor allem von Blutplättchen und weißen Blutkörperchen, kann bei Lomustin verzögert (nach vier Wochen) einsetzen. Deshalb muss das Blutbild während der Behandlung mit Lomustin wöchentlich kontrolliert werden. Die Therapie wird nur fortgesetzt, wenn die Werte wieder über eine bestimmte Anzahl angestiegen sind (Leukozyten: über 4 000 pro mm^3, Thrombozyten: über 100 000 pro mm^3).

▶ Häufig

Häufig treten unter Lomustin leichte, nach Pausieren oder Absetzen der Therapie reversible Störungen der Leberfunktion auf. Selten kommt es zu einem Verschluss der kleinen Gallenwege (Verschlussikterus oder Gelbsucht), jedoch nicht infolge von Gallensteinen, sondern durch entzündliche Veränderungen. Die Leberfunktion kann auch sehr stark beeinträchtigt sein.

▶ Gelegentlich

Gelegentlich kommt es zu Nierenschäden bis hin zum Nierenversagen.

Es können Verwirrtheit, Antriebslosigkeit, Sprach- und Gangstörungen auftreten.

▶ Selten

Während oder nach der Therapie, vor allem, wenn diese länger als sechs Monate dauerte, kann sich das Lungengewebe bindegewebig verhärten (Lungenfibrose). Wenn Sie Luftnot oder Atembeschwerden haben, oder wenn Sie auffällig oft husten müssen, sollten Sie sofort den Arzt informieren.

Melphalan

Alkeran

Zur Wirkweise von Melphalan gelten die Angaben zu Alkylanzien (→ Seite 90), darüber hinaus – auch in Bezug auf Gegenanzeigen, unerwünschte Wirkungen und Hinweise – die Angaben zu „Zytostatika allgemein" (→ Seite 87).

> Melphalan wird schon seit den 1960er Jahren in der Krebstherapie bei Kindern eingesetzt. Heute gehört es in Kombination mit Prednisolon zu den Standardmedikamenten beim Plasmozytom. Melphalan-Tabletten sind auch für die Behandlung von fortgeschrittenem Eierstockkrebs zugelassen. In sehr hoher Dosis wird es zur Vorbereitung einer Knochenmarktransplantation verwendet.
>
> Melphalan ist ein altes, aber immer noch sehr gutes Medikament, besonders für ältere oder alte Patienten, denen man eine intensivere Therapie nicht zumuten möchte, obwohl die Überlebenszeiten (→ Seite 17) und Ansprechraten geringer sind als bei den modernen Therapien (z. B. mit Bortezomib (→ Seite 162) beim Plasmozytom).

ANWENDUNG

Melphalan wird als Tablette geschluckt oder als Flüssigkeit in die Vene gespritzt oder infundiert. Bei den Tabletten ist unklar, wie viel Wirkstoff tatsächlich ins Blut gelangt. Die Dosis muss deshalb anhand von Blutbildkontrollen festgelegt werden. Diese zeigen, wann die Zahl der weißen und roten Blutkörperchen stark absinkt. Dann ist die maximale Dosis erreicht oder überschritten. Die Tabletten nehmen Sie am besten morgens auf nüchternen Magen ein. Die Tabletten dürfen nicht geteilt werden.

Bei Spritzen oder Infusionen ist es einfacher, die passende Dosis zu finden.

Melphalan wird allein oder in Kombination mit anderen Wirkstoffen einen bis mehrere Tage lang gegeben, danach folgt eine zwei- bis sechswöchige Pause.

Zur Vorbereitung auf eine Knochenmarktransplantation wird Melphalan einmalig in sehr hoher Dosis infundiert.

Der Arzt sollte zusätzlich zu den üblichen Kontrolluntersuchungen (Blutbild, Harnsäure, Leber- und Nierenwerte) auch den Urin und die Harnausscheidung überwachen.

ACHTUNG

Wenn Ihre Nieren eingeschränkt arbeiten, dürfen Sie Melphalan nur in verringerter Dosis bekommen.

Gegenanzeigen

Mit Melphalan dürfen Sie nicht behandelt werden, wenn die Anzahl der blutbildenden Zellen im Knochenmark bereits stark verringert ist. Wenn Sie vorher schon eine Chemo- oder Strahlentherapie bekommen haben, sollte der Arzt Nutzen und Risiken einer Behandlung mit Melphalan sorgfältig abwägen.

Wechselwirkungen

Wenn Sie noch andere Medikamente einnehmen, ist zu beachten:

- Cimetidin und Antazida (bei Sodbrennen) verhindern, dass Melphalan aus Tabletten in der nötigen Menge ins Blut aufgenommen wird. Wenn Sie diese Mittel einnehmen müssen, sollten Sie Melphalan im Abstand von drei bis vier Stunden dazu anwenden.
- In Kombination mit Ciclosporin (nach Organtransplantationen) kann sich die Nierenfunktion verschlechtern.
- Wenn Sie wegen einer Blasenentzündung mit Nalidixinsäure behandelt werden, kann bei gleichzeitiger Einnahme von Melphalan die Darmschleimhaut schwer geschädigt werden (hämorrhagische Enterocolitis). Dies gilt vor allem für die Behandlung von Kindern. Beide Mittel sollten deshalb nicht gleichzeitig gegeben werden.

UNERWÜNSCHTE WIRKUNGEN

▶ **Häufig**

Bei Frauen kann die Menstruation ausbleiben.

▶ **Selten**

Wenn Sie Melphalan jahrelang einnehmen müssen, kann sich später eine Leukämie ausbilden.

HINWEISE

Für Kinder und Jugendliche

Wenn Melphalan hoch dosiert und gleichzeitig mit Nalidixinsäure (bei Harnweginfektionen) angewandt wird, sind Todesfälle aufgrund von Darmblutungen vorgekommen. Bei Kindern sollten deshalb Nutzen und Risiken der Behandlung besonders sorgfältig abgewogen und diese Medikamentenkombination vermieden werden.

Temozolomid
Temodal

Temozolomid wird im Körper zu der gleichen Substanz verstoffwechselt, die auch aus Dacarbazin (→ Seite 97) gebildet wird. Zur Wirkweise gelten ansonsten die Angaben zu Alkylanzien (→ Seite 90), darüber hinaus – auch in Bezug auf Gegenanzeigen, unerwünschte Wirkungen und Hinweise – die Angaben zu „Zytostatika allgemein" (→ Seite 87).

Temozolomid ist seit 1999 zugelassen für die Behandlung von Hirntumoren (Gliom, Glioblastom) nach deren operativer Entfernung sowie wenn der Tumor erneut auftritt oder weiter wächst. Es wirkt dann oft besser als die bisher üblichen Standardmedikamente, ist auch besser verträglich und hat den Vorzug, dass es als Kapsel mit weniger Aufwand und auch bei Schwerkranken ambulant einzusetzen ist. Studien zeigen, dass sich vor allem bei primären Glioblastomen und bei wiederkehrenden Gliomen die Überlebenszeit (→ Seite 17) um etwa zwei Monate verlängert.

Darüber hinaus wird Temozolomid im Rahmen von Studien bei Hautkrebs (malignes Melanom) sowie bei Sarkomen und bei Nierenzellkrebs geprüft.

ANWENDUNG

Temozolomid wird fünf Tage lang einmal täglich eingenommen, dann folgen drei Wochen Pause. Dieser Zyklus kann mehrfach wiederholt werden. Die Kapsel nehmen Sie nüchtern, mindestens eine Stunde vor dem Essen mit einem Glas Wasser ein und schlucken sie unzerkaut hinunter. Der Kapselinhalt sollte nicht mit der Haut oder mit Schleimhäuten in Berührung kommen. Wenn Sie nach der Einnahme erbrechen müssen, sollten Sie keine zweite Tagesdosis des Mittels einnehmen.

ACHTUNG

Gegenanzeigen

Sie dürfen nicht mit Temozolomid behandelt werden, wenn Ihre Nieren oder Ihre Leber nicht voll funktionstüchtig sind und wenn die Anzahl der blutbildenden Zellen im Knochenmark bereits stark verringert ist.

UNERWÜNSCHTE WIRKUNGEN

▶ **Häufig**

Müdigkeit, Verstopfung, Kopfschmerzen sowie Störungen von Gleichgewicht, Konzentration, Gedächtnis, Sprache, Sehen, Hören, Geschmack kommen häufig vor.

▶ **Gelegentlich**

Gelegentlich kommt es zu Halluzinationen, Lungenentzündung, Hautverfärbungen und Rückenschmerzen.

HINWEISE

Für ältere Menschen

Bei Patienten über 70 Jahre besteht ein höheres Risiko für Blutbildveränderungen.

Thiotepa

Thiotepa Lederle

Zur Wirkweise von Thiotepa gelten die Angaben zu Alkylanzien (→ Seite 90), darüber hinaus – auch in Bezug auf Gegenanzeigen, unerwünschte Wirkungen und Hinweise – die Angaben zu „Zytostatika allgemein" (→ Seite 87).

> Thiotepa wird seit den 1950er Jahren in der Krebstherapie angewendet. Bei Tumoren in der Harnblase oder bei durch Krebszellen verursachten Ergüssen im Rippenfell (Pleurakarzinose) oder in der Bauchhöhle wird es direkt in die Harnblase beziehungsweise in den Pleuraspalt oder die Bauchhöhle hinein gespritzt. Bei einer Pleurakarzinose geschieht dies, um erneute Flüssigkeitsansammlungen zu verhindern. Dies gelingt jedoch oft nicht mit dem gewünschten Erfolg.
> Als Infusion wird Thiotepa bei Brust- und Eierstockkrebs sowie bei chronischen Leukämien und Morbus Hodgkin eingesetzt.

ANWENDUNG

Thiotepa wird einmal wöchentlich in die Vene oder direkt in die betroffene Körperhöhlen gespritzt.

ACHTUNG

Gegenanzeigen

Unter folgenden Bedingungen dürfen Sie nicht mit Thiotepa behandelt werden:
- Ihre Leber ist geschädigt.
- Die Nierenfunktion ist gestört.
- Es besteht eine Infektion.
- Die Anzahl der blutbildenden Zellen im Knochenmark ist bereits stark verringert.
- Sie sind krankheitsbedingt in schlechtem Allgemeinzustand.

UNERWÜNSCHTE WIRKUNGEN

Wenn Thiotepa in Körperhöhlen gespritzt wird, gelangt nur etwa ein Fünftel der Substanz in den Körperkreislauf. Deshalb sind die bei Zytostatika sonst auftretenden unerwünschten Wirkungen (z. B. Haarausfall, Erbrechen) meist nur schwach ausgeprägt. Auch das Knochenmark wird nur geringfügig geschädigt, sodass die Zahl der blutbildenden Zellen meist stabil bleibt. Allerdings kann die Knochenmarkschädigung verzögert einsetzen. Deshalb muss das Blutbild regelmäßig kontrolliert und – wenn die Werte unter eine bestimmte Anzahl absinken – die Behandlung eine Zeit lang ausgesetzt werden.

▶ **Selten**

Es können Schwindel und Kopfschmerzen auftreten.

Bei hoher Dosierung kann sich die Haut unter Umständen dauerhaft dunkel färben.

Wenn Thiotepa in die Blase gespritzt wird, ist es in Einzelfällen vorgekommen, dass die Nieren dauerhaft geschädigt wurden, wodurch eine Dialyse erforderlich wurde.

Treosulfan

Ovastat

Zur Wirkweise von Treosulfan gelten die Angaben zu Alkylanzien (→ Seite 90), darüber hinaus – auch in Bezug auf Gegenanzeigen, unerwünschte Wirkungen und Hinweise – die Angaben zu „Zytostatika allgemein" (→ Seite 87).

> Treosulfan wird als Infusion oder als Kapseln zum Einnehmen vorwiegend bei Eierstockkrebs nach der Operation oder im Anschluss an eine Behandlung mit platinhaltigen Medikamenten gegeben. Dann kann Treosulfan das Fortschreiten der Krankheit häufig noch eine Zeit lang (etwa 5 Monate) aufhalten, selbst wenn Tumorreste im Bauchraum verblieben sind. Als alleinige Therapie kommt Treosulfan infrage, wenn

eine Behandlung mit Platinverbindungen (→ Seite 143) nicht erfolgreich war oder nicht vertragen wurde oder um mit der Krankheit verbundene Beschwerden zu lindern.

Treosulfan ist gut verträglich, als Kapseln ebenso wie als Infusion. Häufig lassen sich damit Beschwerden, die im Zusammenhang mit Eierstockkrebs häufig vorkommen (Wasseransammlungen im Bauchraum, Verdauungsbeschwerden, Husten durch Lungenmetastasen, Schmerzen) gut lindern.

Im Rahmen von Studien wird Treosulfan auch bei Brustkrebs und beim malignen Melanom auf der Haut sowie beim Melanom an der Regenbogenhaut des Auges erprobt. Die Ergebnisse sind aber bisher nicht sehr ermutigend. Außerdem wird es zur Vorbereitung einer Stammzelltransplantation gegeben.

ANWENDUNG

Treosulfan-Kapseln nehmen Sie mit reichlich Flüssigkeit ein, am besten zum Essen, dann ist das Mittel besser verträglich und verursacht nicht so leicht Übelkeit. Sie nehmen die Kapseln einen Monat lang ein und machen dann einen Monat Pause.

Infusionen erhalten Sie nur einmal monatlich. Am Tag danach müssen Sie mindestens zwei bis drei Liter trinken, damit Nieren und Blase gut gespült werden und Treosulfan die Blasenschleimhaut nicht zu sehr reizt.

ACHTUNG

Gegenanzeigen
Wenn die blutbildenden Zellen im Knochenmark bereits stark geschädigt sind (vor allem die Leukozyten), dürfen Sie nicht mit Treosulfan behandelt werden.

Wechselwirkungen
Wenn Sie noch andere Medikamente einnehmen, ist zu beachten, dass Treosulfan die Wir-

kung von Chloroquin (bei rheumatoider Arthritis) und Ibuprofen (bei Schmerzen) abschwächen kann.

UNERWÜNSCHTE WIRKUNGEN

Bei einer sich über Monate hinziehenden Therapie kann die Zahl der blutbildenden Zellen (vor allem weiße Blutkörperchen und Blutplättchen) zu stark absinken. Deshalb muss das Blutbild vor und nach jedem Behandlungszyklus kontrolliert werden.

▶ **Selten**
Allergische Hauterscheinungen (Nesselfieber) kommen selten vor.

Wenn Sie nicht genug trinken, kann eine Blasenentzündung mit blutigem Urin auftreten.

HINWEISE

Für ältere Menschen
Wegen der geringen unerwünschten Wirkungen eignet sich Treosulfan gut für ältere Menschen.

Trofosfamid

Ixoten

Zur Wirkweise von Trofosfamid gelten die Angaben zu Alkylanzien (→ Seite 90), darüber hinaus – auch in Bezug auf Gegenanzeigen, unerwünschte Wirkungen und Hinweise – die Angaben zu „Zytostatika allgemein" (→ Seite 87).

Trofosfamid wird seit Ende der 1970er Jahre in der Krebstherapie eingesetzt. Es ist ein sehr bewährtes Medikament, das zur Therapie von Non-Hodgkin-Lymphomen zugelassen ist, wenn die Standardtherapie mit anderen Zytostatika nicht gewirkt hat. Zudem wird es bei sehr vielen verschiedenen Krebserkrankungen angewendet, vorwiegend bei Brust-, Eierstock- und kleinzelligem Lungenkrebs, vor allem, wenn bereits Metastasen vorhanden sind, sowie bei Leukämien, Lymphomen und beim Plasmozytom, wenn mit der Krankheit verbundene Beschwerden gelindert werden sollen oder ein bereits erreichter Therapieerfolg stabilisiert werden soll. Darüber hinaus wird Trofosfamid beim Sarkom, Wilms-Tumor, Neuroblastom und malignen Melanom sowie bei Gebärmutterhalskrebs angewendet.

Häufig wird Trofosfamid heute von modernen Mitteln verdrängt, ist aber immer noch eine gut verträgliche Alternative, insbesondere, wenn eine aggressive Therapie nicht vertretbar ist.

ANWENDUNG

Trofosfamid-Tabletten nehmen Sie möglichst morgens mit viel Flüssigkeit ein. Anfangs ist die Dosis mit sechs bis acht Tabletten täglich relativ hoch, später wird sie für die Dauertherapie auf drei Tabletten pro Tag verringert.

Da es sich um eine Dauertherapie handelt, sollte der Arzt zu Beginn einmal wöchentlich, später mindestens alle vier Wochen das Blutbild, die Harnsäurekonzentration im Blut und den Blutzucker kontrollieren.

ACHTUNG

Gegenanzeigen

Wenn die Anzahl der blutbildenden Zellen im Knochenmark bereits stark verringert ist, sollten Sie nicht mit Trofosfamid behandelt werden.

Wechselwirkungen

Wenn Sie noch andere Medikamente anwenden, ist zu beachten, dass Trofosfamid die Wirkung von Sulfonylharnstoffen (z. B. Glibenclamid, bei Typ-2-Diabetes) verstärken kann, sodass eine erhöhte Gefahr für Unterzuckerungen besteht. Sie müssen den Blutzucker deshalb häufiger als sonst kontrollieren.

UNERWÜNSCHTE WIRKUNGEN

Bei kurzfristiger Anwendung verursacht Trofosfamid kaum Haarausfall und schädigt das

Knochenmark weniger als andere Zytostatika. Bei einer Dauertherapie kann die Zahl der weißen Blutkörperchen aber bedrohlich absinken, sodass monatliche Blutbildkontrollen notwendig sind.

▶ **Häufig**

Wenn Sie Trofosfamid in hoher Dosierung einnehmen oder vorher im Unterbauch bestrahlt wurden, steigt das Risiko für Blasenentzündungen. Sobald Sie beim Wasserlassen Schmerzen oder Brennen spüren oder sich der Urin rötlich färbt, sollten Sie unverzüglich Ihren Arzt informieren.

▶ **Selten**

Selten treten braune Flecken auf der Haut, Müdigkeit und Schwindel auf.

Anthrazykline

Alle Anthrazykline stören den Aufbau der Erbinformationen einer Zelle (DNA) und anderer dafür wichtigen Substanzen (RNA), indem sie die DNA in kleine Stücke brechen. Diese Bruchstücke können nicht mehr korrekt zusammengesetzt werden. Außerdem schädigen Anthrazykline die Zellwand. Auf diese Weise machen sie die Zelle teilungsunfähig.

Zu den Anthrazyklinen gehören die Substanzen Daunorubizin (→ nachfolgend), Doxorubizin (→ Seite 109), Epirubizin (→ Seite 115), Idarubizin (→ Seite 117) und Mitoxantron (→ Seite 119). Grundsätzlich gelten für diese Wirkstoffe alle Angaben, die auch unter „Zytostatika allgemein" (→ Seite 87) aufgeführt sind. Im Folgenden werden zusätzlich die Besonderheiten bei den einzelnen Wirkstoffen beschrieben.

Daunorubizin

Daunoblastin

Zur Wirkweise von Daunorubizin gelten die Angaben zu Anthrazykline (→ oben), darüber hinaus – auch in Bezug auf Gegenanzeigen, unerwünschte Wirkungen und Hinweise – die Angaben zu „Zytostatika allgemein" (→ Seite 87).

> Daunorubizin wird seit über 40 Jahren in der Krebstherapie eingesetzt, vorwiegend bei akuter lymphatischer (ALL) und akuter myeloischer Leukämie (AML) bei Kindern und Erwachsenen und meist in Kombination mit Cytarabin (→ Seite 130).
> Im Rahmen von Studien wird Daunorubizin auch bei Brustkrebs und beim Non-Hodgkin-Lymphom geprüft.

ANWENDUNG

Daunorubizin wird als Infusion innerhalb von wenigen Minuten oder einer halben bis dreiviertel Stunde verabreicht. Dosierung, Dauer und Rhythmus der Therapie richten sich nach der Tumorart und den individuellen Gegebenheiten.

Daunorubizin darf nicht gleichzeitig mit anderen Zytostatika aus einer Infusionsflasche gegeben werden, weil die Substanz dabei leicht ausflockt und dann vom Körper nicht mehr aufgenommen werden kann.

Wegen der unerwünschten Wirkungen müssen die ersten Behandlungszyklen immer stationär erfolgen.

Vor Beginn der Therapie sollte der Arzt die Nierenfunktion prüfen. Wenn die Nieren nur noch eingeschränkt arbeiten, muss die Dosis halbiert werden. Auch wenn vorher andere, stark wirksame Zytostatika gegeben wurden oder wenn der Allgemeinzustand eher schlecht ist, sollte der Arzt die Dosis verringern.

ACHTUNG

Informieren Sie sofort den Arzt oder das medizinische Personal, wenn Sie während der Infusion an der Stelle der Kanüle Schmerzen oder Brennen spüren. Dies kann darauf hindeuten, dass Infusionslösung ins umliegende Gewebe austritt (Paravasat). Dann muss die Infusion

sofort gestoppt werden. Kalte Umschläge und Hochlagern des Armes können die Schmerzen lindern. Manchmal breiten sich Reste des Paravasats noch tagelang ins Gewebe aus, sodass der Schaden zunehmend größer wird und das Gewebe stark vernarbt (Nekrosen). Geschieht das in unmittelbarer Nähe eines Gelenks, besteht die Gefahr, dass dieses steif wird. Gegebenenfalls ist es nötig, das zerstörte Gewebe frühzeitig operativ zu entfernen.

Wegen der möglichen schädigenden Wirkung von Daunorubizin auf den Herzmuskel muss der Arzt vor Beginn der Therapie sowie während der gesamten Behandlungsdauer die Herzfunktion überwachen (mit EKG und Echokardiographie), um Komplikationen rechtzeitig zu erkennen.

Gegenanzeigen

Sie dürfen nicht mit Daunorubizin behandelt werden, wenn Sie schon früher damit oder einem anderen Wirkstoff aus der Gruppe der Anthrazykline behandelt wurden und die Höchstdosis von 500 bis 600 (bei Erwachsenen) beziehungsweise 300 Milligramm pro Quadratmeter Körperoberfläche (bei Kindern) durch diese Therapien bereits erreicht worden ist. Jede weitere Gabe würde die Gefahr bergen, dass das Herz lebensgefährlich geschädigt wird.

Unter folgenden Bedingungen muss der Arzt Nutzen und Risiken einer Behandlung mit Daunorubizin sorgfältig abwägen:
- Die Anzahl sämtlicher blutbildender Zellen im Knochenmark oder nur die der Leuko- und Thrombozyten ist stark reduziert, es sei denn, dies ist ein Anzeichen der Krankheit.
- Sie haben schwere Herzrhythmusstörungen. Besonders problematisch ist es, wenn sich die Herzkammern zu schnell zusammenziehen (ventrikuläre Tachykardie) oder wenn sich die Rhythmusstörungen auf die Durchblutung auswirken.
- Sie haben eine Herzschwäche.
- Sie hatten einen Herzinfarkt.

- Ihr Blutdruck ist zu hoch.
- Ihre Leber- und/oder Nierenfunktion sind erheblich eingeschränkt.
- Ihr Allgemeinzustand ist schlecht.
- Der Brustkorb ist bestrahlt worden oder eine Strahlentherapie ist geplant. Dann können im bestrahlten Gebiet erneut schwere Hautschäden auftreten (Recall-Phänomen). Zusätzlich verstärkt eine vorausgegangene Bestrahlung die herzschädigende Wirkung von Daunorubizin.

Wechselwirkungen

Wenn Sie noch mit anderen Medikamenten behandelt werden, ist zu beachten:
- Andere Zytostatika, die das Herz schädigen, verstärken die herzschädigende Wirkung von Daunorubizin.
- Wenn Sie Medikamente anwenden, die sich auf das Herz auswirken (z. B. Betablocker wie Metoprolol, Carvedilol, Kalziumantagonisten wie Verapamil, Amlodipin), muss der Arzt die Herzfunktion besonders sorgfältig überwachen.
- Wenn Sie früher oder immer noch mit Medikamenten behandelt wurden oder werden, die die blutbildenden Zellen im Knochenmark beeinflussen, schädigt Daunorubizin das Knochenmark noch stärker. Zu diesen Medikamenten gehören andere Zytostatika sowie Sulfonamide (z. B. Cotrimoxazol, bei Harnweginfektionen), Chloramphenicol (Antibiotikum, bei bakteriellen Infektionen), Diphenylhydantoin (bei Epilepsien), antivirale Substanzen (z. B. Ritonavir und andere, bei HIV-Infektionen).
- Wenn Sie gleichzeitig mit Daunorubizin auch Azetylsalizylsäure (bei Schmerzen, zur Vorbeugung eines Herzinfarkts) oder Clopidogrel (zur Vorbeugung eines Herzinfarkts) einnehmen, besteht eine höhere Gefahr für innere Blutungen.
- Arzneimittel, die möglicherweise die Leber schädigen, können den Abbau von Daunorubizin verlangsamen, sodass sich das Risiko für unerwünschte Wirkungen erhöht. Zu diesen Medikamenten gehört beispielsweise Methotrexat (→ Seite 137).
- Sulfonamide (z. B. Cotrimoxazol, bei Harnweginfektionen) und Diuretika (z. B. Hydrochlorotiazid, bei hohem Blutdruck, zum Entwässern) können die Harnsäureausscheidung verzögern. In Kombination mit Daunorubizin kann der Harnsäurespiegel im Blut dann stark ansteigen und möglicherweise Gichtanfälle verursachen.
- Medikamente, die Sie im Munde zergehen lassen, werden über die durch Daunorubizin geschädigte Mundschleimhaut meist sehr viel schneller und intensiver aufgenommen als sonst. Das gilt auch für Arzneimittel, die über die Darmschleimhaut ins Blut gelangen, weil Daunorubizin die Schleimhaut im gesamten Magen-Darm-Trakt schädigt.

UNERWÜNSCHTE WIRKUNGEN

▶ **Häufig**

Innerhalb von ein bis zwei Tagen nach der Infusion kann sich der Urin rot färben. Das ist harmlos und verschwindet von selbst wieder.

Daunorubizin kann den Herzschlag stark verlangsamen (Bradykardie) oder beschleunigen (Tachykardie) oder andere Herzrhythmusstörungen auslösen, vor allem während oder kurz nach der Infusion.

Daunorubizin kann den Herzmuskel schwer schädigen, sodass eine bleibende Herzschwäche eintritt, die auch zu einem tödlichen Herzversagen führen kann. Teilweise können sich solche Effekte noch bis zu 20 Jahren nach Abschluss der Chemotherapie bemerkbar machen.

▶ **Gelegentlich**

Gelegentlich kommen leichte allergische Reaktionen an der Haut vor (Ausschlag mit oder ohne Juckreiz).

Daunorubizin kann bei Frauen den Hormonhaushalt dauerhaft so stören, dass die Menstruation ausbleibt und die Eierstöcke weniger Hormone produzieren. Dann setzen die Wechseljahre ein, und Sie können keine Kinder mehr bekommen.

Es können noch viele Jahre nach Abschluss der Behandlung Zweittumore oder -leukämien auftreten.

HINWEISE

Für Kinder und Jugendliche
Bei Kindern unter vier Jahren besteht ein erhöhtes Risiko für Schäden am Herzen. Sie dürfen Daunorubizin deshalb nur in verringerter Dosierung bekommen.

Für Frauen
Daunorubizin kann die Eierstockfunktion dauerhaft schädigen, sodass die Regel ausbleibt und die Wechseljahre einsetzen.

Für ältere Menschen
Bei Ihnen ist Daunorubizin von vornherein niedriger zu dosieren. Je höher die Dosis, desto größer sind die Risiken, dass das Mittel zu stark giftig wirkt.

Doxorubizin

Adriacept, Adriblastin, Adrimedac, Caelyx, Doxo Cell, Doxorubicin HEXAL, Doxorubicin NC, Myocet, Onkodox, Ribodoxo L, Urokit Doxo

Zur Wirkweise von Doxorubizin gelten die Angaben zu Anthrazykline (→ Seite 106), darüber hinaus – auch in Bezug auf Gegenanzeigen, unerwünschte Wirkungen, Hinweise – die Angaben zu „Zytostatika allgemein" (→ Seite 87).

Caelyx und *Myocet* sind besondere Zubereitungen von Doxorubizin. In *Caelyx* liegt Doxorubizin in pegylierter Form vor. Das heißt, der Wirkstoff ist an Polyethylenglykol (abgekürzt PEG) gebunden. Das führt dazu, dass das Mittel besser verträglich ist, wesentlich seltener Allergien auslöst und nicht so rasch abgebaut wird, also länger im Körper bleibt. Außerdem ist das pegylierte Doxorubizin von einer Kapsel aus Fettmolekülen (Liposomen) umgeben. Diese Liposomen reichern sich im Tumorge-

webe an und transportieren somit das Doxorubizin direkt an den erwünschten Wirkort. Auf diese Weise werden normale Körperzellen vor Doxorubizin geschützt, und das Mittel hat deutlich weniger und schwächer ausfallende unerwünschte Wirkungen.

Auch in *Myocet* ist Doxorubizin zu Liposomen verarbeitet, allerdings liegt Doxorubizin nicht in pegylierter Form vor.

Die nachfolgenden Angaben gelten für die normalen Injektionslösungen mit Doxorubizin, was für *Caelyx* und *Myocet* zu beachten ist, wird jeweils gesondert aufgeführt.

Doxorubizin ist eine der wichtigsten Substanzen aus der Gruppe der Zytostatika. Die Injektionslösung wird bei sehr vielen verschiedenen Krebserkrankungen eingesetzt (die Zulassungsgebiete variieren je nach Präparat), zum Beispiel bei:
- kleinzelligem Bronchialkarzinom (SCLC)
- Brustkrebs
- fortgeschrittenem Eierstockkrebs
- Harnblasenkrebs
- Knochenkrebs (Osteosarkom), und zwar vor der Operation (neoadjuvant) oder danach (adjuvant)
- fortgeschrittenem Weichteilsarkom bei Erwachsenen
- Ewing-Sarkom, einer bestimmten Form von Knochenkrebs
- Hodgkin-Lymphom, und zwar bei schlechter Prognose bereits im Stadium I–II, ansonsten im Stadium III–IV
- hochmalignem Non-Hodgkin-Lymphom
- akuter lymphatischer Leukämie (ALL)
- akuter myeloischer Leukämie (AML)
- einer speziellen bösartigen Erkrankung des Knochenmarks, dem fortgeschrittenen multiplen Myelom, auch Plasmozytom genannt
- fortgeschrittenem oder wiederholt auftretendem Gebärmutterschleimhautkrebs (Endometriumkarzinom)

- fortgeschrittenem Schilddrüsenkrebs
- fortgeschrittenem Neuroblastom
- fortgeschrittenem Magenkrebs.

Doxorubizin wird häufig mit anderen Zytostatika, z. B. Taxane (→ Seite 149), 5-FU (→ Seite 132), Cyclophosphamid (→ Seite 95) kombiniert. Beim medullären Schilddrüsenkarzinom ist Doxorubizin nur sinnvoll, wenn die Krankheit rasch fortschreitet, weil die Ansprechrate insgesamt eher niedrig ist. Ähnliches gilt auch für fortgeschrittene Magentumore, wobei allerdings unklar ist, ob andere Therapieschemata tatsächlich bessere Ergebnisse erzielen. Bei Eierstockkrebs wird Doxorubizin kaum noch eingesetzt, weil es andere effektivere Medikamente mit weniger unerwünschten Wirkungen gibt. Bei Blasenkrebs ist Doxorubizin nur sinnvoll, wenn der Tumor nicht operiert werden kann oder schon viele Metastasen gestreut hat oder wenn eine andere aggressivere Chemotherapie nicht infrage kommt.

Obwohl es für viele der hier genannten Tumorerkrankungen inzwischen neue Substanzen gibt, ist Doxorubizin immer noch ein wirksames und bewährtes Zytostatikum, sowohl in Kombination als auch allein. Nachteilig ist, dass es häufig das Herz schädigt, heftige Übelkeit hervorruft und sehr starken Haarausfall nach sich zieht.

Caelyx ist zugelassen zur Behandlung von Patientinnen mit metastasierendem Brustkrebs als alleiniges Medikament, wenn ein erhöhtes Risiko für Herzerkrankungen besteht, und bei Patientinnen mit fortgeschrittenem Eierstockkrebs, wenn eine Therapie mit Platinverbindungen (→ Seite 143) nicht den erwünschten Erfolg gebracht hat. In diesen Fällen kann *Caelyx* die Zeit bis zum Fortschreiten der Erkrankung um mehrere Monate oder günstigenfalls auch einige Jahre verlängern, und dies bei guter Verträglichkeit. Ein weiterer Vorteil ist, dass das Mittel nur einmal im Monat infundiert werden muss.

Caelyx wird darüber hinaus bei einer bestimmten Form von Hautkrebs eingesetzt, die im Zusammenhang mit HIV-Infektionen vorkommt (Kaposi-Sarkom) und bei einigen Patienten mit fortgeschrittenem multiplen Myelom in Kombination mit Bortezomib (→ Seite 162).

Es gibt keine Studien, die vergleichen, ob *Caelyx* in den verschiedenen Therapieschemata bei verschiedenen Krebsarten ähnlich wirksam ist wie Doxorubizin. Wenn es im Einzelfall ein Doxorubizin-Präparat ersetzen soll, geschieht dies im Rahmen von Off-label-use (→ Seite 19) und meist nur dann, wenn bereits eine Herzschädigung vorliegt.

Myocet ist seit 2000 im Handel. Es ist in Kombination mit Cyclophosphamid zugelassen zur Behandlung von Patientinnen mit metastasiertem Brustkrebs, und zwar als erste Therapiemaßnahme, wenn Metastasen festgestellt werden (First-Line-Therapie). Der Tumor lässt sich damit häufig verkleinern und die Zeit bis zum Fortschreiten der Krankheit verlängern. Der wichtigste Vorteil im Vergleich zu normalem Doxorubizin ist, dass *Myocet* das Herz nicht belastet. Bei metastasiertem Brustkrebs gibt es allerdings noch viele andere – und preiswertere – Möglichkeiten für eine herzschonende Behandlung. Bislang ist noch nicht untersucht, ob *Myocet* schon in der adjuvanten Therapie, also im Rahmen einer Chemotherapie nach der operativen Entfernung des Knotens aus der Brust, vorteilhafter ist als klassische Doxorubizin-Infusionslösungen.

ANWENDUNG ————————————

Doxorubizin-Injektionslösung wird einmal wöchentlich oder alle drei bis vier Wochen in die Vene gespritzt oder als Infusion gegeben, häufig in Kombination mit weiteren Zytostatika und anderen Medikamenten. Wenn das Mittel sehr schnell injiziert wird, besteht ein höheres Risiko für Herzrhythmusstörungen. Dauer und Häufigkeit der Therapie richten sich nach der Tumorart und dem Behandlungsplan.

Falls sich im Rahmen der Krebserkrankung Flüssigkeit zwischen Lungen- und Rippenfell (Pleuraerguss), in der Bauchhöhle (Aszites) oder im Herzbeutel (Perikarderguss) angesammelt hat, kann Doxorubizin direkt in diese Körperhöhlen gespritzt werden, um dort die Krebszellen abzutöten.

Bei oberflächlich wachsenden Harnblasentumoren wird Doxorubizin nach der operativen Entfernung der Geschwulst durch die Harnröhre in die Blase eingefüllt, um ein Wiederauftreten zu verhindern. Bei Harnblasenkrebs wird Doxorubizin etwa sieben bis zehn Tage nach der Operation direkt in die Harnblase gefüllt und sollte dort für mindestens 30 Minuten, besser für ein bis zwei Stunden verbleiben. Vor der Therapie sollten Sie möglichst wenig trinken, damit die Doxorubizin-Lösung nicht durch viel Urin verdünnt wird. Die Behandlung erfolgt dreimal im Abstand von einer Woche, sechsmal im Abstand von zwei Wochen und dreimal im Abstand von vier Wochen (insgesamt 28 Wochen). Wenn die Erkrankung bereits fortgeschritten ist oder Metastasen vorhanden sind, wird Doxorubizin als Injektion oder Infusion gegeben.

Bei Leberkrebs wird Doxorubizin gelegentlich direkt in die Leberarterie gespritzt.

Wegen der unerwünschten Wirkungen müssen die ersten Behandlungszyklen immer stationär erfolgen.

Vor Beginn der Therapie sollte der Arzt die Nierenfunktion prüfen. Wenn die Nieren nur noch eingeschränkt arbeiten, muss die Dosis halbiert werden. Auch wenn vorher andere, stark wirksame Zytostatika gegeben wurden oder wenn der Allgemeinzustand eher

schlecht ist, sollte der Arzt die Dosis verringern.

Caelyx: Dieses Mittel wird mit Zuckerlösung verdünnt einmal in vier Wochen als Infusion in die Vene geleitet, und zwar so lange, bis die Krankheit fortschreitet oder bis die unerwünschten Wirkungen den Nutzen der Therapie überwiegen. Bei der ersten Infusion soll das Mittel sehr langsam gegeben werden. Wird es gut vertragen, können alle weiteren Infusionen innerhalb einer Stunde erfolgen. Kommt es zu einer Reaktion auf die Infusion (in Form von Fieber, Hautreaktionen), dürfen in den ersten 15 Minuten langsam nur 5 Prozent der Gesamtdosis gegeben werden. Erst wenn diese Menge gut vertragen wird, kann die Dosis langsam gesteigert werden. Treten unerwünschte Wirkungen auf, ist die Infusion sofort abzubrechen. Bei der nächsten Gabe sollte die Dosis entsprechend der Heftigkeit der unerwünschten Wirkungen verringert oder der nächste Therapiezyklus um eine Woche verschoben werden. *Caelyx* darf niemals unverdünnt gegeben oder gespritzt werden. Vor Beginn der Therapie muss der Arzt die Leberwerte überprüfen, weil das Mittel vorwiegend über die Leber abgebaut wird.

Myocet wird im Zeitraum von einer Stunde langsam in die Vene infundiert. Es darf weder unter die Haut noch in die Muskulatur oder rasch auf einmal (als Bolus-Injektion) gespritzt werden. Vor Beginn der Therapie muss der Arzt die Leberwerte überprüfen, weil das Mittel vorwiegend über die Leber abgebaut wird. Falls Lebermetastasen vorhanden sind, muss der Arzt in Abhängigkeit von der Leberfunktion die Dosis reduzieren.

ACHTUNG

Informieren Sie sofort den Arzt oder das medizinische Personal, wenn Sie während der Infusion an der Stelle der Kanüle Schmerzen oder Brennen spüren. Dies kann darauf hindeuten, dass Infusionslösung ins umliegende Gewebe austritt (Paravasat). Dann muss die Infusion sofort gestoppt werden. Kalte Umschläge, Hochlagern des Armes können die Schmerzen lindern. Manchmal breiten sich Reste des Paravasats noch tagelang ins Gewebe aus, sodass der Schaden zunehmend größer wird und das Gewebe stark vernarbt. Geschieht das in unmittelbarer Nähe eines Gelenks, besteht die Gefahr, dass dieses steif wird. Gegebenenfalls ist es nötig, das zerstörte Gewebe frühzeitig operativ zu entfernen.

Wegen der möglichen schädigenden Wirkung von Doxorubizin auf den Herzmuskel muss der Arzt vor Beginn der Therapie sowie während der gesamten Behandlungsdauer die Herzfunktion (vor allem die Auswurfleistung der linken Herzkammer) überwachen (mit EKG und Echokardiographie), um Komplikationen rechtzeitig zu erkennen.

Caelyx: Wenn Sie Diabetes haben, sollte der Arzt den Blutzucker kontrollieren, weil das Mittel in einer Zuckerlösung gegeben wird, sodass die Dosis des Insulins oder der blutzuckersenkenden Medikamente gegebenenfalls angepasst werden muss.

Gegenanzeigen

Unter folgenden Bedingungen dürfen Sie nicht mit Doxorubizin behandelt werden:

- Das Knochenmark ist aufgrund einer Behandlung mit anderen Medikamenten oder infolge von Bestrahlungen bereits stark geschädigt.
- Es besteht eine sehr ausgeprägte Herzschwäche (Grad IV).
- Sie hatten gerade einen Herzinfarkt.
- Sie haben eine akute entzündliche Herzerkrankung.
- Sie haben Herzrhythmusstörungen, die sich nachhaltig auf die Durchblutung auswirken.
- Sie wurden schon früher mit Doxorubizin oder mit einem anderen Wirkstoff aus der Gruppe der Anthrazykline behandelt und die Höchstdosis, die maximal gegeben wer-

den darf, ist durch diese Therapien bereits erreicht worden (450–550 Milligramm pro Quadratmeter Körperoberfläche bei Erwachsenen und 400 Milligramm bei Kindern oder bei über 70-jährigen Patienten oder bei vorgeschädigtem Herzen). Jede weitere Gabe würde dann die Gefahr bergen, dass das Herz lebensgefährlich geschädigt wird.

- Sie haben eine akute Infektion.
- Ihre Leberfunktion ist stark eingeschränkt. Soll Doxorubizin in die Harnblase gegeben werden, darf das nicht geschehen, wenn die Harnblase entzündet ist, wenn eine Harnweginfektion vorliegt oder wenn der Urin Blut enthält.

Wenn nach einer Gabe von Doxorubizin die Blutwerte für bestimmte weiße Blutkörperchen (neutrophile Granulozyten) und Blutplättchen (Thrombozyten) unter einen gewissen Wert abgesunken sind, muss sich das Knochenmark erst wieder erholt haben, bevor Sie den nächsten Therapie-Zyklus beginnen. Gegebenenfalls sollte der Arzt dann die Dosis verringern.

Wenn die Herzfunktion eingeschränkt ist (z. B. aufgrund eines vorausgegangenen Infarkts, bei Angina Pectoris, Herzschwäche oder Herzrhythmusstörungen), sollte der Arzt Nutzen und Risiken einer Behandlung mit Doxorubizin besonders sorgfältig abwägen. Allerdings ist die Gefahr für eine herzschädigende Wirkung bei *Caelyx* und *Myocet* deutlich geringer. Bei diesen Patienten sollte erwogen werden, Doxorubizin durch eines der beiden Mittel zu ersetzen.

Caelyx: Dieses Mittel dürfen Sie nicht bekommen, wenn Sie bei einem Kaposi-Sarkom im Rahmen einer HIV-Infektion zuvor erfolgreich mit Interferon-alfa behandelt worden sind.

Myocet: Dauert die Erholungszeit des Knochenmarks länger als 35 Tage, sollte überlegt werden, ob es nicht besser ist, die Therapie abzubrechen.

Auch wenn die Auswurfleistung der linken Herzkammer sehr rasch nachlässt oder aufgrund der Behandlung mit *Myocet* auf unter 50 Prozent absinkt, sollte der Arzt genau abwägen, ob die Therapie fortgesetzt werden soll, weil möglicherweise eine irreversible Herzschädigung in Kauf genommen werden muss.

Wechselwirkungen

Wenn Sie noch andere Medikamente anwenden oder mit anderen Therapieverfahren behandelt werden, ist für Doxorubizin zu beachten:

- Eine vorausgegangene, gleichzeitige oder später erfolgende Strahlentherapie kann die herz- und leberschädigenden Wirkungen von Doxorubizin lebensbedrohlich verstärken.
- Wenn der Brustkorb bestrahlt worden ist oder eine Strahlentherapie folgen soll, besteht die Gefahr für ein akutes Atemnotsyndrom, das intensivmedizinisch behandelt werden muss.
- Dies gilt auch für die gleichzeitige Gabe von anderen Medikamenten, die Herz und/oder Leber schädigen können.
- Wenn sich an die Behandlung mit Doxorubizin eine Therapie mit Cyclophosphamid, Cytarabin, Cisplatin oder anderen Zytostatika anschließt, können sich die schädigenden Wirkungen auf das Herz oder andere Organe verstärken oder eine blutige Harnblasenentzündung kann sich verschlimmern.
- Wenn Sie früher oder immer noch mit Medikamenten behandelt wurden oder werden, die die blutbildenden Zellen im Knochenmark angreifen, schädigt Doxorubizin das Knochenmark noch stärker. Zu diesen Medikamenten gehören andere Zytostatika sowie Sulfonamide (z. B. Cotrimoxazol, bei Harnweginfektionen), Chloramphenicol (Antibiotikum, bei bakteriellen Infektionen), Diphenylhydantoin (bei Epilepsien), antivi-

rale Substanzen (z. B. Ritonavir, bei HIV-Infektionen).
- Doxorubizin darf nicht zusammen mit Amphoterizin B (bei Pilzinfektionen) gegeben werden, weil dies zu schweren Nierenschäden führen kann.
- Ritonavir (bei HIV-Infektionen) erhöht die Konzentration von Doxorubizin im Blut. Der Arzt sollte die Dosis dann gegebenenfalls verringern.
- Cyclosporin (nach Organtransplantationen) und Doxorubizin hemmen gegenseitig den Abbau in der Leber, sodass es zu erhöhten Wirkstoffspiegeln im Blut und somit zu einem höheren Risiko für unerwünschte Wirkungen kommt.
- Doxorubizin kann die Wirkung von Phenytoin (bei Epilepsien) abschwächen. Um Krampfanfälle zu vermeiden, muss dann die Dosis dieses Medikaments gegebenenfalls angepasst werden.
- Doxorubizin kann die Wirkung von Digoxin (bei Herzschwäche) verringern. Der Arzt sollte deshalb die Blutspiegel für Digoxin häufiger als sonst kontrollieren und gegebenenfalls die Dosis anpassen.
- Doxorubizin und Heparin (bei erhöhter Thrombosegefahr, nach Operationen) blockieren sich gegenseitig in ihrer Wirkung. Beide Mittel sollten nicht gleichzeitig gegeben werden.
- Wenn Doxorubizin zusammen mit Trastuzumab gegeben wird, erhöht sich das Risiko für Herzschäden drastisch. Beide Mittel sollten nicht oder nur unter strenger Überwachung der Herzfunktion im Rahmen von Studien gegeben werden. Wird Doxorubizin im Anschluss an eine Trastuzumab-Behandlung gegeben, besteht ebenfalls ein erhöhtes Risiko für Schäden am Herzen. Die Doxorubizin-Therapie sollte deshalb erst mit einem Abstand von bis zu 22 Wochen nach Abschluss der Trastuzumab-Gabe beginnen.

- Wenn Doxorubizin und Paclitaxel nacheinander gegeben werden sollen, ist es sinnvoll, mit Doxorubizin zu beginnen. Bei umgekehrter Reihenfolge erhöht sich die Konzentration von Doxorubizin im Blut und somit das Risiko für unerwünschte Wirkungen.

Bei Speisen und Getränken
Koffeinhaltige Getränke (Kaffee, schwarzer Tee, Cola-Getränke) können die Wirkung von Doxorubizin schwächen.

UNERWÜNSCHTE WIRKUNGEN

Alle hier angegebenen unerwünschten Wirkungen für Doxorubizin treten bei *Caelyx* und *Myocet* seltener und schwächer auf. Insbesondere Haarausfall und Herzschäden sowie Blutbildveränderungen kommen nur sehr selten vor.

Wird Doxorubizin in die Blase gefüllt, kommt es häufig zu Schmerzen beim Wasserlassen, blutigem Urin, häufigem Wasserlassen in kleinen Mengen (Pollakisurie) und Blasenkrämpfen. Die nachstehenden unerwünschten Wirkungen gelten für diese Anwendungsform nicht.

▶ **Häufig**
Innerhalb von ein bis zwei Tagen nach der Infusion kann sich der Urin rot färben. Das ist harmlos und verschwindet von selbst wieder.

Caelyx, *Myocet*: Diese Mittel können die Haut schädigen, sodass vor allem Stellen, die stark beansprucht werden (Handflächen, Fußsohlen) oder von Wäsche und Kleidung gedrückt werden (BH-Träger, Hosen- oder Rockbund), anschwellen, sich röten und schmerzen. Die Haut kann sich dort auch ablösen. Dies lässt sich vermeiden, wenn Sie Wärme vermeiden (Badewanne, Whirlpool, Sauna), keine Handschuhe tragen, nicht barfuß gehen, keine engen Schuhe oder Riemchensandalen tragen, in denen leicht Druckstellen auf der Haut entstehen. Auch beim Beifallklatschen sollten Sie vorsichtig sein.

Doxorubizin kann den Herzmuskel schwer schädigen, sodass eine bleibende Herzschwäche eintritt, die auch zu einem tödlichen Herzversagen führen kann. Wenn Sie Atemnot bekommen, müssen Sie sofort den Arzt informieren, weil dies auf eine beginnende Herzschwäche hinweisen kann. Teilweise können sich solche Effekte noch bis zu 20 Jahren nach Abschluss der Chemotherapie bemerkbar machen.

Durch Bestrahlung ausgelöste Schäden an Haut, Lunge, Speiseröhre, Magen- und Darmschleimhaut sowie Herz können durch die Behandlung mit Doxorubizin erneut auftreten oder sich verschlimmern (Recall-Phänomen).

Caelyx, *Myocet*: Innerhalb der ersten Minuten nach Beginn der Infusion können allergische Reaktionen auftreten. Anzeichen dafür sind Atemnot, Hautausschlag, Schmerzen im Brustkorb, Fieber, Schüttelfrost, Blutdruckanstieg oder -abfall, Herzrasen, Schwitzen, Schwellungen von Haut und Schleimhäuten. Dann sollte die Behandlung sofort unterbrochen werden, kann aber später wieder aufgenommen werden. Wenn solche Reaktionen aufgetreten sind, ist die nächste Infusion möglichst langsam einzuleiten.

▶ **Gelegentlich**
Es können noch viele Jahre nach Abschluss der Behandlung Zweittumore oder -leukämien auftreten.

HINWEISE
Für Kinder und Jugendliche
Caelyx, *Myocet*: Diese Mittel wurden bei Kindern und Jugendlichen unter 18 Jahren noch nicht näher untersucht und sollten deshalb bei ihnen nicht angewendet werden.

Doxorubizin sollten Kinder ebenfalls nicht bekommen.

Für Frauen
Doxorubizin kann die Eierstockfunktion dauerhaft schädigen, sodass die Regel ausbleibt und die Wechseljahre einsetzen.

Für ältere Menschen

Bei Ihnen besteht ein erhöhtes Risiko für Herzerkrankungen. Bei über 80-Jährigen muss die sonst übliche Dosis von Doxorubizin halbiert werden.

Epirubizin

Epi Cell, Epi NC, Epirubicin HEXAL, Epirubicin Hydrochlorid Mayne, Episachs, Eracin, Farmorubicin, Riboepi

Zur Wirkweise von Epirubizin gelten die Angaben zu Anthrazykline (→ Seite 106), darüber hinaus – auch in Bezug auf Gegenanzeigen, unerwünschte Wirkungen, Hinweise – die Angaben zu „Zytostatika allgemein" (→ Seite 87).

> Epirubizin wird seit den 1980er Jahren eingesetzt und ist, je nach Präparat, zur Behandlung folgender Krebsarten zugelassen:
> - Brustkrebs
> - fortgeschrittener Eierstockkrebs
> - kleinzelliges Bronchialkarzinom
> - fortgeschrittener Magenkrebs
> - fortgeschrittenes Weichteilsarkom
> - oberflächlich wachsender Harnblasenkrebs.
>
> Epirubizin gilt als weniger schädlich fürs Herz als Doxorubizin, muss aber höher dosiert werden, um eine ähnliche Wirksamkeit zu erzielen.

ANWENDUNG

Epirubizin wird alle drei Wochen als Infusion in die Vene gegeben. In welchem zeitlichen Abstand und für wie lange, hängt von der Krebsart ab und vom körperlichen Zustand. Die Menge von insgesamt 900 Milligramm Epirubizin pro Quadratmeter Körperoberfläche sollte im Verlauf der Therapie nicht überschritten werden.

Da das Mittel vorwiegend über die Leber abgebaut und mit der Galle ausgeschieden wird, sollte vor Beginn der Therapie die Leberfunktion anhand der Leberwerte im Blut geprüft werden. Auch sollte der Gallenabfluss nicht durch Steine behindert sein.

Bei Harnblasenkrebs wird Epirubizin etwa sieben bis zehn Tage nach der Operation direkt in die Harnblase gefüllt und sollte dort für mindestens 30 Minuten, besser für ein bis zwei Stunden verbleiben. Vor der Therapie sollten Sie möglichst wenig trinken, damit die Epirubizin-Lösung nicht durch viel Urin verdünnt wird. Die Behandlung erfolgt dreimal im Abstand von einer Woche, sechsmal im Abstand von zwei Wochen und dreimal im Abstand von vier Wochen (insgesamt 28 Wochen).

ACHTUNG

Informieren Sie sofort den Arzt oder das medizinische Personal, wenn Sie während der Infusion an der Stelle der Kanüle Schmerzen oder Brennen spüren. Dies kann darauf hindeuten, dass Infusionslösung ins umliegende Gewebe austritt (Paravasat). Dann muss die Infusion sofort gestoppt werden. Kalte Umschläge, Hochlagern des Armes können die Schmerzen lindern. Manchmal breiten sich Reste des Paravasats noch tagelang ins Gewebe aus, sodass der Schaden zunehmend größer wird und das Gewebe stark vernarbt. Geschieht das in unmittelbarer Nähe eines Gelenks, besteht die Gefahr, dass dieses steif wird. Gegebenenfalls ist es nötig, das zerstörte Gewebe frühzeitig operativ zu entfernen.

Wegen der möglichen schädigenden Wirkung von Epirubizin auf den Herzmuskel muss der Arzt vor Beginn der Therapie sowie während der gesamten Behandlungsdauer die Herzfunktion (vor allem die Auswurfleistung der linken Herzkammer) überwachen (mit EKG und Echokardiographie), um Komplikationen rechtzeitig zu erkennen.

Gegenanzeigen

Unter folgenden Bedingungen dürfen Sie nicht mit Epirubizin-Infusionen behandelt werden:

- Die blutbildenden Zellen im Knochenmark sind stark geschädigt, zum Beispiel aufgrund einer vorangegangenen Chemo- oder Strahlentherapie.
- Die Schleimhäute im Mund oder Magen-Darm-Trakt sind stark entzündet.
- Sie haben eine akute Infektion.
- Die Leber funktioniert nur sehr eingeschränkt.
- Es besteht eine Herzinsuffizienz Grad IV (Atemnot tritt bereits in Ruhe auf).
- Sie hatten einen Herzinfarkt, der eine Herzinsuffizienz Grad III oder IV nach sich gezogen hat.
- Sie haben eine akut entzündliche Herzerkrankung.
- Es bestehen Herzrhythmusstörungen, die sich nachhaltig auf die Durchblutung auswirken.
- Sie wurden früher mit Epirubizin oder anderen Mitteln aus der Gruppe der Anthrazykline behandelt und die maximale Dosis wurde damit bereits erreicht.

Wenn Epirubizin in die Harnblase eingefüllt werden soll, darf dies unter folgenden Bedingungen nicht geschehen:

- Es besteht ein Harnweginfekt.
- Die Blase ist entzündet.
- Es bleibt viel Restharn in der Blase.
- Die Blase ist geschrumpft.
- Es bestehen Tumore innerhalb der Blasenwand, die Anschluss an die Blutversorgung haben.
- Die Blase kann nicht gut katheterisiert werden.
- Der Urin enthält Blut.

Wenn Urin aus der Blase über die Harnleiter ins Nierenbecken zurückfließt (vesikorenaler Reflux), muss der Arzt bei jedem Behandlungszyklus die Nierenfunktion kontrollieren.

Wechselwirkungen

Wenn Sie noch andere Medikamente anwenden oder mit weiteren Therapieverfahren behandelt wurden, ist zu beachten:

- Wenn Sie in der vorangegangenen Zeit bestrahlt wurden, besteht ein erhöhtes Risiko, dass erneut Strahlenschäden auftreten (Recall-Phänomen). Außerdem verstärkt eine Bestrahlung des Brustkorbs und -beins die schädigende Wirkung von Epirubizin auf den Herzmuskel.
- Wenn Sie gleichzeitig Medikamente einnehmen, die sich auf den Herzmuskel auswirken (z. B. Kalziumantagonisten wie Amlodipin, Nitrendipin), muss die Herzfunktion besonders sorgfältig überwacht werden.
- Bekommen Sie Kalziumantagonisten vom Verapamil-Typ, wird Epirubizin rascher ausgeschieden.
- Wenn Epirubizin mit anderen Zytostatika kombiniert wird, verstärkt sich die giftige Wirkung, vor allem auf das Knochenmark und den Verdauungstrakt.
- Wenn Sie früher oder immer noch mit Medikamenten behandelt wurden bzw. werden, die die blutbildenden Zellen im Knochenmark angreifen, schädigt Epirubizin das Knochenmark noch stärker. Zu diesen Medikamenten gehören andere Zytostatika sowie Sulfonamide (z. B. Cotrimoxazol, bei Harnweginfektionen), Chloramphenicol (Antibiotikum, bei bakteriellen Infektionen), Diphenylhydantoin (bei Epilepsien), antivirale Substanzen (z. B. Ritonavir, bei HIV-Infektionen).
- Epirubizin und Heparin (bei erhöhter Thrombosegefahr, nach Operationen) blockieren sich gegenseitig in ihrer Wirkung. Beide Mittel sollten nicht gleichzeitig gegeben werden.
- Sollen Sie neben Epirubizin auch mit Paclitaxel behandelt werden, sollte dies im Anschluss an die Epirubizin-Therapie geschehen, nicht davor.

UNERWÜNSCHTE WIRKUNGEN

Wird Epirubizin in die Harnblase eingeleitet, treten die nachfolgend genannten Nebenwirkungen selten auf, weil das Mittel nur in geringen Mengen ins Blut gelangt. Allerdings kommt es bei 20 von 100 Behandelten zu einer durch Epirubizin bedingten Blasenentzündung, Schmerzen beim Wasserlassen, und gelegentlich enthält der Urin auch Blut.

▶ Häufig

Bei den schädigenden Wirkungen auf den Herzmuskel gibt es zwei Formen: solche, die sofort auftreten, und andere, die sich erst später zeigen. Der Soforttyp entsteht unabhängig von der Dosis und ist gekennzeichnet durch Rhythmusstörungen (Herzstolpern, Herzrasen, zu langsamer Herzschlag) sowie bestimmte Veränderungen im EKG. Diese Störungen treten meist nur vorübergehend auf, und sie sind auch kein Hinweis darauf, dass sich daraus Schäden vom Spättyp entwickeln werden. Die Behandlung muss deshalb nicht unter- oder abgebrochen werden.

Der Spättyp entwickelt sich in Abhängigkeit von der Dosierung von Epirubizin und zeigt sich als Schädigung des Herzmuskels. Hinweise für eine solche Kardiomyopathie sind Atemnot, Wassereinlagerungen im Gewebe, im Bauch, in der Lunge, im Herzbeutel (Perikarderguss) oder im Spalt zwischen Lungen- und Rippenfell (Pleuraerguss), vergrößerte Leber sowie ein galoppähnlicher Herzrhythmus. Die Herzschädigung zeigt sich meist noch während der Therapie oder zwei bis drei Monate danach, teilweise auch noch später (bis zu Jahrzehnten nach der Therapie).

▶ Gelegentlich

Gelegentlich reizt Epirubizin die Vene, in die es infundiert wird, sodass diese sich entzündet und narbig verändert, oft zieht sich die Haut über der Vene dadurch etwas ein. Dann lässt sich diese Vene nicht mehr für Infusionen verwenden.

▶ Selten

Es kommt nur selten vor, dass die Blutplättchen (Thrombozyten) unter eine Anzahl von 100 000 pro Mikroliter absinken. Die Gefahr für Blutungen ist bei Epirubizin deshalb geringer als bei anderen Anthrazyklinen.

HINWEISE

Für Frauen

Epirubizin kann die Eierstockfunktion dauerhaft schädigen, sodass die Regel ausbleibt und die Wechseljahre einsetzen.

Idarubizin

Zavedos

Zur Wirkweise von Idarubizin gelten die Angaben zu Anthrazykline (→ Seite 106), darüber hinaus – auch in Bezug auf Gegenanzeigen, unerwünschte Wirkungen, Hinweise – die Angaben zu „Zytostatika allgemein" (→ Seite 87).

> Idarubizin ist seit 1998 in Kombination mit anderen Zytostatika, z. B. Cytarabin (→ Seite 130) zur Behandlung von Patienten mit akuten myeloischen Leukämien (AML) zugelassen.
>
> Als einziger Wirkstoff aus der Gruppe der Anthrazykline ist Idarubizin auch als Kapsel zum Einnehmen verfügbar. Welche Anwendungsform sinnvoller ist, hängt von der individuellen Situation ab. Für die ambulante Behandlung eignen sich Kapseln häufig besser.
>
> Idarubizin wird in der Anfangsphase der Behandlung eingesetzt, um die bösartig veränderten Leukozyten zu beseitigen. In der späteren Erhaltungstherapie werden andere Medikamente eingesetzt.
>
> Im Rahmen von Studien wird es auch bei akuter lymphoblastischer Leukämie (ALL) sowie bei Non-Hodgkin-Lymphom und metastasierendem Brustkrebs geprüft.

ANWENDUNG

Idarubizin wird normalerweise drei oder fünf Tage lang innerhalb von fünf bis zehn Minuten in die Vene infundiert, meist in Kombination mit einem anderen Zytostatikum. Die Kapseln nehmen Sie einmalig an drei Tagen hintereinander ein.

Je nachdem wie sich das Blutbild entwickelt, wird nach drei bis vier Wochen entschieden, ob ein weiterer Behandlungszyklus nötig und möglich ist. Wenn als unerwünschte Wirkung Herzschäden auftreten, kann Idarubizin meist nicht weiter angewendet werden.

Sie dürfen die Kapseln keinesfalls zerbeißen, weil der Inhalt dann mit den Schleimhäuten von Mund, Speiseröhre und Magen in Berührung käme, was unbedingt vermieden werden muss. Kapseln, deren Hülle defekt ist, dürfen Sie nicht einnehmen. Informieren Sie in solchen Fällen den Arzt.

Die maximale Gesamtdosis an Idarubizin, mit der Sie behandelt werden dürfen, beträgt 120 Milligramm Idarubizin pro Quadratmeter Körperoberfläche. Dabei addieren sich die Behandlungszyklen.

ACHTUNG

Informieren Sie sofort den Arzt oder das medizinische Personal, wenn Sie während der Infusion an der Stelle der Kanüle Schmerzen oder Brennen spüren. Dies kann darauf hindeuten, dass Infusionslösung ins umliegende Gewebe austritt (Paravasat). Dann muss die Infusion sofort gestoppt werden. Kalte Umschläge, Hochlagern des Armes können die Schmerzen lindern. Manchmal breiten sich Reste des Paravasats noch tagelang ins Gewebe aus, sodass der Schaden zunehmend größer wird und das Gewebe stark vernarbt. Geschieht das in unmittelbarer Nähe eines Gelenks, besteht die Gefahr, dass dieses steif wird. Gegebenenfalls ist es nötig, das zerstörte Gewebe frühzeitig operativ zu entfernen.

Wegen der möglichen schädigenden Wirkung von Idarubizin auf den Herzmuskel muss der Arzt vor Beginn der Therapie sowie während der gesamten Behandlungsdauer die Herzfunktion (vor allem die Auswurfleistung der linken Herzkammer) überwachen (mit EKG und Echokardiographie), um Komplikationen rechtzeitig zu erkennen.

Gegenanzeigen

Unter folgenden Bedingungen dürfen Sie nicht mit Idarubizin behandelt werden:

- Leber und/oder Nieren arbeiten nicht richtig, es sei denn, die Funktionsstörung ist durch die Leukämie bedingt.
- Sie haben eine akute Infektion.
- Es besteht eine Herzschwäche Grad IV.
- Sie hatten einen Herzinfarkt, der eine Herzschwäche Grad III oder IV nach sich gezogen hat.
- Sie haben eine akute entzündliche Herzerkrankung.
- Sie haben Herzrhythmusstörungen, die sich nachhaltig auf die Durchblutung auswirken.
- Sie wurden früher mit Idarubizin oder anderen Mitteln aus der Gruppe der Anthrazykline behandelt und die maximale Dosis wurde damit bereits erreicht.
- Es besteht eine erhöhte Neigung für Blutungen (durch eine verminderte Anzahl von Blutplättchen).

Wenn Sie herzkrank sind und mit anderen Anthrazyklinen vorbehandelt wurden oder wenn das Knochenmark durch eine vorausgegangene Chemo- oder Strahlentherapie bereits schwer geschädigt ist, sollte der Arzt Nutzen und Risiken einer Behandlung mit Idarubizin sorgfältig abwägen.

Wechselwirkungen

Wenn Sie noch andere Medikamente anwenden oder mit weiteren Therapieverfahren behandelt wurden, ist zu beachten:

Anthrazykline   119

- Andere Anthrazykline oder Zytostatika wie Cyclophosphamid verstärken die schädigende Wirkung auf den Herzmuskel.
- Eine vorausgegangene, gleichzeitige oder später erfolgende Strahlentherapie kann die herz- und leberschädigenden Wirkungen von Idarubizin lebensbedrohlich verstärken.
- Wenn Sie gleichzeitig Medikamente aus der Gruppe der Thrombozytenfunktionshemmer einnehmen (z. B. Azetylsalizylsäure, Clopidogrel), besteht eine erhöhte Gefahr für Blutungen.

Bei Speisen und Getränken

Alkohol kann die unerwünschten Wirkungen von Idarubizin verstärken.

UNERWÜNSCHTE WIRKUNGEN _____

Kapseln und Infusionen mit Idarubizin unterscheiden sich bezüglich der Nebenwirkung nicht, lediglich Leber- und Nierenschäden sind bei Infusionen etwas häufiger.

▶ **Häufig**

Innerhalb von ein bis zwei Tagen nach der Infusion kann sich der Urin rot färben. Das ist harmlos und verschwindet von selbst wieder.

Idarubizin kann den Herzmuskel schwer schädigen, sodass Herzrhythmusstörungen oder eine bleibende Herzschwäche eintreten, die auch zu einem tödlichen Herzversagen führen können. Wenn Sie Atemnot bekommen, müssen Sie den Arzt informieren, weil dies auf eine beginnende Herzschwäche hinweisen kann.

▶ **Gelegentlich**

Es können noch ein bis drei Jahre nach Abschluss der Behandlung Zweittumore oder -leukämien auftreten.

▶ **Selten**

Durch Bestrahlung ausgelöste Schäden an Haut, Lunge, Speiseröhre, Magen- und Darmschleimhaut sowie Herz können durch die Behandlung mit Idarubizin erneut auftreten oder sich verschlimmern (Recall-Phänomen).

HINWEISE _____

Für Kinder und Jugendliche

Kinder sind besonders sensibel für die herzschädigende Wirkung von Idarubizin. Die Herztätigkeit ist deshalb besonders sorgfältig zu überwachen, auch noch in den Jahren nach Abschluss der Therapie.

Für Frauen

Idarubizin kann die Eierstockfunktion dauerhaft schädigen, sodass die Regel ausbleibt und die Wechseljahre einsetzen.

Mitoxantron

Haemato Tron, Mitoxantron Gry, Mitoxantron HEXAL, Mitoxantron NC, Novantron, Onkotrone

Zur Wirkweise von Mitoxantron gelten die Angaben zu Anthrazykline (→ Seite 106), darüber hinaus – auch in Bezug auf Gegenanzeigen, unerwünschte Wirkungen, Hinweise – die Angaben zu „Zytostatika allgemein" (→ Seite 87).

Mitoxantron ist – je nach Präparat für etwas unterschiedliche Anwendungsgebiete – zugelassen zur Behandlung von metastasierendem Brustkrebs, Non-Hodgkin-Lymphom, akuter myeloischer und akuter lymphoblastischer Leukämie bei Erwachsenen sowie im Blastenschub bei chronisch myeloischer Leukämie. Außerdem ist Mitoxantron angezeigt bei fortgeschrittenem Prostatakrebs in Kombination mit kortisonhaltigen Mitteln (z. B. Prednison, Hydrokortison). Voraussetzung ist, dass Hormone (→ Seite 38) nicht oder nicht ausreichend wirksam waren. Oft wird Mitoxantron mit anderen Zytostatika kombiniert gegeben, z. B. mit Cytarabin (→ Seite 130) bei Leukämie sowie bei anderen Krebserkrankungen mit Cyclophosphamid (→ Seite 95) und 5-Fluorouracil (→ Seite 132) oder mit Vinorelbin (→ Seite 159).

Mit Mitoxantron können auch Krebszellen im Spalt zwischen Lungen- und Rippenfell (Pleura) bekämpft werden, die dort im Rahmen der Metastasierung bei Brustkrebs oder Non-Hodgkin-Lymphom auftreten können. Eine solche Pleurakarzinose ruft meist Flüssigkeitsansammlungen hervor, die mit schwerer Atemnot einhergehen. Wird Mitoxantron bei diesen Patienten intravenös infundiert, reichert es sich in diesen Flüssigkeitsansammlungen an und wird nur verzögert ausgeschieden. Dadurch besteht ein höheres Risiko für unerwünschte Wirkungen.

Mitoxantron ist eines der ältesten Zytostatika und wird im Allgemeinen gut vertragen. Bei Prostatakrebs war es bis vor wenigen Jahren eines der wenigen Medikamente, die gut wirkten. Heute ist es durch das erheblich besser wirksame Docetaxel in die zweite Linie verdrängt worden. Auch in der Behandlung von Brustkrebs tritt es häufig eher in den Hintergrund, weil aggressive Therapieschemata bevorzugt werden. Dennoch hat es nach wie vor auch hier seinen Platz, vor allem wegen der guten Verträglichkeit.

Im Rahmen von Studien wird Mitoxantron auch zur Behandlung von Eierstock- und Leberkrebs geprüft.

ANWENDUNG

Mitoxantron wird im Abstand von drei bis vier Wochen gespritzt oder innerhalb von drei bis fünf Minuten infundiert. Bei akuter Leukämie wird das Mittel an drei bis fünf aufeinander folgenden Tagen gegeben, falls der körperliche Zustand dies erlaubt.

Zur Behandlung einer Pleurakarzinose kann Mitoxantron – mit physiologischer Kochsalzlösung auf die Menge von 50 Milliliter verdünnt und auf Körpertemperatur erwärmt – auch innerhalb von 5–10 Minuten direkt in die Pleura hineingeleitet werden. Vorher wird der Überschuss an Flüssigkeit, der sich dort meist sammelt (Pleuraerguss), so gut wie

möglich abgelassen. Die Mitoxantron-haltige Infusionslösung bleibt 48 Stunden lang in der Pleura und wird dann wieder abgelassen. Damit sie sich möglichst großflächig verteilt, sollten Sie sich während dieser 48 Stunden immer wieder bewegen. Vier Wochen vor und nach einer solchen Anwendung von Mitoxantron in der Pleura sollte möglichst keine weitere Zytostatika-Therapie erfolgen.

Bei Brustkrebs können sich auch im Bauchfell Metastasen ansiedeln, die zu einer Flüssigkeitsansammlung im Bauchraum führen (Aszites). Dann kann Mitoxantron – mit physiologischer Kochsalzlösung auf 1 Liter verdünnt und auf Körpertemperatur erwärmt – auch innerhalb von 30–60 Minuten direkt in die Bauchhöhle eingeleitet werden. Vorher wird die Menge der angesammelten Flüssigkeit mit Ultraschall bestimmt und so gut wie möglich abgelassen. Die Mitoxantron-Lösung kann im Bauchraum verbleiben. Wenn ein sehr unangenehmes Spannungsgefühl auftritt, kann sie auch wieder abgelassen werden, allerdings frühestens nach drei bis sechs Stunden. Diese intraperitoneale Anwendung kann alle drei Wochen wiederholt werden.

ACHTUNG

Informieren Sie sofort den Arzt oder das medizinische Personal, wenn Sie während der Infusion an der Stelle der Kanüle Schmerzen oder Brennen spüren. Dies kann darauf hindeuten, dass Infusionslösung ins umliegende Gewebe austritt (Paravasat). Dann muss die Infusion sofort gestoppt werden. Kalte Umschläge, Hochlagern des Armes können die Schmerzen lindern. Manchmal breiten sich Reste des Paravasats noch tagelang ins Gewebe aus, sodass der Schaden zunehmend größer wird und das Gewebe stark vernarbt. Geschieht das in unmittelbarer Nähe eines Gelenks, besteht die Gefahr, dass dieses steif wird. Gegebenenfalls ist es nötig, das zerstörte Gewebe frühzeitig operativ zu entfernen.

Wegen der möglichen schädigenden Wirkung von Mitoxantron auf den Herzmuskel muss der Arzt vor Beginn der Therapie sowie während der gesamten Behandlungsdauer und vor allem vor jedem neu zu beginnenden Zyklus die Herzfunktion (vor allem die Auswurfleistung der linken Herzkammer) überwachen (mit EKG und Echokardiographie), um Komplikationen rechtzeitig zu erkennen.

Gegenanzeigen

Wenn die Herzfunktion eingeschränkt ist (z. B. aufgrund eines vorausgegangenen Infarkts, bei Angina Pectoris, Herzschwäche oder Herzrhythmusstörungen), sollte der Arzt Nutzen und Risiken einer Behandlung mit Mitoxantron besonders sorgfältig abwägen.

Wechselwirkungen

Wenn Sie noch andere Medikamente anwenden oder mit anderen Therapieverfahren behandelt werden, ist zu beachten:

- Eine vorausgegangene, gleichzeitige oder später erfolgende Strahlentherapie kann die herz- und leberschädigenden Wirkungen von Mitoxantron lebensbedrohlich verstärken.
- Wenn der Brustkorb bestrahlt worden ist oder eine Strahlentherapie folgen soll, besteht die Gefahr für ein akutes Atemnotsyndrom, das intensivmedizinisch behandelt werden muss.
- Dies gilt auch für die gleichzeitige Gabe von anderen Medikamenten, die Herz und/oder Leber schädigen können.
- Wenn sich an die Behandlung mit Mitoxantron eine Therapie mit anderen Zytostatika anschließt, können sich die schädigenden Wirkungen auf das Herz oder andere Organe verstärken, oder eine blutige Harnblasenentzündung kann sich verschlimmern.
- Wenn Sie früher oder immer noch mit Zytostatika behandelt wurden oder werden, die die blutbildenden Zellen im Knochenmark

angreifen, kann die knochenmarkschädigende Wirkung von Mitoxantron noch ausgeprägter sein.

- Mitoxantron darf nicht zusammen mit Amphoterizin B (bei Pilzinfektionen) gegeben werden, weil dies zu schweren Nierenschäden führen kann.
- Ritonavir (bei HIV-Infektionen) erhöht die Konzentration von Mitoxantron im Blut. Der Arzt sollte die Dosis dann gegebenenfalls verringern.
- Cyclosporin (nach Organtransplantationen) und Mitoxantron hemmen gegenseitig den Abbau in der Leber, sodass es zu erhöhten Wirkstoffspiegeln im Blut und somit zu einem höheren Risiko für unerwünschte Wirkungen kommt.
- Mitoxantron kann die Wirkung von Phenytoin (bei Epilepsien) abschwächen. Um Krampfanfälle zu vermeiden, muss dann die Dosis dieses Medikaments gegebenenfalls angepasst werden.
- Mitoxantron kann die Wirkung von Digoxin (bei Herzschwäche) verringern. Der Arzt sollte deshalb die Blutspiegel für Digoxin häufiger als sonst kontrollieren und gegebenenfalls die Dosis anpassen.
- Mitoxantron und Heparin (bei erhöhter Thrombosegefahr, nach Operationen) blockieren sich gegenseitig in ihrer Wirkung. Beide Mittel sollten nicht gleichzeitig gegeben werden.
- Wenn Mitoxantron zusammen mit Trastuzumab (*Herceptin*) gegeben wird, erhöht sich das Risiko für Herzschäden. Beide Mittel sollten nicht oder nur unter strenger Überwachung der Herzfunktion im Rahmen von Studien gegeben werden. Wird Mitoxantron im Anschluss an eine Trastuzumab-Behandlung gegeben, besteht ebenfalls ein erhöhtes Risiko für Schäden am Herzen. Die Mitoxantron-Therapie sollte deshalb frühestens drei Wochen nach Abschluss der Trastuzumab-Gabe beginnen.

UNERWÜNSCHTE WIRKUNGEN

Wenn Ihre Leber nur eingeschränkt arbeitet, besteht ein höheres Risiko für unerwünschte Wirkungen, weil Mitoxantron dann verzögert abgebaut und ausgeschieden wird.

▶ **Häufig**

Innerhalb von 24–28 Stunden kann sich der Urin blaugrün verfärben. Das ist harmlos und verschwindet von selbst wieder.

Mitoxantron kann den Herzmuskel schwer schädigen, sodass eine bleibende Herzschwäche eintritt, die auch zu einem tödlichen Herzversagen führen kann. Wenn Sie Atemnot bekommen, müssen Sie sofort den Arzt informieren, weil dies auf eine beginnende Herzschwäche hinweisen kann.

▶ **Gelegentlich**

Es können noch viele Jahre nach Abschluss der Behandlung Zweittumore oder -leukämien auftreten.

HINWEISE

Für Frauen

Mitoxantron kann die Eierstockfunktion dauerhaft schädigen, sodass die Regel ausbleibt und die Wechseljahre einsetzen.

Antibiotika

Antibiotika werden aus Bakterien oder Pilzen gewonnen oder synthetisch hergestellt. In erster Linie handelt es sich dabei um Arzneimittel, die bei bakteriellen Infektionen eingesetzt werden.

Einige dieser Substanzen wirken aber gänzlich anders – als Zellgifte (zytostatisch). Sie hemmen die Reparaturmechanismen des Körpers für Defekte an dem chemischen Gerüst der Erbsubstanz (Desoxyribonukleinsäure, abgekürzt DNS oder englisch DNA). Auf diese Weise kommt es zu Brüchen in der DNA. Die Erbsubstanz kann dann nicht mehr so miteinander vernetzt werden, dass eine korrekte

Weitergabe der Erbinformation von einer Zellgeneration auf die nächste möglich ist. Zusätzlich entstehen Schäden in der Zellwand, mit der Folge, dass sich die Zelle nicht mehr teilen kann.

Zu den zytostatisch wirkenden Antibiotika gehören die Substanzen Bleomyzin (→ nachfolgend), Dactinomycin (→ Seite 124) und Mitomyzin (→ Seite 125). Grundsätzlich gelten für diese Wirkstoffe alle Angaben, die auch unter „Zytostatika allgemein" (→ Seite 87) aufgeführt sind. Im Folgenden werden zusätzlich die Besonderheiten bei den einzelnen Wirkstoffen beschrieben.

Bleomyzin

Bleo Cell, Bleomedac, Bleomycin HEXAL, Bleomycinum

Zur Wirkweise von Bleomyzin gelten die Angaben zu Antibiotika (→ nebenstehend), sowie – auch in Bezug auf Gegenanzeigen, unerwünschte Wirkungen, Hinweise – die Angaben zu „Zytostatika allgemein" (→ Seite 87).

Bleomyzin gehört – meist in Kombination mit anderen Zytostatika wie zum Beispiel Cisplatin (→ Seite 145), Cyclophosphamid (→ Seite 95), Etoposid (→ Seite 165), Vinblastin (→ Seite 153) und Vincristin (→ Seite 155) – zu den Standardmedikamenten zur Behandlung von Hodenkrebs (Nicht-Seminom und Seminom), Hodgkin-Lymphom im Frühstadium (Stadium I–II) bei schlechter Prognose sowie im späteren Stadium (Stadium III–IV) und von mittelgradig bis hochgradig aggressiven Non-Hodgkin-Lymphomen bei Erwachsenen.

Mit Bleomyzin können auch Krebszellen im Spalt zwischen Lungen- und Rippenfell (Pleurakarzinose) bekämpft werden, die dort im Rahmen der Metastasierung auftreten können. In Studien wird es auch eingesetzt, wenn sich Krebszellen in der Bauchhöhle oder im Herzbeutel angesiedelt haben. Sie rufen in diesen Körperhöhlen meist Flüssigkeitsansammlungen hervor, die mit schwerwiegenden Beschwerden einhergehen (z. B. Atemnot).

In Kombination mit anderen Zytostatika, vor allem Platinverbindungen (→ Seite 143) und Etoposid (→ Seite 165), kann Bleomyzin Hodenkrebs heilen.

ANWENDUNG

Da manche Menschen auf Bleomyzin allergisch reagieren, wird es erst einmal probeweise in geringer Dosis und stationär unter kontinuierlicher ärztlicher Überwachung in die Vene oder in die Muskulatur gespritzt. Verlaufen die nachfolgenden vier Stunden ohne Komplikationen, kann die Therapie beginnen. Dabei wird Bleomyzin ein- bis zweimal pro Woche als Infusion gegeben. Je nach Tumorart sind drei bis vier Behandlungszyklen möglich.

Wenn Krebszellen in Körperhöhlen (Pleura, Bauchhöhle) bekämpft werden sollen, wird Bleomyzin dort direkt eingeleitet.

ACHTUNG

Während der Therapie und weitere sechs Wochen danach muss wegen der möglichen Schäden an der Lunge die Lungenfunktion überwacht und die Lunge geröntgt werden.

Gegenanzeigen

Unter folgenden Bedingungen dürfen Sie nicht mit Bleomyzin behandelt werden:
- Sie haben oder hatten eine Lungenerkrankung, die die Lungenfunktion beeinträchtigt.
- Die Lunge ist durch Rauchen geschädigt.
- Die Funktion von Leber und/oder Nieren ist gestört.

Wechselwirkungen

Wenn Sie noch mit anderen Medikamenten behandelt werden, ist zu beachten:
- In Kombination mit den Krebsmedikamenten Cyclophosphamid oder Mitomyzin C besteht ein höheres Risiko, dass Bleomyzin die Lunge schädigt.

- Cisplatin verzögert die Ausscheidung von Bleomyzin, sodass eine erhöhte Gefahr für unerwünschte Wirkungen besteht.

Bei Speisen und Getränken

Koffein (in Kaffee, schwarzem Tee, Cola-Getränken) verstärkt die Wirkung von Bleomyzin und erhöht das Risiko für unerwünschte Wirkungen.

UNERWÜNSCHTE WIRKUNGEN

Haarausfall kommt bei Bleomyzin nur selten vor. Im Gegensatz zu anderen Zytostatika schädigt es die blutbildenden Zellen nicht.

▶ **Häufig**

Bei 20 bis 60 von 100 Behandelten tritt innerhalb der ersten zwei bis sechs Stunden nach der Infusion hohes Fieber bis 41 °C auf, das vier bis zwölf Stunden anhalten kann.

Bei 25 bis 50 von 100 kommt es zu Hautrötungen und Ausschlag oder braunen Flecken auf der Haut, besonders an Händen und Füßen. Die Haut wird insgesamt empfindlicher. Sie sollten vermeiden, sich bei Juckreiz heftig zu kratzen, weil dann leicht Narben oder bleibende weiße Streifen (Striae) entstehen. Die Nägel können sich verändern und ablösen. Solche Erscheinungen bilden sich teilweise, aber nicht immer nach Ende der Behandlung zurück.

Bleomyzin kann die Lunge angreifen, sodass leicht eine gefährliche, nichtbakterielle Lungenentzündung (Pneumonitis) oder Verhärtungen des Lungenbindegewebes (Lungenfibrose) entstehen. Anzeichen dafür sind Husten, Luftnot, Fieber. Treten solche Beschwerden auf, muss die Therapie abgebrochen werden.

▶ **Selten**

Allergische Reaktionen kommen bei weniger als 1 von 100 Behandelten vor. Wenn sie auftreten, sind sie oft mit Verwirrung, Schwäche, Fieber, Schüttelfrost, Lidschwellungen, Hautausschlag, Atemnot und asthmaartigen Beschwerden verbunden.

Selten kommt es zu Muskel- und Gelenkschmerzen, zu Entzündungen oder anderen Störungen an Arterien, in deren Folge ein Herzinfarkt oder Durchblutungsstörungen im Gehirn entstehen können, oder zu einer Verhärtung des Bindegewebes (diffuse Sklerodermie).

HINWEISE

Für Kinder und Jugendliche
Bei ihnen besteht ein erhöhtes Risiko für Lungenfibrosen.
Für ältere Menschen
Bei Ihnen besteht ein erhöhtes Risiko für Lungenfibrosen, vor allem, wenn die Lunge vorher bestrahlt wurde.

Dactinomyzin

Lyovac-Cosmegen
Zur Wirkweise von Dactinomyzin gelten die Angaben zu Antibiotika (→ Seite 122), darüber hinaus – auch in Bezug auf Gegenanzeigen, unerwünschte Wirkungen, Hinweise – die Angaben zu „Zytostatika allgemein" (→ Seite 87).

Dactinomyzin (auch als Actinomyzin D, DACT oder ACTD bezeichnet) wurde 1949 ursprünglich als Antibiotikum zur Bekämpfung von bakteriellen Infektionen entwickelt. Da es ein starkes Zellgift ist, wird es seit 1960 bei verschiedenen Tumorerkrankungen geprüft.
Dactinomyzin wird vor allem bei verschiedenen Tumorarten im Kindesalter eingesetzt, zum Beispiel bei Nierenkrebs (Wilms-Tumor, Nephroblastom) oder Knochen- und Weichteilsarkomen (Ewing-Sarkom, Rhabdomyosarkom), ebenso bei Keimzelltumoren bei Männern und Frauen (Chorionkrebs), vor allem in Kombination mit anderen Zytostatika, z. B. Cisplatin (→ Seite 145), Cyclophosphamid (→ Seite 95), Doxorubizin (→ Seite 109), Etoposid (→ Seite 165), Ifosfamid (→ Seite 98), Methotrexat

(→ Seite 137), Vinblastin (→ Seite 153), Vincristin (→ Seite 155). Welche Vorteile die Zugabe von Dactinomyzin zu diesen Therapeutika mit sich bringt, lässt sich nicht darstellen.

ANWENDUNG

Dactinomyzin wird in die Vene infundiert, und zwar alle drei bis fünf Wochen für fünf Tage.

ACHTUNG

Dactinomyzin ist eine extrem aggressive Substanz. Es ist streng darauf zu achten, dass sie nicht mit Haut und Schleimhäuten in Berührung kommt.
Informieren Sie sofort den Arzt oder das medizinische Personal, wenn Sie während der Infusion an der Stelle der Kanüle Schmerzen oder Brennen spüren. Dies kann darauf hindeuten, dass Infusionslösung ins umliegende Gewebe austritt (Paravasat). Dann muss die Infusion sofort gestoppt werden. Kalte Umschläge und Hochlagern des Armes können die Schmerzen lindern. Manchmal breiten sich Reste des Paravasats noch tagelang ins Gewebe aus, sodass der Schaden zunehmend größer wird und das Gewebe stark vernarbt (Nekrosen). Geschieht das in unmittelbarer Nähe eines Gelenks, besteht die Gefahr, dass dieses steif wird. Gegebenenfalls ist es nötig, das zerstörte Gewebe frühzeitig operativ zu entfernen.
Gegenanzeigen
Dactinomycin sollte nicht während einer Windpocken- oder Herpes-zoster-Infektion gegeben werden.
Wechselwirkungen
Wenn Sie noch mit anderen Medikamenten oder Therapieverfahren behandelt werden, ist zu beachten:
• Dactinomyzin kann die unerwünschten Wirkungen einer Strahlentherapie (z. B. sonnenbrandähnliche Hautschäden) nach de

ren Abschluss erneut hervorrufen (Recall-Phänomen).
- Bei gleichzeitigen hoch dosierten Bestrahlungen treten verstärkt unerwünschte Wirkungen von Dactinomyzin auf.
- In Kombination mit dem Zytostatikum Vincristin kann Dactinomyzin einen lebensbedrohlichen kompletten Verschluss sämtlicher Lebervenen auslösen. Die beiden Substanzen dürfen deshalb nicht gleichzeitig gegeben werden.
- Erythromyzin (Antibiotikum, bei bakteriellen Infektionen) und Amphotericin B (bei Pilzinfektionen) verstärken die Wirkung von Dactinomyzin.

UNERWÜNSCHTE WIRKUNGEN

Die unerwünschten Wirkungen der Zytostatika (→ Seite 87) treten meist erst zwei bis vier Tage nach der Behandlung auf, manchmal sind sie ein bis zwei Wochen danach am stärksten ausgeprägt. Die meisten bilden sich nach Abschluss der Therapie zurück.

HINWEISE

Für Kinder und Jugendliche
Dactinomyzin kann bei vielen Krebserkrankungen im Kindesalter angewandt werden, aber erst ab dem sechsten bis zwölften Lebensmonat.

Mitomyzin

Ametycine, Mitem, Mitomycin HEXAL, Mitomycin medac, Mitomycin-C Kyowa

Zur Wirkweise von Mitomyzin gelten die Angaben zu Antibiotika (→ Seite 122), darüber hinaus – auch in Bezug auf Gegenanzeigen, unerwünschte Wirkungen, Hinweise – die Angaben zu „Zytostatika allgemein" (→ Seite 87).

Mitomyzin wird seit etwa 1975 bei sehr vielen verschiedenen Krebserkrankungen eingesetzt, z. B. bei Tumoren in Kopf und Hals, Lunge, Brust, Speiseröhre, Magen, Bauch-

speicheldrüse, Leber, Dickdarm, Blase, Gebärmutterhals sowie bei chronisch myeloischer Leukämie und Knochenkrebs (Osteosarkom), meist in Kombination mit anderen Zytostatika. Bei Enddarmkrebs wird es in Kombination mit 5-Fluorouracil und Bestrahlung eingesetzt. Die einzelnen Präparate unterscheiden sich hinsichtlich der zugelassenen Anwendungsgebiete.

Bei Blasenkrebs kann Mitomyzin (direkt in die Blase eingeleitet) die Rückfallquote senken.

Bei metastasiertem Magenkrebs kann Mitomyzin die mit der Krankheit verbundenen Beschwerden lindern (Schmerzen, Übelkeit, Erbrechen).

Bei nichtkleinzelligem Lungenkrebs kann Mitomyzin die Lebensqualität verbessern und die Überlebenszeit (→ Seite 17) um einige Monate verlängern, bei kleinzelligem Lungenkrebs nur um wenige Wochen.

Bei Darmkrebs kann Mitomyzin zwar das Fortschreiten der Krankheit verzögern, was sich aber nicht nennenswert auf die Überlebenszeit auswirkt.

Bei Bauchspeicheldrüsenkrebs ist Mitomyzin heute nicht mehr sinnvoll, weil es andere Substanzen mit weniger schweren unerwünschten Wirkungen gibt. Auch in der Therapie von Magen- oder Dickdarmkrebs wurde Mitomyzin mittlerweile von anderen Mitteln verdrängt.

ANWENDUNG

Mitomyzin wird immer gespritzt oder infundiert, meist einmal alle vier, sechs oder acht Wochen.

Bei Blasenkrebs wird Mitomyzin direkt in die Harnblase gefüllt, und zwar meist unmittelbar nach Entfernung des Tumors sowie vier Wochen danach achtmal in wöchentlichem Abstand, anschließend einmal monatlich über sechs bis zwölf Monate lang.

ACHTUNG

Wechselwirkungen

Wenn Sie noch mit anderen Medikamenten oder Therapieverfahren behandelt werden, ist zu beachten:

- Wenn Sie gleichzeitig mit Vincaalkaloiden (→ Seite 152) behandelt werden, können sich die Bronchien stark zusammenziehen und asthmaähnliche Beschwerden verursachen. Dagegen kann der Arzt bronchienerweiternde Medikamente verschreiben.
- Wenn Sie gleichzeitig Tamoxifen (bei Brustkrebs) bekommen, erhöht sich das Risiko, dass die Zahl der roten Blutkörperchen und der Blutplättchen stärker als sonst abnimmt und die Nieren nicht richtig arbeiten (hämolytisch-urämisches Syndrom). Dies lässt sich abmildern, wenn vor Beginn der Therapie kortisonhaltige Mittel gegeben werden.
- Wenn Sie mit anderen Zytostatika behandelt oder bestrahlt werden, verstärkt sich die schädliche Wirkung auf die blutbildenden Zellen im Knochenmark.
- In Kombination mit Adriamyzin und Doxorubizin (→ Seite 109) verstärkt sich deren herzschädigende Wirkung.

UNERWÜNSCHTE WIRKUNGEN

Die sonst bei Zytostatika üblichen unerwünschten Wirkungen wie Appetitlosigkeit, Übelkeit, Erbrechen, Haarausfall und Mundhöhlenentzündung treten bei Mitomyzin nur selten auf oder sind nur schwach ausgeprägt.

▶ Häufig

Bei 3 bis 12 von 100 Behandelten entsteht eine nicht durch Bakterien verursachte (interstitielle) Lungenentzündung. Anzeichen dafür sind trockener Husten, Atemnot, Brustschmerzen, Nachtschweiß. Häufig tritt diese Lungenentzündung erst sechs bis zwölf Monate nach Beginn der Therapie auf.

Wenn Mitomyzin in die Blase gefüllt wird, kommt es oft zu Blasenentzündungen oder Beschwerden beim Wasserlassen.

▶ Selten

Allergische Hautreaktionen wie Ausschlag, gerötete Haut an Händen und Füßen kommen selten vor. Das gilt auch für schwere Nierenschäden, in deren Zusammenhang die roten Blutkörperchen verstärkt abgebaut werden und die Anzahl der Blutplättchen (Thrombozyten) stark absinkt.

Es kann eine Herzmuskelschwäche auftreten.

Mitomyzin kann einen lebensbedrohlichen kompletten Verschluss sämtlicher Lebervenen auslösen. Anzeichen dafür sind Spannungs- und Druckgefühl im Oberbauch und Gelbsucht. Dann müssen Sie unverzüglich den Arzt informieren. Auch wenn Sie bemerken, dass der Stuhl auffällig schwarz gefärbt ist, müssen Sie sofort den Arzt aufsuchen. Dies ist ein Hinweis für innere Blutungen durch Schäden an der Schleimhaut von Magen oder Darm. Auch Krampfadern in der Speiseröhre, die sich aufgrund der Venenverschlüsse gebildet haben, können bluten und solche Stuhlverfärbungen sowie blutiges Erbrechen bewirken.

HINWEISE

Für Kinder und Jugendliche

Mitomyzin kann auch bei Kindern angewendet werden.

Für Frauen

Mitomyzin kann die Eierstockfunktion dauerhaft schädigen, sodass die Menstruation ausbleibt und die Wechseljahre einsetzen.

Zur Verkehrstüchtigkeit

Wenn Sehstörungen auftreten, sollten Sie kein Fahrzeug lenken, keine Maschinen bedienen und keine Arbeiten ohne sicheren Halt verrichten.

Antimetabolite

Antimetabolite ähneln körpereigenen Stoffen und können deshalb an deren Stelle in den Stoffwechsel der Zelle eingebaut werden. Sie können z. B. den Aufbau der Erbsubstanz DNA oder von Eiweißstoffen behindern, indem sie anstelle der sonst üblichen körpereigenen Stoffe eingefügt werden. Daraus ergibt sich jedoch keine biologisch sinnvolle Information für den Organismus oder die Zelle, sodass weitere Stoffwechselschritte unterbleiben oder die Zelle abstirbt.

Teilweise hemmen Antimetabolite auch den Aufbau von Enzymen, ohne die die einzelnen Bausteine für die Erbsubstanz nicht hergestellt werden können. Krebszellen haben gegenüber gesunden Zellen in der Regel einen beschleunigten Zellstoffwechsel und eine erhöhte Teilungsrate und werden von der Störung durch Antimetabolite daher besonders getroffen.

Zu den Antimetaboliten gehören die Wirkstoffe Capezitabin (→ nachfolgend), Cladribin (→ Seite 128), Cytarabin (→ Seite 130), Fludarabin (→ Seite 131), Fluorouracil (→ Seite 132), Gemzitabin (→ Seite 134), Mercaptopurin (→ Seite 136), Methotrexat (→ Seite 137), Pemetrexed (→ Seite 139), Pentostatin (→ Seite 140), Tegafur + Uracil (→ Seite 141) und Tioguanin (→ Seite 142). Die Antimetabolite Fludarabin und Cytarabin verstärken sich in ihrer Wirkung gegenseitig und werden deshalb oft miteinander kombiniert.

Grundsätzlich gelten für diese Wirkstoffe alle Angaben, die auch unter „Zytostatika allgemein" (→ Seite 87) aufgeführt sind. Im Folgenden werden zusätzlich die Besonderheiten bei den einzelnen Wirkstoffen beschrieben.

Capezitabin
Xeloda
Zur Wirkweise von Capezitabin gelten die Angaben zu Antimetabolite (→ oben), darüber

hinaus – auch in Bezug auf Gegenanzeigen, unerwünschte Wirkungen, Hinweise – die Angaben zu „Zytostatika allgemein" (→ Seite 87).

Capezitabin ist eine Vorstufe von 5-Fluorouracil (→ Seite 132) (5-FU). Es wird erst durch Stoffwechselprozesse in der Leber und in der Tumorzelle selbst zu der eigentlich wirksamen Substanz 5-FU umgewandelt.

Capezitabin ist seit 2001 zugelassen zur Behandlung von Dickdarmkrebs im Stadium III unmittelbar nach der Operation (adjuvante Therapie) sowie als Mittel der ersten Wahl bei metastasiertem Dickdarm- oder Enddarmkrebs. Im Vergleich mit 5-FU hat es sich als ebenso wirksam erwiesen. Da es in Tablettenform zur Verfügung steht, ist es einfacher anzuwenden als 5-FU, das meist über einen zentralen Venenkatheter oder eine Infusionspumpe gegeben wird.

Darüber hinaus ist Capezitabin angezeigt bei fortgeschrittenem oder metastasiertem Brustkrebs, und zwar in Kombination mit Docetaxel (→ Seite 149). Damit lässt sich im Vergleich zu einer Behandlung mit Docetaxel allein die Überlebenszeit (→ Seite 17) um durchschnittlich drei Monate und die Zeit bis zum Fortschreiten der Erkrankung um etwa zwei Monate verlängern.

Wenn Anthrazykline oder Taxane (→ Seite 149) nicht den erhofften Behandlungserfolg gezeigt haben, kann Capezitabin auch alleine gegeben werden. Dann lässt sich mit Capezitabin die Überlebenszeit um etwa ein Jahr verlängern und die Zeit bis zum Fortschreiten der Krankheit um etwa ein Vierteljahr hinauszögern.

Capezitabin wird in Kombination mit Platinverbindungen (→ Seite 143) auch bei fortgeschrittenem Magenkrebs eingesetzt.

Im Rahmen von Studien wird Capezitabin zurzeit auch bei zahlreichen anderen Krebsarten erprobt, zum Beispiel bei Speiseröhren-, Gallenblasen-, Bauchspeicheldrüsen-, Nierenzellkrebs sowie bei Kopf-Hals-Karzinomen und beim nichtkleinzelligen Lungenkrebs.

ANWENDUNG

Capezitabin-Tabletten nehmen Sie zwei Wochen lang morgens und abends innerhalb einer halben Stunde nach dem Essen mit einem Glas Wasser ein. Anschließend folgt eine einwöchige Pause. Danach beginnt der nächste Therapiezyklus.

Die Behandlung kann so lange fortgesetzt werden, bis die Krankheit fortschreitet oder die unerwünschten Wirkungen den möglichen Nutzen überwiegen.

Wenn Sie das Mittel bei Dickdarmkrebs unmittelbar nach der Operation bekommen, nehmen Sie es meist sechs Monate lang in acht Zyklen zu je drei Wochen.

ACHTUNG

Wenn Sie Diabetes haben, kann sich die Blutzuckereinstellung verschlechtern. Sie müssen den Blutzucker deshalb häufiger als sonst kontrollieren. Das gilt auch bei Typ-2-Diabetes.

Gegenanzeigen

Wenn bekannt ist, dass Sie einen genetisch bedingten Enzymdefekt haben (DPD-Mangel), dürfen Sie nicht mit Capezitabin behandelt werden. Treten gleich zu Beginn der Therapie überraschend starke unerwünschte Wirkungen auf, sollte Ihr Arzt eine Blutuntersuchung veranlassen, mit der geprüft wird, ob Sie einen DPD-Mangel haben. Bis diese Frage geklärt ist, dürfen Sie nicht mit Capezitabin weiterbehandelt werden.

Wechselwirkungen

Wenn Sie noch mit anderen Medikamenten oder Therapieverfahren behandelt werden, ist zu beachten:

- Capezitabin verstärkt die Wirkung von gerinnungshemmenden Mitteln wie Phenprocoumon und Warfarin (bei erhöhter Throm-

bosegefahr), sodass ein erhöhtes Risiko für innere Blutungen besteht. Sie oder der Arzt müssen die Gerinnungszeit dann häufiger als sonst messen und die Dosis des Medikaments gegebenenfalls anpassen.

- Capezitabin verstärkt die Wirkung von Phenytoin (bei Epilepsien).
- Die ebenfalls bei Krebs eingesetzten Substanzen Folinsäure und Interferon-alfa (→ Seite 54) sowie Sorivudin (bei Virusinfektionen) und eine Strahlentherapie verstärken die unerwünschten Wirkungen von Capezitabin.

Bei Speisen und Getränken

Grapefruitsaft oder Grapefruit können die Wirkspiegel von Capezitabin im Blut erhöhen. Dieses Obst sollten Sie meiden.

UNERWÜNSCHTE WIRKUNGEN

Grundsätzlich können bei Capezitabin alle unerwünschten Wirkungen auftreten, die auch bei 5-FU (→ Seite 132) vorkommen, allerdings seltener und geringer ausgeprägt. Wenn Sie häufiger als dreimal täglich oder auch nachts Durchfall haben, wenn Schmerzen, Rötungen, Taubheitsgefühle oder Kribbeln an Händen und Füßen auftreten, wenn Atemnot oder Fieber über 38 °C einsetzen, sollten Sie unverzüglich den Arzt informieren. Er muss entscheiden, ob Sie die Therapie dann trotzdem fortsetzen sollen.

HINWEISE
Für ältere Menschen

Die unerwünschten Wirkungen können bei Ihnen etwas stärker sein. Eine Dosisanpassung ist nicht unbedingt erforderlich.

Cladribin
Leustatin, Litak

Zur Wirkweise von Cladribin gelten die Angaben zu Antimetabolite (→ Seite 127) und darüber hinaus – auch in Bezug auf Gegenanzeigen, unerwünschte Wirkungen, Hinweise –

die Angaben zu „Zytostatika allgemein"
(→ Seite 87).

Im Unterschied zu anderen Zytostatika wirkt Cladribin nicht nur auf Zellen, die sich gerade teilen, sondern auch auf ruhende Zellen.

> *Leustatin* wurde 1996 in Deutschland zugelassen und wird in die Vene infundiert. Seit 2004 steht mit *Litak* ein Präparat zur Verfügung, das unter die Haut gespritzt wird.
> Cladribin wird vor allem bei Haarzell-Leukämie eingesetzt. Trotz der vielfältigen und gefährlichen unerwünschten Wirkungen ist es neben Interferon eines der wichtigsten Mittel in der Behandlung dieser Krankheit, weil Chancen für eine Heilung damit relativ hoch sind. Ein Großteil der Patienten ist damit über viele Jahre progressions- und beschwerdefrei.
> Tritt die Krankheit erneut auf, kann die Therapie wiederholt werden, allerdings sollte zur Erstbehandlung ein Abstand von mindestens zwei Jahren bestehen.
> Im Rahmen von Studien kann Cladribin auch mit Rituximab (→ Seite 67) zum Beispiel bei Haarzell-Leukämie kombiniert gegeben werden, bei akuter myeloischer Leukämie zusammen mit Cytarabin (→ Seite 130) und Idarubizin (→ Seite 117).

ANWENDUNG

Leustatin wird als intravenöse Dauerinfusion über 24 Stunden an sieben aufeinander folgenden Tagen gegeben. *Litak* wird an fünf aufeinander folgenden Tagen zügig unter die Haut gespritzt. Um die Infektionsgefahr zu verringern, werden meist gleichzeitig Antibiotika gegeben.

Meist ist nur ein Zyklus notwendig, um die erwünschte Wirkung zu erzielen.

ACHTUNG

Bei einer Haarzell-Leukämie gehört eine Verminderung der Anzahl der blutbildenden Zellen zum Krankheitsbild und ist kein Hinderungsgrund für eine Therapie mit Cladribin.

Wechselwirkungen

Wenn Sie gleichzeitig mit kortisonhaltigen Mitteln behandelt werden, besteht ein erhöhtes Risiko für schwere Infektionskrankheiten (Tuberkulose, Pilzerkrankungen). Beide Mittel sollten deshalb nicht gleichzeitig gegeben werden.

UNERWÜNSCHTE WIRKUNGEN

▶ **Häufig**

Es besteht ein besonders hohes Risiko für eine schwere Schädigung aller blutbildenden Zellen im Knochenmark (Panzytopenie), mit der Folge, dass vermehrt fieberhafte Infektionen auftreten. Gegebenenfalls müssen Transfusionen mit roten Blutkörperchen und Blutplättchen gegeben werden. Auch die Anzahl spezieller weißer Blutkörperchen (CD4- und CD8-Lymphozyten) kann stark abnehmen, und es kann bis zu einem Jahr dauern, bis sie wieder zunimmt. Welche Langzeitfolgen sich damit verbinden, ist noch unklar. Ein Jahr lang besteht jedoch auf jeden Fall erhöhte Infektionsgefahr.

Darüber hinaus kommt es häufig zu Müdigkeit, Übelkeit, Hautausschlag, Kopf-, Bauch- und Gelenkschmerzen, Appetitlosigkeit, Schüttelfrost, Schwäche, Schweißausbrüche, Erbrechen, Schlafstörungen, Angstgefühl, Benommenheit, Verstopfung oder Durchfall.

▶ **Gelegentlich**

Cladribin kann die Nieren schädigen.

HINWEISE

Für Kinder und Jugendliche

Sie sollten nicht mit Cladribin behandelt werden.

Cytarabin

Alexan, ARA-cell, Cytarabin HEXAL, Depocyte

Zur Wirkweise von Cytarabin gelten die Angaben zu Antimetabolite (→ Seite 127) und darüber hinaus – auch in Bezug auf Gegenanzeigen, unerwünschte Wirkungen, Hinweise – die Angaben zu „Zytostatika allgemein" (→ Seite 87).

Cytarabin wird seit über 40 Jahren in der Krebstherapie eingesetzt, vor allem bei Leukämien und Lymphomen. Es steht als Depot-Präparat (*Depocyte*) mit verzögerter Wirkstofffreisetzung sowie als Injektionslösung zur Verfügung.

Die Injektionslösungen sind zugelassen zur Behandlung von akuter myeloischer Leukämie (AML), akuter lymphoblastischer Leukämie (ALL), chronisch myeloischer Leukämie (CML) und bei sehr bösartigen Non-Hodgkin-Lymphomen.

Das Depot-Präparat wird nur eingesetzt, wenn sich bei akuter Leukämie Tumorzellen im Bereich der Hirnhäute angesiedelt haben (Meningeosis lymphomatosa).

ANWENDUNG

Cytarabin wird an fünf bis zehn aufeinander folgenden Tagen in die Vene infundiert oder unter die Haut gespritzt. Vor jedem Zyklus sollte der Arzt die Nierenwerte prüfen.

Als Depotpräparat wird Cytarabin alle zwei Wochen in den Rückenmarkkanal (intrathekal) injiziert. Der Vorteil ist, dass der Wirkstoffspiegel relativ lange auf gleichbleibend hohem Niveau bleibt und die sonst mit Infusionen nicht zugänglichen Hirnhäute direkt erreicht.

Beide Mittel können ambulant über längere Zeit gegeben werden.

ACHTUNG

Wechselwirkungen

Wenn Sie noch mit anderen Medikamenten behandelt werden, ist zu beachten:

- Cytarabin darf nicht zusammen mit den Zytostatika Methotrexat oder 5-Fluorouracil infundiert werden, weil es dann ausflockt und unwirksam wird.
- Aus dem gleichen Grund dürfen folgende Wirkstoffe nicht gleichzeitig in die Infusionslösung gegeben werden: Gentamizin, Penizillin G und Oxazillin (Antibiotika, zur Vorbeugung bakterieller Infektionen), Heparin (bei erhöhter Thrombosegefahr), Insulin (bei Diabetes).
- Cytarabin kann die erwünschten und unerwünschten Wirkungen von Digoxin (bei Herzschwäche) verstärken. Wenn Sie Digitalis-Wirkstoffe brauchen, sollte der Arzt besser den Wirkstoff Digitoxin verordnen.

UNERWÜNSCHTE WIRKUNGEN

Der sonst bei vielen Zytostatika übliche Haarausfall tritt bei Cytarabin nur selten auf.

Auch wenn Cytarabin in die Rückenmarksflüssigkeit gespritzt wird, können unerwünschte Wirkungen an inneren Organen (z. B. Magen-Darm-Trakt) vorkommen.

▶ **Häufig**

Sechs bis zwölf Stunden, nachdem Sie Cytarabin gespritzt bekommen haben, können Sie sich unwohl fühlen, Fieber, Muskel- und Gelenkschmerzen, entzündete Augen (Bindehautentzündung) oder einen Hautausschlag bekommen (Cytarabin-Syndrom). Diese Symptome lassen sich mit kortisonhaltigen Mitteln unterdrücken. Vor der nächsten Cytarabinspritze kann der Arzt diese Mittel dann vorbeugend geben.

Cytarabin kann einen Zerfall von Muskelzellen verursachen. Das ist gefährlich, weil die Zerfallsprodukte die Nierenkanälchen verstopfen und somit Nierenfunktionsstörungen bis hin zum Nierenversagen auslösen können.

Es kann sich Wasser in der Lunge einlagern (Lungenödem), oder es kann eine Lungenentzündung auftreten.

Wenn Cytarabin in die Rückenmarksflüssigkeit gespritzt wird, können sich die Hirnhäute entzünden (Arachnoiditis). Anzeichen dafür sind Kopfschmerzen, Übelkeit, Erbrechen, Fieber, Nackensteife oder Schmerzen in Nacken und Rücken. Dieser Störwirkung kann mit Dexamethason vorgebeugt werden.

HINWEISE

Für Kinder und Jugendliche
Cytarabin kann auch bei Kindern eingesetzt werden.

Für ältere Menschen
Cytarabin ist in niedriger Dosierung gut verträglich. Es eignet sich deshalb auch für ältere Menschen zur Behandlung einer akuten Leukämie, wenn eine aggressive, hoch dosierte Chemotherapie nicht infrage kommt. Bei ihnen wird Cytarabin oft nicht in die Vene, sondern unter die Haut gespritzt.

Fludarabin

Fludara, Fludarabin medac, Fludarabinphosphat-GRY
Zur Wirkweise von Fludarabin gelten die Angaben zu Antimetabolite (→ Seite 127) und darüber hinaus – auch in Bezug auf Gegenanzeigen, unerwünschte Wirkungen, Hinweise – die Angaben zu „Zytostatika allgemein" (→ Seite 87).

Fludarabin ist seit 2001 zugelassen zur Behandlung von chronisch lymphatischer Leukämie vom B-Zell-Typ. Studien haben gezeigt, dass Fludarabin besser wirkt als Chlorambuzil. Es wird deshalb neuerdings schon zu Beginn der Therapie eingesetzt, oft in Kombination mit anderen Zytostatika oder Medikamenten, z. B. Alemtuzumab (→ Seite 59), Cyclophosphamid (→ Seite 95), Mitoxantron (→ Seite 119), Rituximab

(→ Seite 67). Damit lässt sich oft erreichen, dass die Krankheit jahrelang zum Stillstand kommt.

Im Rahmen von Studien wird Fludarabin auch bei akuter myeloischer Leukämie (AML), chronisch myeloischer Leukämie (CML) sowie bei niedrigmalignem Non-Hodgkin-Lymphom erprobt.

ANWENDUNG

Fludarabin wird meist sechsmal alle vier Wochen an fünf Tagen hintereinander als Kurzinfusion innerhalb von 30 Minuten in die Vene geleitet.

ACHTUNG

Gegenanzeigen
Sie dürfen kein Fludarabin bekommen, wenn Ihre Nierenfunktion stark eingeschränkt ist oder die roten Blutkörperchen als Folge einer Reaktion des Immunsystems zerstört werden (Hämolyse).

Wechselwirkungen
Wenn Sie noch mit anderen Medikamenten behandelt werden, ist zu beachten:
- Pentostatin (→ Seite 140) verstärkt vor allem die unerwünschten Wirkungen von Fludarabin auf die Lunge, was tödlich enden kann. Beide Wirkstoffe sollten deshalb nicht miteinander kombiniert werden.
- Dipyridamol (bei koronarer Herzkrankheit) vermindert die Wirkung von Fludarabin.
- Wenn Sie gleichzeitig kortisonhaltige Mittel bekommen, besteht ein erhöhtes Infektionsrisiko.

UNERWÜNSCHTE WIRKUNGEN

Der sonst bei Zytostatika häufige Haarausfall kommt bei Fludarabin nur selten oder kaum vor. Auch Übelkeit und Erbrechen treten nur abgeschwächt auf.

▶ **Häufig**
Bei etwa 15 von 100 Behandelten kommt es zu Störungen des Nervensystems mit Kopf-

schmerzen, Schläfrigkeit, Verwirrtheit, Angstgefühl sowie zu Brennen, Taubheitsgefühl und Missempfindungen an Armen, Händen, Beinen und Füßen.

Auch Lungenentzündungen können auftreten.

▶ **Selten**

Es können Blutungen in Magen oder Darm vorkommen. Wenn Sie schwarz gefärbten Stuhl (Teerstuhl) oder Auflagerungen aus frischem, hellrotem Blut bemerken, müssen Sie sofort den Arzt informieren.

Selten entzündet sich der Sehnerv. Eine nachfolgende Blindheit kann nicht ausgeschlossen werden. Auch Herzschwäche oder Herzrhythmusstörungen können auftreten.

HINWEISE

Für Kinder und Jugendliche

Bei Kindern sollte Fludarabin nicht angewandt werden, bevor nicht weitere Informationen über Nutzen und Risiken vorliegen.

Für ältere Menschen

Bei Ihnen werden die Behandlungszyklen oft auf drei Tage verkürzt.

Bei Personen über 70 Jahre sollte der Arzt die Nierenfunktion mit einer Kreatinin-Clearance prüfen, um gegebenenfalls die Dosis entsprechend anzupassen.

Fluorouracil

Efudix (Salbe), Eurofluor, Fluorouracil-GRY, 5-FU Cell, 5-FU HEXAL, 5-FU medac, 5-FU O.R.C.A., Neofluor, Onkofluor, Ribofluor

Zur Wirkweise von 5-Fluorouracil, abgekürzt 5-FU, gelten die Angaben zu Antimetabolite (→ Seite 127), darüber hinaus – auch in Bezug auf Gegenanzeigen, unerwünschte Wirkungen, Hinweise – die Angaben zu „Zytostatika allgemein" (→ Seite 87).

Fluorouracil ist eines der ältesten und am häufigsten angewandten Zytostatika. Es ist zugelassen zur Behandlung von fortge-

schrittenem Dickdarm-, Enddarm- und Bauchspeicheldrüsenkrebs oder als Bestandteil einer Kombinationstherapie bei Brustkrebs (CMF-Schema zusammen mit Cyclophosphamid (→ Seite 95) und Methotrexat (→ Seite 137) sowie bei Magenkrebs.

5-FU ist in den genannten Indikationen eines der bewährtesten Standardmedikamente und wird selten allein eingesetzt, sondern überwiegend in verschiedenen Kombinationsschemata.

In bestimmten Therapiesituationen ist es auch bei Kopf-Hals-Tumoren angezeigt, teilweise als Bestandteil einer Kombinationstherapie. Allerdings unterscheiden sich die Zulassungen der einzelnen Präparate voneinander – nicht alle sind für alle genannten Indikationen zugelassen, was in der Praxis jedoch keine Rolle spielt, weil es sich bei 5-FU um ein über viele Jahre bewährtes Mittel handelt.

Bei Speiseröhren- und Enddarmkrebs wird 5-FU oft mit Bestrahlungen kombiniert.

Im Rahmen von Studien wird 5-FU auch bei Gebärmutterschleimhaut-, Leber-, Eierstock- und Blasenkrebs eingesetzt.

Als Salbe wird 5-FU bei einer bestimmten Form von Hautkrebs (Basaliom) oder bei Vorstufen von weißem Hautkrebs (aktinischer Keratose) angewendet, damit kann die Krankheit vorübergehend zum Stillstand gebracht werden.

ANWENDUNG

5-FU wird in die Vene, in die Bauchhöhle, zwischen Lungen- und Rippenfell (Pleura), in die Harnblase oder unter die Haut injiziert. Es kann sowohl schnell gespritzt als auch langsam in den Körper infundiert werden.

Die Salbe tragen Sie täglich auf die veränderte Hautregion auf, bis diese sich entzündlich verändert (normalerweise nach zwei bis vier Wochen). Anschließend heilt die Haut innerhalb von bis zu zwei Monaten ab. Die Salbe dürfen Sie nur mit einem Einmalhandschuh oder Fingerling auftragen. Mit der gesunden Haut sowie mit Schleimhäuten (Mund, Augen, Nase) darf sie nicht in Berührung kommen. Flächen, die größer sind als 23 mal 23 Zentimeter (entspricht 500 Quadratzentimeter), sollten Sie nicht mit der Salbe behandeln, weil sonst die Gefahr besteht, dass 5-FU über die Haut in den Blutkreislauf eindringt und dort unerwünschte Wirkungen hervorruft.

ACHTUNG ⸻

Gegenanzeigen

Bei schweren Durchblutungsstörungen des Herzens (koronare Herzkrankheit, Angina Pectoris) dürfen Sie 5-FU nicht bekommen. Wenn bekannt ist, dass Sie einen genetisch bedingten Enzymdefekt haben (DPD-Mangel), dürfen Sie nicht mit 5-FU behandelt werden. Treten gleich zu Beginn der Therapie mit dem Wirkstoff überraschend starke unerwünschte Wirkungen auf, sollte Ihr Arzt eine Blutuntersuchung veranlassen, mit der geprüft wird, ob Sie einen DPD-Mangel haben. Bis diese Frage geklärt ist, dürfen Sie nicht mit 5-FU weiter behandelt werden.

Wechselwirkungen

Wenn Sie noch mit anderen Medikamenten oder Therapieverfahren behandelt werden, ist zu beachten:

- Cimetidin (bei Sodbrennen), Amphotericin B (bei Pilzinfektionen), Metronidazol (Antibiotikum, bei bakteriellen Infektionen), Theophyllin (bei Asthma) und Dipyridamol (bei koronarer Herzkrankheit) verstärken die erwünschten, aber auch die unerwünschten Wirkungen von 5-FU.
- Infusionen mit Folinsäure (z. B. Kalzium- und Natriumfolinat) verstärken die Wirkung von 5-FU. Das kann zum Beispiel bei der Behandlung eines fortgeschrittenen Darmkrebses vorteilhaft sein.

- Auch Interferon (→ Seite 54) wird manchmal gegeben, um die Wirkung von 5-FU zu verstärken. Gleichzeitig erhöht sich aber auch das Risiko für unerwünschte Wirkungen.
- Allopurinol (bei Gicht und zur Harnsäuresenkung bei Tumorzerfallsyndrom) verstärkt die unerwünschten Wirkungen von 5-FU.
- In Kombination mit Diuretika (zum Entwässern und bei hohem Blutdruck) nimmt die Anzahl der weißen Blutkörperchen (Leukozyten) stärker ab.

UNERWÜNSCHTE WIRKUNGEN ⸻

Wie stark und wie häufig die unerwünschten Wirkungen auftreten, hängt davon ab, wie 5-FU gegeben wird. Bei schneller Injektion kommt es vor allem zu Schäden am Knochenmark und Entzündung der Mundschleimhaut, bei langsamer Infusion werden häufiger die Schleimhäute im Verdauungstrakt angegriffen, teilweise können die Durchfälle und der dadurch bedingte Flüssigkeitsverlust lebensbedrohlich werden. Bei langsamer Infusion tritt häufiger ein Hand-Fuß-Syndrom auf.

▶ **Häufig**

Sehr häufig kommt es zu schmerzhaften Rötungen und Schwellungen an Handflächen und Fußsohlen (Hand-Fuß-Syndrom), vor allem, wenn 5-FU als Dauerinfusion gegeben wird. Die Haut wird rissig und derb, oft reißt die Haut am seitlichen Nagelfalz auf, was sehr unangenehm ist. Die Hände tun dann oft so weh, dass Sie zum Beispiel keine Münzen oder Scheine aus dem Geldbeutel nehmen oder kaum die Knöpfe an Ihrer Kleidung schließen können. Nach einigen Tagen oder in der Therapiepause bessern sich die Beschwerden. Wenn nicht, sollte die Behandlung vorübergehend unterbrochen werden. Sie können versuchen, durch gute Pflege mit fetthaltigen Salben (z. B. Dexpanthenol, Vitamin B_6) das Ausmaß der Beschwerden gering zu halten, Hände und Füße schmerzen dann weniger und schwellen nicht so stark an. Sie müssen aber damit rechnen, dass das Hand-Fuß-Syndrom beim nächsten Behandlungszyklus erneut auftritt.

Wenn Sie Durchfall bekommen (vor allem, wenn 5-FU gespritzt wird), sollten Sie rasch den Arzt informieren, weil Ihr Körper dabei leicht zu sehr austrocknet.

Wenn Sie schwarz gefärbten Stuhl (Teerstuhl) haben oder frische hellrote Blutauflagen im Stuhl bemerken, müssen Sie sofort den Arzt informieren. Dann ist es nötig, eine Behandlungspause einzulegen oder die Dosis von 5-FU zu verringern. Das gilt auch, wenn die Zahl der weißen Blutkörperchen oder Blutplättchen zu stark absinkt, schwere Mundhöhlenentzündungen auftreten oder Durchfall und Erbrechen mit anderen Medikamenten nicht zu stoppen sind.

Bei 3 bis 8 von 100 Behandelten kann 5-FU das Herz bis hin zum Infarkt schädigen. Sobald Sie Schmerzen oder ein Engegefühl im Oberbauch, Brustkorb oder Brust-Hals-Bereich spüren, müssen Sie unverzüglich den Arzt informieren. Auch eine Herzschwäche oder Herzrhythmusstörungen können auftreten.

▶ **Selten**

Wenn Sie sich schläfrig, verwirrt oder orientierungslos fühlen, wurde das Mittel zu hoch dosiert. Manchmal können auch starke Wesensveränderungen und/oder Wahnvorstellungen (Psychosen) auftreten. Sie verschwinden wieder, wenn 5-FU abgesetzt wird.

Es ist nicht auszuschließen, dass sich später aufgrund der Behandlung mit 5-FU eine Leukämie ausbildet.

HINWEISE

Für ältere Menschen

Weil 5-FU mit zunehmendem Alter langsamer abgebaut und ausgeschieden wird, muss die Dosis in dieser Altersgruppe verringert werden.

Gemzitabin

GEMZAR

Zur Wirkweise von Gemzitabin gelten die Angaben zu Antimetabolite (→ Seite 127) und darüber hinaus – auch in Bezug auf Gegenanzeigen, unerwünschte Wirkungen, Hinweise – die Angaben zu „Zytostatika allgemein" (→ Seite 87).

Die Wirkung von Gemzitabin wird durch verschiedene Stoffwechselvorgänge in der Zelle noch verstärkt, durch die der Wirkstoff nur sehr langsam abgebaut und ausgeschieden wird.

Die ersten Studien mit Gemzitabin liegen seit etwa 1990 vor. Im Januar 1996 wurde Gemzitabin zur Behandlung von Bauchspeicheldrüsenkrebs zugelassen, weil es die Lebensqualität verbessern kann. Bei dieser Krebsart gilt das Mittel mittlerweile als Standardmedikament und wird unmittelbar nach der Diagnose und Operation eingesetzt sowie zur Linderung der mit der Krankheit verbundenen Beschwerden im fortgeschrittenen Stadium.

Seit November 1998 ist der Wirkstoff auch zur Behandlung des nichtkleinzelligen Lungenkrebses und seit August 2003 zur Therapie von Brust-, Blasen- (März 2002) und Eierstockkrebs (Mai 2004) zugelassen.

Bei Blasenkrebs wird Gemzitabin in Kombination mit Cisplatin (→ Seite 145) angewendet und ist dann hoch wirksam: Bei nahezu drei Viertel der Patienten lässt sich das Tumorwachstum damit stoppen; dennoch verlängert sich die Überlebenszeit (→ Seite 17) durchschnittlich nur um 14 Monate.

Bei Brustkrebs wird Gemzitabin im fortgeschrittenen Stadium in Kombination mit Taxanen (→ Seite 149) gegeben und kann dann die Überlebenszeit verlängern und die Lebensqualität verbessern.

Bei Eierstockkrebs (epitheliales Ovarialkarzinom) kann Gemzitabin in Kombination mit Carboplatin (→ Seite 143) bei etwa der Hälfte der Patientinnen das Tumorwachstum bremsen (mit Carboplatin alleine gelingt das nur bei etwa einem Drittel), und zwar für durchschnittlich neun Monate. Danach wächst der Tumor meist weiter.

Im Rahmen von Studien wird Gemzitabin auch bei Hoden-, Gallenblasen-, kleinzelligem Lungenkrebs sowie bei Hodgkin- und Non-Hodgkin-Lymphom und bei Tumoren des Stütz- und Bindegewebes (Angiosarkom) erprobt.

ANWENDUNG

Gemzitabin wird als Kurzinfusion innerhalb von etwa 30 Minuten in die Vene geleitet. Wenn die Infusion länger dauert, erhöht sich das Risiko für unerwünschte Wirkungen. Normalerweise wird drei bis sieben Wochen lang wöchentlich je eine Infusion gelegt, gefolgt von einer Woche Pause. Da Gemzitabin gut verträglich ist, kann es ambulant gegeben werden.

Wenn ein Zerfall der roten Blutkörperchen beginnt (mikroangiopathische hämolytische Anämie), muss der Arzt die Dosis anpassen.

Die Therapie sollte abgebrochen werden, wenn der Wert für den roten Blutfarbstoff (Hämoglobin) rasch abnimmt und gleichzeitig auch die Anzahl der Blutplättchen (Thrombozyten) stark absinkt. Wenn sich die Blutwerte für Bilirubin, Kreatinin, Harnstoff oder Laktatdehydrogenase (LDH) erhöhen, ist die Behandlung ebenfalls nicht mehr fortzusetzen.

ACHTUNG

Wenn Lebermetastasen, eine Leberentzündung oder -zirrhose vorliegen sowie bei übermäßigem Alkoholgenuss kann sich die Leberfunktion verschlechtern.

Wechselwirkungen

Bestrahlungen verstärken die Wirkung von Gemzitabin und umgekehrt verstärkt Gemzitabin die Strahlenempfindlichkeit. Die Dosierung muss dann jeweils angepasst werden.

Bei Speisen und Getränken

Alkohol verstärkt die Müdigkeit, die Gemzitabin verursachen kann. Deshalb sollten Sie am Tag der Infusion und drei Tage danach keinen Alkohol trinken.

UNERWÜNSCHTE WIRKUNGEN

Die sonst bei Zytostatika üblichen unerwünschten Wirkungen wie Appetitlosigkeit, Übelkeit, Erbrechen und Haarausfall sind bei Gemzitabin nur schwach ausgeprägt oder treten nur selten auf.

▶ Häufig

Bei 20 von 100 Behandelten kommt es zu Fieber, Schüttelfrost, Kopf-, Glieder- und Muskelschmerzen, Appetitlosigkeit und Schwäche.

25 von 100 vertragen den Wirkstoff nicht und bekommen davon Hautrötungen, Ausschlag und Juckreiz.

Bei 30 von 100 Behandelten lagert sich Flüssigkeit in den Beinen ein.

Bei bis zu 20 von 100 kommt es zu Durchfall und Verstopfung, bei 10 bis 14 von 100 zu Entzündungen der Mundschleimhaut, bei 8 bis 9 von 100 zu Störungen der Leberfunktion, bei 13 von 100 zu Haarausfall, bei 8 von 100 zu Depressionen, bei 4 bis 5 von 100 zu Geschmacksveränderungen.

Wenn Sie Lungenkrebs haben, löst Gemzitabin sehr oft Atemnot aus. Dann müssen Sie unverzüglich den Arzt informieren.

▶ Selten

Selten kommt es zu Herzschäden mit Infarkt, Herzschwäche und Herzrhythmusstörungen.

HINWEISE

Für Kinder und Jugendliche

Gemzitabin wurde bisher nur bei Erwachsenen eingesetzt. Solange unklar ist, wie Kinder auf den Wirkstoff reagieren, sollte er bei ihnen nicht angewandt werden.

Mercaptopurin

Mercaptopurin Medice, Puri-Nethol

Zur Wirkweise von Mercaptopurin, abgekürzt MP, gelten die Angaben zu Antimetabolite (→ Seite 127) und darüber hinaus – auch in Bezug auf Gegenanzeigen, unerwünschte Wirkungen, Hinweise – die Angaben zu „Zytostatika allgemein" (→ Seite 87).

Mercaptopurin wird schon seit 1950 zur Behandlung von Leukämie bei Kindern eingesetzt, also vor allem bei akuter lymphatischer Leukämie, der häufigsten bösartigen Erkrankung im Kindesalter. Meist wird das Mittel dann noch mit anderen Zytostatika kombiniert. Die Behandlungserfolge sind gut: Fast 90 Prozent der Kinder überleben die ersten fünf Jahre nach der Diagnose.
Außerdem wird Mercaptopurin bei akuter myeloischer Leukämie sowie in der Blastenkrise bei chronisch myeloischer Leukämie angewandt (Off-label-use → Seite 19).

ANWENDUNG

Mercaptopurin nehmen Sie beziehungsweise das Kind als Tabletten ein, am besten abends und zwar eine Stunde vor oder mehr als zwei Stunden nach dem Essen. In welchem Ausmaß der Wirkstoff im Magen-Darm-Trakt aufgenommen wird, ist individuell verschieden. Deshalb muss der Arzt die Dosis gegebenenfalls anpassen.

ACHTUNG

Wechselwirkungen

Wenn Sie beziehungsweise das Kind noch mit anderen Medikamenten behandelt werden, ist zu beachten:

- Allopurinol (bei Gicht, zur Senkung erhöhter Harnsäurespiegel bei Tumorzerfallsyndrom) kann die erwünschten und unerwünschten Wirkungen von Mercaptopurin erheblich verstärken. Wenn Sie allopurinolhaltige Mittel einnehmen müssen, ist die Dosis von Mercaptopurin auf 25 Prozent der üblichen Menge zu verringern.
- Methotrexat (bei rheumatoider Arthritis und Krebs) schwächt die Wirkung von Mercaptopurin.
- Mercaptopurin schwächt die Wirkung von gerinnungshemmenden Mitteln wie Phenprocoumon und Warfarin (bei erhöhter Thrombosegefahr). Der Arzt muss die Dosis dann gegebenenfalls anpassen und die Gerinnungszeit häufiger als sonst messen.
- Wenn Sie den sehr seltenen genetischen Defekt eines TPMT-Mangels (Defekt der Thiopurinmethyltransferase) haben, verstärken sich die unerwünschten Wirkungen von Mercaptopurin. Dann genügt es, wenn Sie 10 Prozent der sonst üblichen Dosis von Mercaptopurin erhalten.
- Wenn Ihre Tumorerkrankung auf Thioguanin nicht angesprochen hat, ist dies vermutlich auch bei Mercaptopurin der Fall (Kreuzresistenz).

Bei Speisen und Getränken

Mercaptopurin dürfen Sie beziehungsweise das Kind nicht zusammen mit Milch einnehmen, weil diese den Abbau des Wirkstoffs beschleunigt und so die Wirkung schwächt.

UNERWÜNSCHTE WIRKUNGEN

Der sonst bei Zytostatika häufig vorkommende Haarausfall tritt bei Mercaptopurin eher selten auf.

▶ **Häufig**

Bei 6 bis 30 von 100 Behandelten stört Mercaptopurin die Funktion der Leber.

▶ **Selten**

Wenn Sie starke Schmerzen im Oberbauch bekommen, sollten Sie sofort den Arzt informieren. Dies kann Zeichen einer Bauchspeicheldrüsenentzündung sein.

HINWEISE

Bei Kinderwunsch
Mercaptopurin kann die Zeugungsfähigkeit (nicht die Potenz) bei Männern dauerhaft beeinträchtigen.

Methotrexat
Methotrexat Cancernova, Methotrexat-GRY, Methotrexat HC, Methotrexat medac, Methotrexat Lederle, MTX HEXAL, Neotrexat
Zur Wirkweise von Methotrexat, abgekürzt MTX, gelten die Angaben zu Antimetabolite (→ Seite 127) und darüber hinaus – auch in Bezug auf Gegenanzeigen, unerwünschte Wirkungen, Hinweise – die Angaben zu „Zytostatika allgemein" (→ Seite 87).

Methotrexat gehört zu den ältesten Zytostatika und wird bereits seit über 50 Jahren in der Tumortherapie angewendet. Es ist zugelassen zur Behandlung von Brust-, Gebärmutterhals-, Eierstock-, Knochen- und kleinzelligem Lungenkrebs sowie von akuter lymphatischer Leukämie (ALL), Tumore im Kopf-Hals-Bereich, Non-Hodgkin-Lymphom, bei Befall der Hirnhäute mit Leukämiezellen (Meningeosis leucaemia) und zur Behandlung von bösartigen Tumoren, die von der Plazenta einer schwangeren Frau ausgehen (maligne Trophoblasttumore, z. B. Chorionkarzinom), teilweise in Kombination mit anderen Zytostatika. Bei Brustkrebs ist Methotrexat Teil des CMF-Schemas, das aus Cyclophosphamid (→ Seite 95), Methotrexat und Fluorouracil (→ Seite 132) besteht.

Die einzelnen Präparate unterscheiden sich etwas hinsichtlich der zugelassenen Anwendungsgebiete.

Methotrexat wird heute seltener eingesetzt, weil es von moderneren Medikamenten verdrängt wurde. Bei Hals-Nasen-Ohren-Tumoren sowie bei Befall der Hirnhäute mit Leukämie- oder Tumorzellen wird es noch häufig gegeben (in Kombination mit Kortison).

ANWENDUNG
Methotrexat gibt es in Form von Tabletten oder als Injektionslösung. Es wird in den Muskel oder in die Vene gespritzt, bei Befall der Hirnhäute und bei Lymphomen kann es auch in den Rückenmarkkanal (intrathekal) gegeben werden.

Falls sich aufgrund von Krebszellen im Spalt zwischen Lungen- und Rippenfell (Pleura) oder in der Bauchhöhle Flüssigkeit angesammelt hat, kann Methotrexat auch dort direkt eingespritzt werden.

Wenn Methotrexat überdosiert wird, lässt sich die Wirkung durch eine Kurzinfusion mit Folsäure rückgängig machen. Derartiges ist bei keinem anderen Zytostatikum möglich und erleichtert die Anwendung, weil unerwünschte Wirkungen besser in den Griff zu bekommen sind.

Im Anschluss an eine Therapie mit Methotrexat (üblicherweise am Folgetag) sollten Sie Folsäure in Form von Tabletten einnehmen, um die Vorräte an diesem Vitamin, die durch das Zytostatikum aufgebraucht wurden, wieder aufzufüllen.

Bei einer hoch dosierten Methotrexat-Therapie kann Folinsäure vorbeugend gegeben werden, um gesunde Körperzellen zu schützen.

ACHTUNG
Wenn Sie Diabetes haben und Insulin spritzen, kann sich aufgrund der Therapie mit Methotrexat eine Leberzirrhose entwickeln.

Methotrexat macht die Haut empfindlicher für UV-Strahlen. Sie sollten während der Therapie keine Sonnenbäder nehmen und nicht ins Solarium gehen. Wenn Sie sich bei Sonnenschein im Freien aufhalten, sollten Sie Sonnenschutzmitteln mit hohem Lichtschutzfaktor verwenden oder die Haut mit Kleidung schützen.

Gegenanzeigen

Wenn die Funktion von Nieren und/oder Leber stark eingeschränkt ist, dürfen Sie nicht mit Methotrexat behandelt werden.

Wechselwirkungen

Wenn Sie noch mit anderen Medikamenten behandelt werden, ist zu beachten:

- Allopurinol (bei Gicht und bei Tumorzerfallsyndrom) schwächt die Wirkung von Methotrexat ab.
- Nichtsteroidale Antirheumatika wie Azetylsalizylsäure, Ibuprofen, Diclofenac (bei Schmerzen, Rheuma), Phenobarbital und Phenytoin (bei Epilepsien), Beruhigungsmittel aus der Gruppe der Benzodiazepine (bei Angst, Nervosität, z. B. *Valium*, *Adumbran*, *Tavor*), Colestyramin (bei erhöhten Blutfetten), Protonenpumpenhemmer wie Omeprazol, Pantoprazol (bei Magen- und Zwölffingerdarmgeschwüren), Tetrazykline und Makrolid-Antibiotika wie Erythromyzin und Clarithromyzin (bei bakteriellen Infektionen) sowie Sulfonamide (bei Harnweginfekten) verstärken die erwünschten, aber auch die unerwünschten Wirkungen von Methotrexat.
- Methotrexat verstärkt die Wirkung von gerinnungshemmenden Mitteln wie Phenprocoumon und Warfarin (bei erhöhter Thrombosegefahr). Wenn Sie solche Mittel gleichzeitig einnehmen, muss die Blutgerinnung häufiger als sonst kontrolliert werden.
- Wenn Ihre Krebserkrankung gleichzeitig mit Etoposid (→ Seite 165) oder Bleomyzin (→ Seite 122) behandelt wird, steigt das Risiko für Lungenschäden.
- Wenn Sie aufgrund Ihrer Krebserkrankung mit cisplatinhaltigen Mitteln vorbehandelt wurden, kann Methotrexat die Nieren stärker als sonst schädigen.

- Wenn Ihnen wegen Blasenkrebs die Harnblase entfernt und durch eine Dünndarmblase ersetzt wurde, wird Methotrexat aus diesem Gewebe vermehrt wieder ins Blut aufgenommen. Dann wirkt es stärker und sollte niedriger dosiert werden.

Bei Speisen und Getränken

Alkohol kann die leberschädigende Wirkung verstärken. Verzichten Sie deshalb am besten darauf.

Unerwünschte Wirkungen

▶ Häufig

Die bei Zytostatika oft auftretende Mundschleimhautentzündung (Stomatitis) kommt bei Methotrexat besonders häufig vor. Sie sollten während der Behandlung deshalb sehr sorgfältig auf Ihre Mundhygiene achten (nach jeder Mahlzeit die Zähne putzen) und immer wieder nachschauen, ob sich die Mundschleimhaut entzündet. Falls Sie Anzeichen dafür entdecken, sollten Sie sofort den Arzt benachrichtigen, um spezielle Pflegemittel (z. B. Folsäurespülungen) zu bekommen. Eventuell muss die Dosis verringert oder mit der Behandlung eine Zeit lang ausgesetzt werden.

Wenn Methotrexat in den Rückenmarkkanal gespritzt wird, können Kopfschmerzen, Benommenheit, Seh-, Sprachstörungen und Erbrechen auftreten.

Magen- und Darmschleimhaut können sich entzünden. Wenn Sie bemerken, dass sich der Stuhl schwarz verfärbt oder frische Blutauflagen erkennbar sind, sollten Sie unverzüglich den Arzt informieren.

Auch die kleinen Blutgefäße in Händen und Füßen können sich entzünden, was sich mit Pusteln, Bläschen, punktförmigen Hautblutungen und Quaddeln zeigt. Dann sollten Sie den Arzt informieren.

Bei 8 von 100 Behandelten entsteht eine Lungenentzündung mit Fieber, Schüttelfrost und Luftnot. Wenn Sie derartige Beschwerden bekommen, sollten Sie sofort den Arzt informieren.

Antimetabolite   139

▶ **Selten**

Die Leber kann sich verhärten (Fibrose) oder vernarben (Zirrhose), vor allem, wenn Sie Methotrexat-Tabletten länger als zwei Jahre einnehmen.

Durchblutungsstörungen in den Herzkranzgefäßen können sich verschlimmern, was die Gefahr für einen Herzinfarkt erhöht. Wenn Sie ein unangenehmes Engegefühl im Oberkörper oder Schmerzen im Brust-Hals-Bereich spüren, sollten Sie sofort den Arzt informieren.

Pemetrexed

Alimta

Zur Wirkweise von Pemetrexed gelten die Angaben zu Antimetabolite (→ Seite 127) und darüber hinaus – auch in Bezug auf Gegenanzeigen, unerwünschte Wirkungen, Hinweise – die Angaben zu „Zytostatika allgemein" (→ Seite 87).

Pemetrexed ist seit 2004 in Deutschland zugelassen zur Behandlung von nicht operierbarem Brustfellkrebs (malignes Pleuramesotheliom) in Kombination mit Cisplatin (→ Seite 145). Für diese Tumorerkrankung gab es bisher keine gut wirksamen und verträglichen Medikamente. Mit Pemetrexed lassen sich die krankheitsbedingten Beschwerden wie Luftnot, Schmerzen im Brustkorb oder Husten oft lindern (palliative Therapie), auch kann damit die Zeit bis zum Fortschreiten der Krankheit um etwa drei Monate verlängert werden.
Pemetrexed ist außerdem zugelassen zur Therapie des fortgeschrittenen, metastasierten nichtkleinzelligen Lungenkrebses als alleiniges Medikament, wenn andere Zytostatika nicht oder nicht ausreichend gewirkt haben. Oft lässt sich damit das Fortschreiten der Krankheit etwas hinauszögern.

Im Rahmen von Studien wird Pemetrexed auch bei Brust-, Magen-, Darm- und Bauchspeicheldrüsenkrebs erprobt.

ANWENDUNG

Pemetrexed wird innerhalb von zehn Minuten alle drei Wochen in die Vene infundiert, in der Regel insgesamt sechsmal. Vor und während der Behandlung sollten Sie zusätzlich alle neun Wochen Spritzen mit Folsäure und Vitamin B_{12} bekommen. Dadurch lassen sich die unerwünschten Wirkungen verringern und die Wirksamkeit von Pemetrexed verstärken.

ACHTUNG

Wechselwirkungen

Wenn Sie gleichzeitig hoch dosierte nichtsteroidale Antirheumatika einnehmen wie Azetylsalizylsäure, Ibuprofen, Diclofenac (bei Schmerzen, Rheuma), wird Pemetrexed nur verzögert ausgeschieden und wirkt deshalb länger und stärker. Dadurch steigt das Risiko für unerwünschte Wirkungen. Wenn Ihre Nieren nicht voll funktionstüchtig sind, sollten Sie solche Schmerzmittel zwei Tage vor und nach der Behandlung mit Pemetrexed nicht einnehmen.

UNERWÜNSCHTE WIRKUNGEN

▶ **Gelegentlich**

Wenn Sie herzkrank sind oder in der Vergangenheit einen Herzinfarkt oder Schlaganfall hatten, kann Pemetrexed Herzrhythmusstörungen auslösen.

▶ **Selten**

Selten kommt es zu einer Leber- oder Schleimhautentzündung im Dickdarm.

HINWEISE

Für Kinder und Jugendliche

Für die Therapie in dieser Altersgruppe liegen keine Daten vor. Kinder und Jugendliche unter 18 Jahren sollten deshalb nicht mit Pemetrexed behandelt werden.

Pentostatin

Nipent

Zur Wirkweise von Pentostatin gelten die Angaben zu Antimetabolite (→ Seite 127) und darüber hinaus – auch in Bezug auf Gegenanzeigen, unerwünschte Wirkungen, Hinweise – die Angaben zu „Zytostatika allgemein" (→ Seite 87).

Pentostatin hemmt besonders ein Enzym, das im Lymphsystem, also in Lymphknoten, Milz, Thymusdrüse und Mandeln vorkommt, vor allem jedoch in dort abgesiedelten Krebszellen.

Pentostatin wird seit etwa 30 Jahren in der Krebstherapie erprobt. 1993 wurde es zur Therapie der Haarzell-Leukämie bei Erwachsenen zugelassen. Bei mehr als drei Viertel der Patienten kommt es damit zu einer kompletten oder teilweisen Remission; viele sind damit über mehrere Jahre beschwerdefrei.

Andere Zytostatika wie Cladribin (→ Seite 128) haben Pentostatin jedoch etwas in den Hintergrund gedrängt, weil mit Cladribin schon nach einmaliger Behandlung ähnliche positive Ergebnisse zu erzielen sind wie mit Pentostatin erst nach mehreren Zyklen.

ANWENDUNG

Pentostatin wird drei Wochen lang an drei aufeinander folgenden Tagen und anschließend drei Monate lang einmal monatlich in die Vene gespritzt oder als Kurzinfusion über 20 bis 30 Minuten infundiert. Um die Nieren zu schützen, sollte vorher ein Liter und danach noch einmal ein halber Liter Flüssigkeit in die Vene geleitet werden.

Bildet sich die Krankheit unter dieser Therapie zurück, sollten noch zwei weitere Infusionen oder Spritzen folgen. Ist nach sechs Monaten kein Behandlungserfolg zu erkennen, sollte die Therapie abgebrochen werden.

Wenn Ihre Nieren eingeschränkt arbeiten, wird Pentostatin verzögert ausgeschieden. Dann muss der Arzt die Dosis verringern.

Pentostatin kann auch im Wechsel mit Interferon (→ Seite 54) gegeben werden.

ACHTUNG

Gegenanzeigen

Wenn Sie eine akute Entzündung im Körper haben, dürfen Sie kein Pentostatin bekommen.

Wechselwirkungen

Wenn Sie noch mit anderen Medikamenten behandelt werden, ist zu beachten:
- Wenn Sie gleichzeitig Allopurinol (bei Gicht, bei Tumorzerfallsyndrom) einnehmen, besteht ein erhöhtes Risiko für allergische Hautreaktionen, es sind auch tödlich verlaufende allergische Gefäßentzündungen vorgekommen.
- In Kombination mit Vidarabin (bei Virusinfektionen) verstärken sich die unerwünschten Wirkungen beider Substanzen.
- In Kombination mit Fludarabin (→ Seite 131) treten vermehrt tödliche Schäden an der Lunge auf. Deshalb dürfen diese beiden Wirkstoffe nicht miteinander kombiniert werden.
- Cyclophosphamid (→ Seite 95) verstärkt die unerwünschten Wirkungen von Pentostatin. Vor allem wächst das Risiko für Herzrhythmusstörungen.

UNERWÜNSCHTE WIRKUNGEN

▶ **Häufig**

Häufig tritt ein allgemeines Krankheitsgefühl mit leichtem Fieber auf.

Bei bis zu 17 von 100 Behandelten entwickelt sich ein akneähnlicher Hautausschlag mit Pickeln. Bei 11 von 100 beginnt die Haut als Zeichen einer Unverträglichkeitsreaktion zu jucken, sich zu schuppen und/oder sich zu röten.

Bei 14 von 100 entwickeln sich Leberfunktionsstörungen.

Bei 3 bis 7 von 100 entzünden sich die Atemwege (Nase, Rachen, Nebenhöhlen, Bronchien, Lunge).

Es kann sein, dass Sie verstärkt schwitzen. Wenn Sie schon einmal an Herpes erkrankt sind, treten bei einer Behandlung mit Pentostatin die Bläschen oft erneut auf.

▶ **Selten**

Selten kommt es zu Herzrhythmusstörungen oder Herzschwäche mit Luftnot. Wenn Sie solche Symptome bemerken, sollten Sie den Arzt verständigen.

Tegafur + Uracil
UFT Hartkapseln

Dieses Mittel enthält zwei Wirkstoffe: Tegafur und Uracil. Tegafur wird in der Leber zu dem eigentlichen Wirkstoff 5-Fluorouracil (→ Seite 132) abgebaut. Uracil als Zusatz bewirkt, dass 5-FU langsamer verstoffwechselt wird – damit wirkt es intensiver und länger.

Zur weiteren Wirkweise von Tegafur gelten die Angaben zu Antimetabolite (→ Seite 127) und darüber hinaus – auch in Bezug auf Gegenanzeigen, unerwünschte Wirkungen, Hinweise – die Angaben zu „Zytostatika allgemein" (→ Seite 87).

Tegafur (auch UFT abgekürzt) wurde 2002 in Deutschland zugelassen zur Behandlung von metastasiertem Dickdarm- und Enddarmkrebs. Es ist in seiner Wirksamkeit vergleichbar mit dem intravenös infundierten 5-FU, als Kapsel zum Einnehmen ist es aber angenehmer und einfacher anzuwenden. Die gleichzeitige Gabe von Folinsäure (Kalziumfolinat) erhöht die Wirksamkeit.

ANWENDUNG

Sie nehmen das Mittel vier Wochen lang dreimal täglich ein, immer zusammen mit Kalziumfolinat, und zwar am besten eine Stunde vor oder nach dem Essen. Anschließend folgt eine einwöchige Pause. Danach kann der nächste Zyklus beginnen. Das Ganze kann so lange wiederholt werden, bis die erwünschte Wirkung eintritt oder die Grenze der Verträglichkeit erreicht ist.

ACHTUNG
Gegenanzeigen

Wenn die Leberfunktion stark gestört ist oder wenn ein Mangel an dem Enzym CYP2AG besteht, dürfen Sie nicht mit der Kombination aus Tegafur und Uracil behandelt werden, weil ein erhöhtes Risiko für unerwünschte Wirkungen besteht.

Unter folgenden Bedingungen muss der Arzt Nutzen und Risiken der Anwendung sorgfältig abwägen:
- Die Nieren arbeiten nur eingeschränkt.
- Sie sind herzkrank.
- Es bestehen Hinweise für einen Darmverschluss (Bauchschmerzen, Übelkeit, Erbrechen, Verstopfung).

Wechselwirkungen

Wenn Sie noch mit anderen Medikamenten behandelt werden, ist zu beachten:
- Brivudin (bei HIV-Infektionen) beeinträchtigt die Wirkung von Tegafur-Uracil.
- *UFT* verstärkt die Wirkung von gerinnungshemmenden Mitteln wie Phenprocoumon oder Warfarin (bei erhöhter Thrombosegefahr). Dadurch besteht ein erhöhtes Risiko für innere Blutungen. Die Gerinnungszeit muss öfter als sonst bestimmt werden und der Arzt muss die Dosis des Gerinnungshemmers gegebenenfalls anpassen.
- *UFT* erhöht die Blutspiegel von Phenytoin (bei Epilepsien), dadurch wirkt dieses länger und stärker und das Risiko für unerwünschte Wirkungen steigt.

UNERWÜNSCHTE WIRKUNGEN

▶ Häufig

Häufig kommt es zu schmerzhaften Rötungen und Schwellungen an Handflächen und Fußsohlen (Hand-Fuß-Syndrom). Die Hände tun dann oft so weh, dass Sie zum Beispiel keine Münzen oder Scheine aus dem Geldbeutel nehmen oder kaum die Knöpfe an Ihrer Kleidung schließen können. Nach ein bis zwei Tagen verschwinden die Schmerzen wieder. Wenn Sie Hände und Füße vorbeugend mit dexpanthenolhaltiger Salbe eincremen, schmerzen sie weniger und schwellen nicht an. Auch hoch dosierte Vitamin-B_6-Spritzen können helfen.

Häufig kommt es zu Geschmacksveränderungen, Schwindel, Schlaflosigkeit, Depression, Mundtrockenheit, Austrocknung, Venenthrombose sowie Schwitzen, trockener Haut, Muskel- und Kopfschmerzen.

HINWEISE

Für Kinder und Jugendliche

Bei Kindern darf das Mittel nicht angewendet werden.

Tioguanin

Thioguanin-GSK

Zur Wirkweise von Tioguanin gelten die Angaben zu Antimetabolite (→ Seite 127) und darüber hinaus – auch in Bezug auf Gegenanzeigen, unerwünschte Wirkungen, Hinweise – die Angaben zu „Zytostatika allgemein" (→ Seite 87).

Tioguanin wird bereits seit fast 50 Jahren erforscht. Seit Anfang der 1960er Jahre ist es in Deutschland zugelassen zur Behandlung von akuter lymphatischer Leukämie (ALL), um einen mit anderen Zytostatika bereits erzielten Therapieerfolg zu erhalten oder zu intensivieren. Bei akuter myeloischer Leukämie (AML) wird Tioguanin schon zu Beginn der Therapie eingesetzt

sowie später, um den Therapieerfolg zu stabilisieren. Tioguanin wird häufig mit Cytarabin (→ Seite 130), Daunorubizin (→ Seite 106) oder Cyclophosphamid (→ Seite 95) kombiniert. Etwa 70 Prozent der Patienten sprechen auf eine solche Kombi-Therapie an, bei etwa jedem Dritten kann sie die Überlebenszeit (→ Seite 17) deutlich verlängern. Tioguanin kann auch sinnvoll sein, wenn Begleitbeschwerden einer Krebserkrankung gelindert werden sollen und eine aggressive Chemotherapie nicht infrage kommt.

Im Rahmen von Studien wird Tioguanin auch bei fortgeschrittenen chronischen Leukämien erprobt.

ANWENDUNG

Tioguanintabletten schlucken Sie zweimal täglich mit ausreichend Flüssigkeit. Sie können die verordnete Menge auf einmal hinunterschlucken oder – besser – in mehreren Portionen über den Tag verteilt einnehmen, am besten zwischen den Mahlzeiten. Dann kann der Körper den Wirkstoff leichter verarbeiten. Meist handelt es sich um eine Dauertherapie, es können aber auch Pausen eingelegt werden.

ACHTUNG

Wenn Sie auf eine Behandlung mit Mercaptopurin nicht angesprochen haben, ist meist auch eine Therapie mit Tioguanin wirkungslos (Kreuzresistenz).

Gegenanzeigen

Wenn Sie eine angeborene Störung des Zuckerstoffwechsels haben (Galaktose-Intoleranz, Laktase-Mangel, Glukose-Galaktose-Malabsorption), dürfen Sie Tioguanin nicht einnehmen.

Wenn Sie ein Lesch-Nyhan-Syndrom haben (seltener, erblich bedingter Mangel eines bestimmten Enzyms), kann Tioguanin unwirksam sein. Sie sollten es dann nicht bekommen.

Wechselwirkungen

Wenn Sie noch mit anderen Medikamenten oder Therapieverfahren behandelt werden, ist zu beachten:

- In Kombination mit Busulfan (→ Seite 92) kann im venösen System der Leber ein Überdruck entstehen, sodass sich das Blut in den umgebenden Venen – vor allem in der Speiseröhre – staut und diese weitet. Dadurch können sich in der Speiseröhre Krampfadern bilden, die leicht bluten.
- Tioguanin und Methotrexat (→ Seite 137) oder Alkylanzien (→ Seite 90) können sich gegenseitig in ihrer Wirkung verstärken.
- Eine Überwärmungsbehandlung (Hyperthermie) kann die Wirkung von Tioguanin steigern.

UNERWÜNSCHTE WIRKUNGEN _____

▶ **Selten**

Tioguanin kann bewirken, dass sich sämtliche Venen der Leber völlig verschließen. Die Venenwände lagern Bindegewebe ein und verhärten, was dazu führt, dass der Blutfluss vollkommen stockt. Das kann lebensbedrohlich werden. Anzeichen dafür sind Bauchschmerzen, innerhalb kurzer Zeit entstehende Wassereinlagerungen in der Bauchhöhle sowie eine stark vergrößerte Leber. Wenn Sie solche Symptome bemerken, müssen Sie sofort den Arzt informieren.

HINWEISE _____

Für Kinder und Jugendliche

Tioguanin kann auch Kindern gegeben werden.

Platinverbindungen

Platinverbindungen stören die Vermehrung der Erbsubstanz DNA und machen die Zelle teilungsunfähig. Zusätzlich hemmen sie die Mechanismen, mit denen die Zelle normalerweise defekte DNA-Stränge repariert.

Diese zytostatische Wirkung von Platinkomplexen wurde eher zufällig entdeckt, als 1965 die Einflüsse von Wechselstrom auf Bakterien untersucht und dafür Platinelektroden verwendet wurden. Dabei kam heraus, dass zwar nicht das Wachstum der Bakterien, wohl aber ihre Zellteilung gehemmt wurde. Dieser Wirkung sind Wissenschaftler nachgegangen und haben so Platinverbindungen als hoch wirksame Zytostatika entwickelt.

Seither wurden sie bei zahlreichen Tumorarten geprüft. Die wichtigsten Verbindungen sind Carboplatin (→ nachfolgend), Cisplatin (→ Seite 145) und Oxaliplatin (→ Seite 147). Grundsätzlich gelten für diese Wirkstoffe alle Angaben, die auch unter „Zytostatika allgemein" (→ Seite 87) aufgeführt sind. Im Folgenden werden zusätzlich die Besonderheiten bei den einzelnen Wirkstoffen beschrieben.

Carboplatin _____

axicarb, Carbo Cell, Carbomedac, Carboplatin, Carboplatin-GRY, Carboplatin HEXAL, Carboplatin Mayne, Carboplatin O.R.C.A., Carboplatin-ratiopharm, Carbox, Haemato-carb, Neocarbo, Onkoplatin, O.R.C.A. Carbo, Ribocarbo-L

Platinkomplexe stören die Vermehrung der Erbsubstanz DNA und machen die Zelle teilungsunfähig. Zusätzlich hemmen sie die Mechanismen, mit denen die Zelle normalerweise defekte DNA-Stränge repariert. Es gelten die Angaben zu „Zytostatika allgemein" (→ Seite 87), auch in Bezug auf Gegenanzeigen, unerwünschte Wirkungen und Hinweise.

Carboplatin ist zugelassen zur Behandlung von Eierstock- und kleinzelligem Lungenkrebs sowie bei Plattenepithelkarzinomen im Kopf-Hals-Bereich (Mundhöhlen-, Zungen-, Kehlkopfkrebs).

Außerdem wird es bei einer bestimmten Art von Hodenkrebs (Seminom) im Anschluss an eine Operation eingesetzt. Bei fortgeschrittenem Gebärmutterhalskrebs kann es die mit der Krankheit verbundenen Beschwerden lindern. Auch bei Tumoren der hormonproduzierenden Teile des Nervensystems (neuroendokrine Tumore) und Harnblasenkrebs wird Carboplatin angewendet.

Bei Eierstockkrebs (epitheliales Ovarialkarzinom) gehört Carboplatin zu den Standardmedikamenten, vor allem in Kombination mit Gemzitabin (→ Seite 134). Das Tumorwachstum lässt sich damit bei etwa der Hälfte der Patientinnen bremsen (mit Carboplatin allein gelingt das nur bei einem Drittel), und zwar für durchschnittlich neun Monate. Danach wächst der Tumor meist weiter. Ähnlich wirksam ist auch eine Kombination aus Carboplatin und Paclitaxel (→ Seite 151).

Carboplatin wird zudem häufig in Kombination mit Cyclophosphamid (→ Seite 95), Paclitaxel (→ Seite 151) und Etoposid (→ Seite 165) gegeben.

Im Rahmen von Studien wird Carboplatin auch bei Non-Hodgkin-Lymphom sowie bei Magen-, Speiseröhren- und schwarzem Hautkrebs (malignes Melanom) erprobt.

ANWENDUNG

Carboplatin wird alle drei bis vier Wochen als Kurzinfusion innerhalb von 15 bis 60 Minuten verabreicht. Die Infusion sollte möglichst am späten Vormittag oder erst am Nachmittag stattfinden. Frühmorgens ist die schädliche Wirkung auf die Blutplättchen (Thrombozyten) stärker. Mehr als vier Zyklen werden meist nicht gegeben. Wie oft die Behandlung wiederholt werden kann, richtet sich danach, ob und in welchem Ausmaß das Medikament die Nieren angreift.

Vor Beginn der Therapie und vor jedem erneuten Therapiezyklus muss der Arzt die Nierenfunktion mit einer Kreatinin-Clearance prüfen. Dafür müssen Sie 24 Stunden lang den Urin sammeln. In dieser Zeit dürfen Sie kein Fleisch essen. Die dabei ermittelten Werte geben Aufschluss über die Filtrationsleistung der Nieren. Funktionieren die Nieren nur eingeschränkt, muss der Arzt die Dosis reduzieren.

Außerdem muss eine Hörprüfung gemacht werden, um später einen Vergleichswert für mögliche Hörschädigungen zu haben.

ACHTUNG

Gegenanzeigen

Bei bereits bestehenden Nervenschäden (Taubheitsgefühle, Missempfindungen), sollte der Arzt Nutzen und Risiken der Anwendung von Carboplatin sehr sorgfältig abwägen.

Wechselwirkungen

Wenn Sie noch mit anderen Medikamenten oder Therapieverfahren behandelt werden, ist zu beachten:

- Carboplatin darf nicht zusammen mit Arzneimitteln gegeben werden, die ebenfalls das Gehör schädigen können. Dazu gehören zum Beispiel Furosemid (Diuretikum, bei hohem Blutdruck oder zum Entwässern) sowie Aminoglykosid-Antibiotika wie Gentamicin, Kanamyzin, Neomyzin, Streptomyzin (bei bakteriellen Infektionen).
- Carboplatin schwächt die Wirkung von Phenytoin (bei Epilepsien), sodass Krampfanfälle auftreten können. Der Arzt muss dann die Dosis gegebenenfalls anpassen.
- Carboplatin verstärkt die Wirkung von Bestrahlungen.
- Penizillamin (bei Rheuma) verringert die Wirkung von Carboplatin.

UNERWÜNSCHTE WIRKUNGEN

Haarausfall tritt bei diesem Mittel kaum oder nur sehr selten auf.

▶ Häufig

Carboplatin kann Empfindungsstörungen, Taubheitsgefühle, Kribbeln oder brennende Hautschmerzen an Händen und Füßen auslösen (periphere Neuropathie). Auch Gangstörungen oder abnorme Reflexe können auftreten. Dann muss die Behandlung unterbrochen werden.

Bei bis zu 15 von 100 Behandelten können Hörstörungen oder Ohrgeräusche (Tinnitus) auftreten, vor allem bei den hohen Tönen. Sie sollten deshalb möglichst jeden Lärm meiden. Wahrnehmbar sind solche Störungen jedoch nur für etwa 1 von 100 Behandelten.

Carboplatin kann die Nieren schädigen, allerdings nur, wenn es nicht entsprechend der Nierenleistung dosiert wird.

Wenn Schwindelanfälle auftreten, müssen Sie den Arzt informieren. Dies kann auf eine beginnende Unverträglichkeitsreaktion hinweisen.

▶ **Selten**

Es kommt vor, dass sich der Sehnerv entzündet. Anzeichen hierfür sind Sehstörungen mit Ausfall des Gesichtsfelds. Wenn Carboplatin sofort abgesetzt wird, bildet sich die Entzündung zurück.

HINWEISE

Für Kinder und Jugendliche

Bei Kindern darf Carboplatin nicht angewendet werden.

Für ältere Menschen

Bei Ihnen sind die Störungen der Nervenfunktion ausgeprägter und kommen auch häufiger vor.

Cisplatin

Cis-GRY, Cisplatin-GRY, Cisplatin HEXAL, Cisplatin medac, Cisplatin-NeoCorp, Cisplatin Ribosepharm

Platinkomplexe stören die Vermehrung der Erbsubstanz DNA und machen die Zelle teilungsunfähig. Zusätzlich hemmen sie die Mechanismen, mit denen die Zelle normalerweise defekte DNA-Stränge repariert. Es gelten die Angaben zu „Zytostatika allgemein" (→ Seite 87), auch in Bezug auf Gegenanzeigen, unerwünschte Wirkungen und Hinweise.

Cisplatin ist – allein oder in Kombination mit anderen Zytostatika – zugelassen zur Behandlung von Hoden-, Eierstock-, Gebärmutterhals-, Gebärmutterschleimhaut-, Magen- und Harnblasenkrebs (die genaue Zulassung der einzelnen Präparate kann von dieser Aufzählung etwas abweichen). Außerdem ist es angezeigt bei kleinzelligem und nichtkleinzelligem Lungenkrebs, bei Plattenepithelkarzinomen im Kopf-Hals-Bereich (Mundhöhlen-, Zungen-, Kehlkopfkrebs), Knochenkrebs (Osteosarkom), Speiseröhren- und Brustfellkrebs (Pleuramesotheliom).

Im Vergleich zu Carboplatin wirkt Cisplatin aggressiver und hat auch stärkere unerwünschte Wirkungen (vor allem Übelkeit und Erbrechen sind bei Cisplatin besonders heftig). Einige Studien konnten zeigen, dass sich damit aber auch eine bessere Wirksamkeit verbindet, sodass es sich im Einzelfall lohnt, die ausgeprägteren unerwünschten Wirkungen in Kauf zu nehmen. Es gilt nach wie vor als eines der wirksamsten Zytostatika und ist Bestandteil zahlreicher Standard-Therapieschemata.

Im Rahmen von Studien wird Cisplatin auch bei Lymphomen, multiplen Myelomen sowie bei Bauchspeicheldrüsenkrebs erprobt.

ANWENDUNG

Cisplatin wird als Kurzinfusion innerhalb von 30 bis 60 Minuten oder aber als Langzeitinfusion über bis zu acht Stunden verabreicht.

Vor Beginn der Therapie und vor jedem erneuten Therapiezyklus muss der Arzt die Nierenfunktion mit einer Kreatinin-Clearance prüfen. Dafür müssen Sie 24 Stunden lang den Urin sammeln. In dieser Zeit dürfen Sie kein Fleisch essen. Die dabei ermittelten Werte geben Aufschluss über die Filtrationsleistung der Nieren. Funktionieren die Nieren nur eingeschränkt, muss der Arzt die Dosis reduzieren. Außerdem müssen das Gehör und die Nervenfunktion (Empfindungsvermögen, Reflexe) geprüft werden.

Um die Nieren zu schützen, sollten vor Beginn der Infusion mehrere Liter und danach noch einmal ausreichend Flüssigkeit in die Vene geleitet werden. Außerdem ist darauf zu achten, dass genügend Wasser ausgeschieden wird, gegebenenfalls können entwässernde Medikamente (Diuretika) dabei helfen. Am Tag nach der Infusion sollten Sie unbedingt viel trinken.

Wenn Ihnen während der Infusion schwindelig oder unwohl wird, müssen Sie sofort Ihren Arzt informieren. Dann sinkt Ihr Blutdruck zu stark ab, sodass die Infusionsgeschwindigkeit verringert oder der Blutdruck medikamentös stabilisiert werden muss. Schwindel kann auch auf eine allergische Reaktion hinweisen.

ACHTUNG

Gegenanzeigen

Wenn Ihre Nieren geschädigt sind oder Ihr Hörvermögen eingeschränkt ist, dürfen Sie nicht mit Cisplatin behandelt werden.

Wechselwirkungen

Wenn Sie noch mit anderen Medikamenten oder Therapieverfahren behandelt werden, ist zu beachten:

- Cisplatin sollte nicht zusammen mit Arzneimitteln gegeben werden, die ebenfalls das Gehör schädigen können. Dazu gehören zum Beispiel Furosemid (Diuretikum, bei hohem Blutdruck oder zum Entwässern) sowie Aminoglykosid-Antibiotika wie Gentamicin, Kanamyzin, Neomyzin, Streptomyzin (bei bakteriellen Infektionen). Dennoch kann es häufig sinnvoll sein, Furosemid einzusetzen, weil es damit gut gelingt, die großen Flüssigkeitsmengen wieder auszuschwemmen.

- Lärm und Bestrahlungen des Gehirns verstärken die schädigende Wirkung von Cisplatin auf das Gehör.
- Cisplatin schwächt die Wirkung von Phenytoin (bei Epilepsien) ab, sodass Krampfanfälle auftreten können. Der Arzt muss dann die Dosis gegebenenfalls anpassen.
- Cisplatin verstärkt die Wirkung von Bestrahlungen und umgekehrt.
- Eine Überwärmungsbehandlung (Hyperthermie) verstärkt die Wirkung von Cisplatin.
- Medikamente mit unerwünschten Wirkungen auf die Nierentätigkeit wie zum Beispiel Gentamicin, Tobramyzin (Antibiotika, bei bakteriellen Infektionen) oder Furosemid (bei hohem Blutdruck, zum Entwässern) verstärken die Nierenschäden, die Cisplatin hervorrufen kann.
- Cisplatin wirkt stärker nierenschädigend, wenn Sie vorher mit den Zytostatika Ifosfamid oder Methotrexat, mit Methionin (bei Harnweginfektionen), Probenezid (bei Gicht), Aminoglykosid-Antibiotika wie Gentamicin, Tobramyzin, Neomyzin (bei bakteriellen Infektionen) behandelt wurden.
- In Kombination mit anderen Zytostatika wirkt Cisplatin stärker schädigend auf die blutbildenden Zellen des Knochenmarks.
- Wird Cisplatin mit Taxanen (→ Seite 149), z. B. Paclitaxel, Docetaxel, kombiniert, verstärken sich die unerwünschten Wirkungen auf das Nervensystem.
- Wenn Cisplatin mit Bleomyzin (→ Seite 122) kombiniert wird, können die Nieren versagen oder Atemnot auftreten, weil Bleomyzin langsamer abgebaut wird, sodass sich dessen unerwünschte Wirkungen verstärken.
- Wenn Cisplatin mit Fluorouracil (→ Seite 132) kombiniert wird, können Herz oder Nieren akut versagen.
- Wenn Cisplatin mit Bleomyzin (→ Seite 122) oder Vinblastin (→ Seite 153) kombiniert

wird, werden Finger und Zehen oft nicht mehr gut durchblutet (Raynaud-Syndrom).

- Verapamil (bei hohem Blutdruck), Nikotin-amid (bei Arteriosklerose), Amphoterizin B (bei Pilzinfektionen), Ciclosporin (nach Organtransplantationen), Chloroquin (bei rheumatoider Arthritis), Dipyridamol (bei koronarer Herzkrankheit), Metoclopramid (bei Übelkeit, Erbrechen) verstärken die Wirkung von Cisplatin.
- Penizillamin (bei Rheuma) verringert die Wirkung von Cisplatin.

Bei Speisen und Getränken

Sie sollten Alkohol meiden, um die Leber nicht noch mehr zu belasten. Auch auf purinhaltige Lebensmittel (Fleisch, Innereien) sollten Sie verzichten, damit die Harnsäure im Blut nicht ansteigt.

UNERWÜNSCHTE WIRKUNGEN

Cisplatin hat besonders viele und schwerwiegende unerwünschte Wirkungen. Übelkeit und Erbrechen lassen sich medikamentös nicht immer verhindern. Oft hält die Übelkeit noch mehrere Tage nach den Infusionen an. Haarausfall tritt jedoch kaum oder nur sehr selten auf.

▶ **Häufig**

Aufgrund eines durch Cisplatin ausgelösten Magnesium- oder Kaliummangels können Muskelkrämpfe oder leichte Herzrhythmusstörungen auftreten. Wenn Sie solche Beschwerden bemerken, kann der Arzt Ihnen vor einer Cisplatininfusion beide Mineralien zusätzlich geben.

Cisplatin schädigt die Nieren, und zwar umso mehr, je höher es dosiert wird. Diese Nierenschäden können sofort nach der ersten Infusion auftreten oder sich erst mit der Zeit entwickeln.

Aufgrund von Nervenschäden können Hör-, Geschmacks- oder Tastsinn verlorengehen, sodass Sie sauer und süß, salzig und bitter

nicht mehr unterscheiden und mit den Fingern nicht mehr gut fühlen können.

Der Sehnerv wird eher selten angegriffen, aber es ist nach einer Cisplatinbehandlung auch schon zu Erblindungen gekommen. Wenn Sie verschwommen oder verschleiert sehen, sollten Sie sofort Ihren Arzt informieren.

▶ **Selten**

Cisplatin kann Störungen im zentralen Nervensystem mit Sprachstörungen, Krampfanfällen, Lähmungen, Verwirrung hervorrufen.

Auch Leberfunktionsstörungen können auftreten.

HINWEISE

Für Kinder und Jugendliche

Cisplatin kann auch bei Kindern eingesetzt werden.

Für Frauen

Bei Frauen kann Cisplatin die Eierstöcke so schädigen, dass sie keine Kinder mehr bekommen können.

Bei Kinderwunsch

Bei Männern kann Cisplatin die Zeugungsfähigkeit (nicht die Potenz) dauerhaft beeinträchtigen.

Für ältere Menschen

Bei Ihnen sollte Cisplatin nur eingesetzt werden, wenn Sie keine weiteren Krankheiten haben und die Nieren gut funktionieren.

Oxaliplatin

Croloxat, Eloxatin, Medoxa, Oxaliplatin Mayne, Oxaliplatin-GRY, Oxaliplatin NC, Oxaliplatin-ratiopharm, Oxaliplatin Winthrop, Riboxatin

Platinkomplexe stören die Vermehrung der Erbsubstanz DNA und machen die Zelle teilungsunfähig. Zusätzlich hemmen sie die Mechanismen, mit denen die Zelle normalerweise defekte DNA-Stränge repariert. Es gelten die Angaben zu „Zytostatika allgemein" (→ Seite 87), auch in Bezug auf Gegenanzeigen, unerwünschte Wirkungen und Hinweise.

Oxaliplatin ist zugelassen zur Behandlung von Darmkrebs nach der Operation (adjuvante Therapie) sowie bei Fortschreiten der Erkrankung, wenn Metastasen auftreten (palliative Therapie), häufig in Kombination mit 5-Fluorouracil (→ Seite 132) und Folinsäure (FOLFOX-Therapie). In der adjuvanten Therapie mit dieser Kombination hatten Studien zufolge 72 Prozent der Patienten nach drei Jahren keinen Rückfall, bei Gabe von 5-FU allein waren es 65 Prozent.

Oxaliplatin wirkt oft noch bei Krebserkrankungen, die auf andere Platinverbindungen nicht mehr gut angesprochen haben und kann dann die Zeit bis zum Fortschreiten der Krankheit sowie die Überlebenszeit (→ Seite 17) verlängern.

Im Rahmen von Studien wird Oxaliplatin auch bei Tumoren in der Bauchspeicheldrüse, in den Gallenwegen, in der Speiseröhre sowie bei Non-Hodgkin-Lymphom erprobt.

ANWENDUNG

Oxaliplatin wird über zwei bis sechs Stunden in die Vene infundiert, je nach Therapieschema im Abstand von ein bis drei Wochen. Vor jeder Infusion sollte der Arzt die Nervenfunktion prüfen. Sind die Empfindungsstörungen an Händen und Füßen sehr ausgeprägt, ist die Dosis zu reduzieren oder die Behandlung abzubrechen.

ACHTUNG

Gegenanzeigen

Wenn Ihre Nerven oder Nieren schwer geschädigt sind, dürfen Sie nicht mit Oxaliplatin behandelt werden.

UNERWÜNSCHTE WIRKUNGEN

Haarausfall tritt bei diesem Mittel kaum oder nur sehr selten auf.

▶ Häufig

Fast immer treten Empfindungsstörungen an Händen und Füßen auf, auch feinmotorische Störungen (Jacke zuknöpfen, Geld abzählen) und Missempfindungen (Kribbeln, Taubheitsgefühl), die durch Kälte besonders gefördert werden. Vermeiden Sie unbedingt, kalte Gegenstände anzufassen (z. B. Lebensmittel aus dem Kühlschrank holen). An kalten Tagen kann das Kribbeln auch im Gesicht auftreten. Schützen Sie Ihr Gesicht deshalb mit einem Schal, wenn Sie ins Freie müssen. In den Pausen zwischen den Infusionen lassen diese Missempfindungen meistens nach oder verschwinden völlig.

Bei längerer Anwendung (etwa ab der achten bis zehnten Infusion) kann eine zunehmende Lähmung der Nerven auftreten. Sobald Sie Lähmungen spüren – egal in welchem Körperbereich –, müssen Sie umgehend den Arzt informieren, weil die Therapie sofort unterbrochen oder beendet werden muss. Die Erscheinungen sind dann noch reversibel. Es kann allerdings Monate dauern, bis die Beschwerden verschwinden. Wird die Behandlung fortgesetzt, können sie dauerhaft bestehen bleiben.

▶ Gelegentlich

Sehr unangenehm und für die Betroffenen beängstigend sind Empfindungsstörungen im Rachen- und Kehlkopfbereich, die an Erstickungsanfälle erinnern und die meist während oder kurz nach der Infusion auftreten. Das Gefühl trügt jedoch – die Luftröhre verengt sich nicht. Sie können diese unerwünschte Wirkung vermeiden, indem Sie unmittelbar nach der Infusion nichts Kaltes essen oder trinken. Stellt sich das Gefühl trotzdem ein, sollte die Infusion beim nächsten Mal langsamer in die Vene tropfen.

Taxane

Das Wort Taxane leitet sich aus der Herkunft der Substanzen ab, die ursprünglich aus der Rinde der pazifischen Eibe (lateinisch Taxus) gewonnen wurden. 1969 konnte erstmals eine Wirksubstanz isoliert werden: Paclitaxel (→ Seite 151). 1983 begannen die ersten klinischen Prüfungen damit. Im Dezember 1993 wurde *Taxol* zur Behandlung von Eierstockkrebs zugelassen.

Auf der Suche nach weiteren Wirkstoffen aus dieser Gruppe wurde 1985 aus den Nadeln der europäischen Eibe Docetaxel (→ nachfolgend) isoliert. Dieses wurde 1995 als *Taxotere* zur Behandlung von Brustkrebs zugelassen. Mittlerweile gehören beide Taxane bei verschiedenen Krebserkrankungen zur Standardtherapie. Beide Wirkstoffe werden heute synthetisch hergestellt. Grundsätzlich gelten für diese Wirkstoffe alle Angaben, die auch unter „Zytostatika allgemein" (→ Seite 87) aufgeführt sind. Im Folgenden werden zusätzlich die Besonderheiten bei den einzelnen Wirkstoffen beschrieben.

Docetaxel
TAXOTERE

Docetaxel verhindert, dass sich bei der Zellteilung die fadenförmigen Eiweißbausteine miteinander vernetzen. Diese Spindelfasern oder Mikrotubuli sorgen dafür, dass sich das verdoppelte Erbmaterial gleichmäßig auf die beiden neu entstandenen Zellen verteilen kann. Ist dies nicht mehr möglich, kann sich die Zelle nicht mehr teilen und stirbt ab.

Es gelten die Angaben zu „Zytostatika allgemein" (→ Seite 87), auch in Bezug auf Gegenanzeigen, unerwünschte Wirkungen und Hinweise.

Docetaxel ist zugelassen zur Behandlung von Brust-, nichtkleinzelligem Lungen- und metastasiertem Prostatakrebs, außerdem beim Adenokarzinom des Magens sowie bei Kopf-Hals-Tumoren.

Docetaxel ist der erste Wirkstoff, mit dem Prostatakrebs behandelt werden kann (meist in Kombination mit Prednison), wenn Hormone nicht oder nicht mehr wirksam sind. In diesen Fällen kann es die Überlebenszeit (→ Seite 17) deutlich verlängern.

Auch Brustkrebs, der trotz einer Behandlung mit anderen Zytostatika wie Anthrazyklinen (→ Seite 106), Alkylanzien (→ Seite 90) oder Antihormonen (→ Seite 24) fortschreitet, kann Docetaxel vorübergehend (durchschnittlich für ein halbes Jahr) zum Stillstand bringen. In Kombination mit Trastuzumab (→ Seite 69) gelingt dies noch besser, dann dauert es etwa ein Jahr, bis die Krankheit weiter fortschreitet.

Bei nichtkleinzelligem Lungenkrebs kann Docetaxel in Kombination mit Cisplatin (→ Seite 145) im Vergleich zur Gabe einer Kombination aus Vinorelbin (→ Seite 159) und Cisplatin (→ Seite 145) die Überlebenszeit verlängern. Allerdings ist der Effekt nicht sehr groß (etwa ein Monat).

Bei Magen- und Speiseröhrenkrebs sowie bei Kopf-Hals-Tumoren wurde geprüft, ob die zusätzliche Gabe von Docetaxel besser wirkt als die bisher übliche Kombinationstherapie mit Cisplatin (→ Seite 145) und 5-FU (→ Seite 132). Es zeigte sich, dass die zusätzliche Kombination mit Docetaxel bei Magen- und Speiseröhrenkrebs die Zeit bis zum Fortschreiten der Krankheit um durchschnittlich einen bis anderthalb Monate verlängern kann. Bei Kopf-Hals-Tumoren verlängerte sie sich um etwa drei Monate, die Überlebenszeit ließ sich von 14,5 auf knapp 19 Monate steigern.

ANWENDUNG

Docetaxel wird alle drei Wochen an ein bis fünf Tagen etwa eine Stunde lang in die Vene infundiert.

Wenn Ihre Leber nicht mehr richtig arbeitet, wird Docetaxel verzögert abgebaut. Dann muss der Arzt die Dosis verringern.

ACHTUNG

Gegenanzeigen

Wenn Sie aufgrund einer Zytostatikabehandlung nur sehr wenige weiße Blutkörperchen haben oder wenn Ihre Leberfunktion stark eingeschränkt ist, dürfen Sie nicht mit Docetaxel behandelt werden.

Wechselwirkungen

Wenn Taxane mit anderen nervenschädigenden Zytostatika, z. B. Platinverbindungen (→ Seite 143), kombiniert werden oder Sie aufgrund von Diabetes oder Alkoholkrankheit unter Nervenschäden leiden, steigt das Risiko, dass sich diese verschlimmern.

Wenn Sie gleichzeitig Ketoconazol oder Terfenadin (bei Pilzinfektionen) oder Erythromyzin (Antibiotikum, bei bakteriellen Infektionen) einnehmen müssen, verstärken sich die erwünschten und unerwünschten Wirkungen von Docetaxel.

UNERWÜNSCHTE WIRKUNGEN

▶ Häufig

Bei 8 bis 20 von 100 Behandelten kommt es zu Muskel- und Gelenkschmerzen, die sich aber gut mit Parazetamol lindern lassen.

Häufig lagert sich Wasser im Gewebe ein. Das Ausmaß solcher Ödeme lässt sich verringern, wenn Sie vor der Infusion kortisonhaltige Medikamente bekommen.

Bei 33 von 100 Behandelten kommt es zu Flüssigkeitsansammlungen zwischen Lungen- und Rippenfell (Pleuraerguss). Wenn Atemnot auftritt, sollten Sie den Arzt informieren. Diese unerwünschte Wirkung tritt seltener auf, wenn gleichzeitig Kortison gegeben wird.

Nach Absetzen von Docetaxel bildet sich der Erguss wieder zurück.

Bei 50 bis 70 von 100 rötet oder schuppt sich die Haut, auch können sich Knötchen an Händen und Vorderarmen bilden. Die Nägel können blasser werden oder sich dunkel verfärben und gelegentlich auch ablösen. Informieren Sie dann den Arzt.

Bei 45 von 100 Behandelten treten Nervenstörungen mit Taubheitsgefühl und Missempfindungen auf. Sie beginnen meistens um den Mund herum, später zeigen sie sich auch sockenförmig an den Füßen oder handschuhförmig an den Händen. Schreiben, Nähen, Zuknöpfen oder Schuhe binden wird dann schwierig. Oft treten solche Nervenstörungen schon nach der ersten Infusion auf und verstärken sich während der Behandlung. Informieren Sie dann sofort den Arzt. Die Nervenstörungen legen sich meist innerhalb einiger Monate nach Abschluss der Behandlung, können teilweise aber auch bestehen bleiben.

Wenn Ihr Gesicht anschwillt, Ihnen schwindelig wird (weil der Blutdruck stark absinkt), Sie Luftnot haben (weil sich die Bronchien wie bei einem Asthmaanfall krampfartig zusammenziehen), sich Fingernägel oder Lippen blau färben (Zeichen für Sauerstoffmangel), die Haut sich rötet oder sich ein Ausschlag ausbildet, reagieren Sie überempfindlich auf den Wirkstoff oder dessen Lösungsmittel (Rizinusöl). Dann müssen Sie sofort den Arzt informieren. Solche Reaktionen lassen sich vermeiden, wenn Sie vor der Infusion ein kortisonhaltiges Medikament, ein bronchienerweiterndes Mittel und den Wirkstoff Cimetidin erhalten.

Wenn Bauchschmerzen, Fieber oder Durchfall auftreten, kann dies auf schwere Störungen im Verdauungstrakt hindeuten. Bei solchen Beschwerden sollten Sie sofort den Arzt informieren.

HINWEISE

Für ältere Menschen

Bei Ihnen sind Muskel- und Gelenkschmerzen oft stärker ausgeprägt. Die meisten Menschen fühlen sich dann auch sehr schwach.

Wenn Sie Docetaxel in Kombination mit Capezitabin (→ Seite 127) erhalten, sollte der Arzt die Dosis dieses Mittels verringern.

Paclitaxel

Celltaxel, NeoTaxan, Paclitaxel-GRY, Paclitaxel HEXAL, Paclitaxel Mayne, Paclitaxel O.R.C.A., Paclitaxel-ratiopharm, Ribotax, TAXOL, Taxomedac
Paclitaxel verhindert, dass sich bei der Zellteilung die fadenförmigen Eiweißbausteine miteinander vernetzen. Diese Spindelfasern oder Mikrotubuli sorgen dafür, dass sich das verdoppelte Erbmaterial gleichmäßig auf die beiden neu entstandenen Zellen verteilen kann. Ist dies nicht mehr möglich, kann sich die Zelle nicht mehr teilen und stirbt ab.

Es gelten die Angaben zu „Zytostatika allgemein" (→ Seite 87), auch in Bezug auf Gegenanzeigen, unerwünschte Wirkungen und Hinweise.

Paclitaxel ist zugelassen für die Behandlung von Eierstock-, Brust- und nichtkleinzelligen Lungenkrebs, außerdem bei fortgeschrittenem Kaposi-Sarkom im Rahmen einer HIV-Infektion. Die genaue Zulassung der einzelnen Präparate kann etwas von dieser Aufzählung abweichen.

Bei Eierstockkrebs wird Paclitaxel in Kombination mit Carboplatin (→ Seite 143) direkt nach der Operation gegeben. Die Überlebenszeit (→ Seite 17) lässt sich damit um mehrere Monate verlängern.

Bei Brustkrebs kann Paclitaxel in verschiedenen Stadien eingesetzt werden. Häufig wird es im Anschluss an eine Therapie mit Doxorubizin (→ Seite 109) und Cyclophosphamid (→ Seite 95) gegeben; im fortgeschrittenen Stadium wird Paclitaxel

oft angewendet, wenn eine Therapie mit Anthrazyklinen (→ Seite 106) erfolglos war, dann auch in Kombination mit Trastuzumab (→ Seite 69).

Bei nichtkleinzelligem Lungenkrebs kann Paclitaxel in Kombination mit Cisplatin (→ Seite 145) die Überlebenszeit um durchschnittlich vier Monate verlängern.

ANWENDUNG

Paclitaxel wird als Infusion über 3 bis 24 Stunden im Abstand von ein bis drei Wochen in die Vene geleitet. Normalerweise werden vier Zyklen gegeben.

Bei wiederauftretendem Eierstockkrebs wird Paclitaxel manchmal direkt in die Bauchhöhle gespritzt, bei einem Pleuraerguss in die Flüssigkeitsansammlung zwischen Lungen- und Rippenfell.

ACHTUNG

Sehr selten kommt es vor, dass sich aufgrund von Sonneneinstrahlung die Nägel an Händen oder Füßen ablösen. Tragen Sie deshalb an sonnigen Tagen im Freien vorsichtshalber Handschuhe und Socken.

Gegenanzeigen

Wenn Sie aufgrund einer Zytostatikabehandlung nur sehr wenige weiße Blutkörperchen haben, dürfen Sie Paclitaxel nicht bekommen.

Wechselwirkungen

Wenn Sie noch mit anderen Medikamenten oder Therapieverfahren behandelt werden, ist zu beachten:

- Das Antibiotikum Erythromyzin (bei bakteriellen Infektionen), Fluoxetin (bei Depressionen) und Gemfibrozil (bei erhöhten Blutfetten) verzögern den Abbau von Paclitaxel. Dadurch erhöht sich das Risiko für unerwünschte Wirkungen.
- Rifampizin (bei Tuberkulose), Carbamazepin, Phenytoin und Phenobarbital (bei Epilepsien) sowie Efavirenz und Nevirabin (bei HIV-Infektionen) beschleunigen den Abbau

von Paclitaxel. Dann muss der Arzt gegebenenfalls die Dosis anpassen.

- In Kombination mit Doxorubizin (→ Seite 109) kann sich der Blinddarm entzünden. Außerdem verstärkt sich die herzschädigende Wirkung.
- Paclitaxel kann die unerwünschten Wirkungen einer Strahlentherapie (z. B. sonnenbrandähnliche Hautschäden) nach deren Abschluss erneut hervorrufen (Recall-Phänomen).
- Wenn Paclitaxel mit anderen nervenschädigenden Zytostatika (z. B. Platinverbindungen (→ Seite 143)) kombiniert wird oder wenn Sie aufgrund von Diabetes oder Alkoholkrankheit bereits unter Nervenschäden leiden, steigt das Risiko, dass sich diese verschlimmern.
- Wenn Sie vorher mit Anthrazyklinen (→ Seite 106) behandelt wurden, wirkt Paclitaxel stärker herzschädigend. Dann können massive Herzrhythmusstörungen auftreten.

Unerwünschte Wirkungen

▶ **Häufig**

Es fallen alle Körperhaare aus, auch Wimpern, Augenbrauen und Schamhaare.

Bei 20 bis 30 von 100 Behandelten kommt es zu Muskel- und Gelenkschmerzen, die sich aber gut mit Parazetamol lindern lassen.

Bei 55 von 100 Behandelten treten Nervenstörungen mit Taubheitsgefühl und Missempfindungen auf. Sie beginnen meistens um den Mund herum, später zeigen sie sich auch sockenförmig an den Füßen oder handschuhförmig an den Händen. Schreiben, Nähen, Zuknöpfen oder Schuhe binden wird dann schwierig. Oft treten solche Nervenstörungen schon nach der ersten Infusion auf und verstärken sich während der Behandlung. Informieren Sie dann sofort den Arzt. Die Nervenstörungen legen sich meist innerhalb einiger Monate nach Abschluss der Behandlung, können teilweise aber auch bestehen bleiben.

Bei langfristiger Anwendung von Paclitaxel können die Blutfette (Cholesterin, Triglyzeride) ansteigen.

Wenn Ihr Gesicht anschwillt, Ihnen schwindelig wird (weil der Blutdruck stark absinkt), Sie Luftnot haben (weil sich die Bronchien wie bei einem Asthmaanfall krampfartig zusammenziehen), sich Fingernägel oder Lippen blau färben (Zeichen für Sauerstoffmangel), sich auf der Haut ein Ausschlag bildet oder sie sich rötet, reagieren Sie überempfindlich auf den Wirkstoff oder dessen Lösungsmittel (Rizinusöl). Dann müssen Sie sofort den Arzt informieren. Solche Reaktionen lassen sich vermeiden, wenn Sie vor der Infusion ein kortisonhaltiges Medikament, ein bronchienerweiterndes Mittel (Beta-Sympathomimetikum) und den Wirkstoff Cimetidin bekommen.

Wenn Bauchschmerzen, Fieber oder Durchfall auftreten, kann dies auf schwere Störungen im Verdauungstrakt hindeuten. Bei solchen Beschwerden sollten Sie sofort den Arzt informieren.

Paclitaxel kann Herzrhythmusstörungen auslösen.

Vincaalkaloide

Vincaalkaloide sind Inhaltsstoffe aus Immergrün und somit pflanzliche Zytostatika, ähnlich wie Taxane, die aus Eiben stammen. Sie werden schon seit 1960 erforscht und gehören zu den ältesten bekannten Zellgiften.

Der Wirkmechanismus ähnelt dem der Taxane: Vincaalkaloide verhindern, dass sich bei der Zellteilung die fadenförmigen Eiweißbausteine miteinander vernetzen. Diese Spindelfasern oder Mikrotubuli sorgen dafür, dass sich das verdoppelte Erbmaterial gleichmäßig auf die beiden neu entstandenen Zellen verteilen kann. Ist dies nicht mehr möglich, kann sich die Zelle nicht mehr teilen und stirbt ab.

Heute werden die Substanzen vorwiegend synthetisch hergestellt. Zu den Vincaalkaloiden zählen Vinblastin (→ nachfolgend), Vincristin (→ Seite 155), Vindesin (→ Seite 157) und Vinorelbin (→ Seite 159). Grundsätzlich gelten für diese Wirkstoffe alle Angaben, die auch unter „Zytostatika allgemein" (→ Seite 87) aufgeführt sind. Im Folgenden werden zusätzlich die Besonderheiten bei den einzelnen Wirkstoffen beschrieben.

Vinblastin

Vinblastinsulfat-GRY

Zur Wirkung von Vinblastin gelten die Angaben zu Vincaalkaloide (→ Seite 152) sowie zu „Zytostatika allgemein" (→ Seite 87), auch in Bezug auf Gegenanzeigen, unerwünschte Wirkungen und Hinweise.

Vinblastin ist zugelassen zur Behandlung von Morbus Hodgkin und metastasiertem Brustkrebs. Darüber hinaus wird es auch bei metastasiertem Hodenkrebs sowie bei Non-Hodgkin-Lymphomen und beim Kaposi-Sarkom im Rahmen einer HIV-Infektion angewendet.

Vinblastin wird heute nur noch relativ selten eingesetzt, lediglich bei Morbus Hodgkin gehört es zu den Standardmedikamenten.

Im Rahmen von Studien wird Vinblastin bei Melanom, anaplastischem großzelligem Lymphom (auch bei Kindern), sowie bei Ewing-Sarkomen und Blasenkrebs erprobt.

ANWENDUNG

Vinblastin wird innerhalb weniger Minuten in die Vene infundiert, meist wöchentlich oder alle zwei Wochen, in Kombination mit anderen Zytostatika auch im Abstand von drei bis vier Wochen.

ACHTUNG

Informieren Sie sofort den Arzt oder das medizinische Personal, wenn Sie während der Infusion an der Stelle der Kanüle Schmerzen oder Brennen spüren. Dies kann darauf hindeuten, dass Infusionslösung ins umliegende Gewebe austritt (Paravasat). Dann muss die Infusion sofort gestoppt werden. Warme Umschläge, Hochlagern des Armes können die Schmerzen lindern. Manchmal breiten sich Reste des Paravasats noch tagelang ins Gewebe aus, sodass der Schaden zunehmend größer wird und das Gewebe stark vernarbt. Geschieht das in unmittelbarer Nähe eines Gelenks, besteht die Gefahr, dass dieses steif wird. Gegebenenfalls ist es nötig, das zerstörte Gewebe frühzeitig operativ zu entfernen.

Vinblastin darf nicht in einen Arm gespritzt werden, der wegen eines Lymphödems oder infolge von Flüssigkeitsansammlungen aufgrund einer Herzschwäche nicht gut durchblutet ist. Dann besteht ein erhöhtes Thromboserisiko.

Vinblastin macht die Haut lichtempfindlicher. Sie sollten deshalb nicht sonnenbaden und auch nicht ins Solarium gehen. Im Freien sollten Sie die Haut mit Sonnenschutzmitteln mit hohem Lichtschutzfaktor schützen.

Gegenanzeigen

Unter folgenden Bedingungen dürfen Sie nicht mit Vinblastin behandelt werden:
- Es besteht eine nervenbedingte Muskelerkrankung (z. B. Myasthenia gravis, Spastik).
- Die Leberfunktion ist stark eingeschränkt.

Wechselwirkungen

Wenn Sie noch mit anderen Medikamenten oder Therapieverfahren behandelt werden, ist zu beachten:
- Andere Zytostatika mit nervenschädigender Wirkung, z. B. Platinverbindungen (→ Seite 143), Etoposid (→ Seite 165) sowie großflächige Bestrahlungen verstärken die unerwünschten Wirkungen von Vinblastin.

- In Kombination mit Mitomyzin (→ Seite 125) oder Cisplatin (→ Seite 145) kann Vinblastin die Atemwege stärker als sonst schädigen, vor allem wenn Asthma oder Allergien bestehen. Dann können sich die Bronchien ähnlich wie bei einem Asthmaanfall zusammenziehen und starke Atemnot verursachen.
- In Kombination mit Mitomyzin (→ Seite 125) kann in seltenen Fällen eine Lungenentzündung auftreten, bei der sich ebenfalls die Bronchien verengen (obstruktive Lungenentzündung). Diese tritt innerhalb von Minuten bis wenigen Stunden nach der Infusion auf, manchmal aber auch erst nach zwei Wochen.
- Vinblastin schwächt die Wirkung von Phenytoin (bei Epilepsien), sodass erneut Krampfanfälle vorkommen können. Dann sollte der Arzt gegebenenfalls die Dosis anpassen.
- Vinblastin kann die Wirkung von Digitoxin (bei Herzschwäche) beeinträchtigen. Dann sollte der Arzt besser auf eine Behandlung mit Digoxin umstellen.
- In Kombination mit Bleomyzin (→ Seite 122) und Cisplatin (→ Seite 145) (bei Hodenkrebs) können Durchblutungsstörungen an Fingern und Zehen auftreten (Raynaud-Phänomen).
- In Kombination mit Interferon (→ Seite 54) können sich die schädlichen Wirkungen auf Herz und Nieren verstärken.
- Verapamil, Nifedipin, Amilorid (bei hohem Blutdruck), Ciclosporin (nach Organtransplantationen), Dipyridamol (bei koronarer Herzkrankheit) sowie Tamoxifen (→ Seite 34) und Toremifen (→ Seite 37) (bei Brustkrebs) verstärken die Wirkung von Vinblastin.

UNERWÜNSCHTE WIRKUNGEN

Vinblastin macht selten oder nie Haarausfall, auch Übelkeit kommt nicht vor.

▶ **Häufig**

Sehr häufig treten Nervenstörungen mit Taubheitsgefühl und Missempfindungen auf. Sie beginnen meistens an Fingern und Zehenspitzen, später zeigen sie sich auch sockenförmig an den Füßen oder handschuhförmig an den Händen. Schreiben, Nähen, Zuknöpfen oder Schuhe binden wird dann schwierig. Oft treten solche Nervenstörungen schon nach der ersten Infusion auf und verstärken sich während der Behandlung. Informieren Sie dann sofort den Arzt. Wird die Therapie nicht sofort unterbrochen, können sich später Gang- und andere Bewegungsstörungen ausbilden.

Vinblastin kann auch Nerven schädigen, die für Organfunktionen verantwortlich sind, sodass kolikartige Bauchschmerzen, Verstopfung bis hin zur Darmlähmung, Blutdruckschwankungen, Blasenlähmungen und Impotenz auftreten können. Wenn Übelkeit, Erbrechen, Durchfall oder Verstopfung auftreten, sollten Sie den Arzt informieren, weil dies erste Anzeichen für solche Nervenschäden sein können.

Werden die Hirnnerven geschädigt, kann es zu Gesichtslähmungen (hängendes Lid, hängender Mundwinkel), Sehstörungen (verschwommenes Sehen, Doppelbilder), Hörschäden und Gleichgewichtsstörungen kommen.

▶ **Selten**

Selten entstehen Durchblutungsstörungen am Herzen mit Engegefühl in der Brust und Atemnot, weil sich die Herzkranzgefäße krampfartig zusammenziehen. Wenn Sie solche Symptome bemerken, müssen Sie sofort den Arzt informieren, weil schlimmstenfalls ein Herzinfarkt drohen kann.

HINWEISE

Für Kinder und Jugendliche

Vinblastin wird auch bei Kindern angewendet.

Für ältere Menschen

Bei Ihnen besteht erhöhte Infektionsgefahr, weil die Anzahl der weißen Blutkörperchen stärker absinkt als bei Jüngeren, vor allem bei starker Abmagerung.

Vincristin

Cellcristin, Onkocristin, Vincristin Liquid, Vincristin medac, Vincristinsulfat-GRY, Vincristinsulfat HEXAL

Zur Wirkung von Vincristin gelten die Angaben zu Vincaalkaloide (→ Seite 152) sowie zu „Zytostatika allgemein" (→ Seite 87), auch in Bezug auf Gegenanzeigen, unerwünschte Wirkungen und Hinweise.

Vincristin wird wesentlich langsamer abgebaut als die anderen Vincaalkaloide und birgt deshalb ein höheres Risiko für unerwünschte Wirkungen.

> Vincristin ist zugelassen zur Behandlung von lymphatischer und akuter nicht lymphatischer Leukämie, Hodgkin- und Non-Hodgkin-Lymphom, metastasiertem Brustkrebs, kleinzelligem Lungenkrebs, Sarkom, Wilms-Tumor und Neuroblastom. Beim Plasmozytom gehört es zur Standardtherapie. Es wird immer mit anderen Medikamenten kombiniert.
>
> Vincristin ist ein altes und bewährtes Mittel, das aus der Krebstherapie nicht mehr wegzudenken ist, auch wenn es sehr starke unerwünschte Wirkungen auf das Nervensystem hat.
>
> Im Rahmen von Studien wird Vincristin auch bei Gebärmutterhalskrebs erprobt.

ANWENDUNG

Vincristin wird meistens einmal wöchentlich als Spritze oder alle drei Wochen als Infusion gegeben.

ACHTUNG

Informieren Sie sofort den Arzt oder das medizinische Personal, wenn Sie während der Infusion an der Stelle der Kanüle Schmerzen oder Brennen spüren. Dies kann darauf hindeuten, dass Infusionslösung ins umliegende Gewebe austritt (Paravasat). Dann muss die Infusion sofort gestoppt werden. Warme Umschläge, Hochlagern des Armes können die Schmerzen lindern. Manchmal breiten sich Reste des Paravasats noch tagelang ins Gewebe aus, sodass der Schaden zunehmend größer wird und das Gewebe stark vernarbt. Geschieht das in unmittelbarer Nähe eines Gelenks, besteht die Gefahr, dass dieses steif wird. Gegebenenfalls ist es nötig, das zerstörte Gewebe frühzeitig operativ zu entfernen.

Vincristin darf nicht in einen Arm gespritzt werden, der wegen eines Lymphödems oder infolge von Flüssigkeitsansammlungen aufgrund einer Herzschwäche nicht gut durchblutet ist. Dann besteht ein erhöhtes Thromboserisiko.

Gelangt Vincristin ins Auge, muss sofort sorfältig mit Wasser gespült werden, es kommt zu schweren Reizungen.

Gegenanzeigen

Unter folgenden Bedingungen dürfen Sie nicht mit Vincristin behandelt werden:

- Es besteht eine nervenbedingte Muskelerkrankung (z. B. Myasthenia gravis, Spastik).
- Es besteht eine schwere Verstopfung oder ein Darmverschluss.

Wechselwirkungen

Wenn Sie noch mit anderen Medikamenten oder Therapieverfahren behandelt werden, ist zu beachten:

- Andere Zytostatika mit nervenschädigender Wirkung, z. B. Platinverbindungen (→ Seite 143), Etoposid (→ Seite 165) sowie großflächige Bestrahlungen verstärken die unerwünschten Wirkungen von Vincristin.
- In Kombination mit Mitomyzin (→ Seite 125) oder Cisplatin (→ Seite 145) kann Vincristin

die Atemwege stärker als sonst schädigen, vor allem wenn Asthma oder Allergien bestehen. Dann können sich die Bronchien ähnlich wie bei einem Asthmaanfall zusammenziehen und starke Atemnot verursachen.

- In Kombination mit Mitomyzin (→ Seite 125) kann eine Lungenentzündung auftreten, bei der sich ebenfalls die Bronchien verengen (obstruktive Lungenentzündung). Diese tritt innerhalb von Minuten bis wenigen Stunden nach der Infusion auf, manchmal aber auch erst nach zwei Wochen.
- Vincristin schwächt die Wirkung von Phenytoin (bei Epilepsien), sodass Krampfanfälle auftreten können. Dann sollte der Arzt gegebenenfalls die Dosis anpassen.
- Vincristin kann die Wirkung von Digitoxin (bei Herzschwäche) beeinträchtigen. Dann sollte der Arzt die Behandlung auf Digoxin umstellen.
- In Kombination mit Bleomyzin (→ Seite 122) und Cisplatin (→ Seite 145) (bei Hodenkrebs) können Durchblutungsstörungen an Fingern und Zehen auftreten (Raynaud-Phänomen).
- In Kombination mit Interferon (→ Seite 54) können sich die schädlichen Wirkungen auf Herz und Nieren verstärken.
- Verapamil, Nifedipin, Amilorid (bei hohem Blutdruck), Ciclosporin (nach Organtransplantationen), Dipyridamol (bei koronarer Herzkrankheit) sowie Tamoxifen (→ Seite 34) und Toremifen (→ Seite 37) (bei Brustkrebs) verstärken die Wirkung von Vincristin.
- Wenn Sie gleichzeitig mit Itraconazol-Tabletten (bei Haut- und Nagelpilzinfektionen) behandelt werden, können sich die unerwünschten Wirkungen von Vincristin auf das Nervensystem verstärken.

UNERWÜNSCHTE WIRKUNGEN

Vincristin macht selten oder nie Haarausfall, auch Übelkeit kommt nicht vor.

▶ Häufig

Sehr häufig treten Nervenstörungen mit Taubheitsgefühl und Missempfindungen auf. Sie beginnen meistens an den Fingern und Zehenspitzen, später zeigen sie sich auch sockenförmig an den Füßen oder handschuhförmig an den Händen. Schreiben, Nähen, Zuknöpfen oder Schuhe binden wird dann schwierig. Oft treten solche Nervenstörungen schon nach der ersten Infusion auf und verstärken sich während der Behandlung. Informieren Sie dann sofort den Arzt. Wird die Therapie nicht sofort unterbrochen, können sich später Gang- und andere Bewegungsstörungen ausbilden.

Vincristin kann auch Nerven schädigen, die für Organfunktionen verantwortlich sind, sodass kolikartige Bauchschmerzen, Verstopfung bis hin zur Darmlähmung, Blutdruckschwankungen, Blasenlähmungen und Impotenz auftreten können. Wenn Übelkeit, Erbrechen, Durchfall oder Verstopfung auftreten, sollten Sie den Arzt informieren, weil dies erste Anzeichen für solche Nervenschäden sein können.

Werden die Hirnnerven geschädigt, kann es zu Gesichtslähmungen (hängendes Lid, hängender Mundwinkel), Sehstörungen (verschwommenes Sehen, Doppelbilder), Hörschäden und Gleichgewichtsstörungen kommen.

▶ Selten

Selten kommt es zu Durchblutungsstörungen am Herzen mit Engegefühl in der Brust und Atemnot, weil sich die Herzkranzgefäße krampfartig zusammenziehen. Wenn Sie solche Symptome bemerken, müssen Sie sofort den Arzt informieren, weil schlimmstenfalls ein Herzinfarkt drohen kann.

HINWEISE

Für Kinder und Jugendliche

Vincristin wird auch bei Kindern eingesetzt.

Für ältere Menschen

Die schädlichen Wirkungen auf das Nervensystem treten bei Ihnen seltener auf.

Bei Männern über 75 Jahre mit vergrößerter Prostata kann Vincristin das Wasserlassen erschweren, bis hin zum Harnverhalt.

Vindesin

Eldisine

Zur Wirkung von Vindesin gelten die Angaben zu Vincaalkaloide (→ Seite 152) sowie zu „Zytostatika allgemein" (→ Seite 87), auch in Bezug auf Gegenanzeigen, unerwünschte Wirkungen und Hinweise.

Vindesin ist zugelassen zur Behandlung von akuter lymphatischer Leukämie (ALL) sowie des Blastenschubs bei chronisch myeloischer Leukämie (CML), bei malignen Lymphomen, Melanomen und beim nicht-kleinzelligen Lungenkrebs, meist in Kombination mit anderen Zytostatika. Außerdem wird es bei Brust-, Speiseröhren- und kleinzelligem Lungenkrebs eingesetzt. In Einzelfällen kommt es auch bei Plattenepithelkarzinomen des Kopf-Hals-Bereiches (Mundhöhlen-, Zungen-, Kehlkopfkrebs) und bei Hodenkrebs zum Einsatz.

Vindesin zählt eher als Reservemedikament, wenn andere Mittel nicht oder nicht ausreichend wirken. Nur in der Kinderonkologie wird es häufig angewendet, im Rahmen von Studien zum Beispiel beim Neuroblastom.

ANWENDUNG

Vindesin wird einmal wöchentlich innerhalb von ein bis drei Minuten in die Vene injiziert. Bei Kindern mit Leukämie kann es auch an zwei aufeinander folgenden Tagen gegeben werden, gefolgt von fünf bis sieben therapiefreien Tagen.

Bei eingeschränkter Nierenfunktion wird die Dosis halbiert.

ACHTUNG

Informieren Sie sofort den Arzt oder das medizinische Personal, wenn Sie während der Infusion an der Stelle der Kanüle Schmerzen oder Brennen spüren. Dies kann darauf hindeuten, dass Infusionslösung ins umliegende Gewebe austritt (Paravasat). Dann muss die Infusion sofort gestoppt werden. Warme Umschläge, Hochlagern des Armes können die Schmerzen lindern. Manchmal breiten sich Reste des Paravasats noch tagelang ins Gewebe aus, sodass der Schaden zunehmend größer wird und das Gewebe stark vernarbt. Geschieht das in unmittelbarer Nähe eines Gelenks, besteht die Gefahr, dass dieses steif wird. Gegebenenfalls ist es nötig, das zerstörte Gewebe frühzeitig operativ zu entfernen.

Vindesin darf nicht in einen Arm gespritzt werden, der wegen eines Lymphödems oder infolge von Flüssigkeitsansammlungen aufgrund einer Herzschwäche nicht gut durchblutet ist. Dann besteht ein erhöhtes Thromboserisiko.

Vindesin macht die Haut lichtempfindlicher. Sie sollten deshalb nicht sonnenbaden und auch nicht ins Solarium gehen. Im Freien sollten Sie die Haut mit Sonnenschutzmitteln mit hohem Lichtschutzfaktor schützen.

Gegenanzeigen

Unter folgenden Bedingungen dürfen Sie nicht mit Vindesin behandelt werden:

- Es besteht eine nervenbedingte Muskelerkrankung (z. B. Myasthenia gravis, Spastik).
- Die Leberfunktion ist stark gestört.
- Sie haben eine schwere bakterielle, virale oder durch Pilze ausgelöste Infektion.

Wechselwirkungen

Wenn Sie noch mit anderen Medikamenten oder Therapieverfahren behandelt werden, ist zu beachten:

- Andere Zytostatika mit nervenschädigender Wirkung, z. B. Platinverbindungen (→ Seite 143), Etoposid (→ Seite 165) sowie großflä-

chige Bestrahlungen verstärken die unerwünschten Wirkungen von Vindesin.

- In Kombination mit Mitomyzin (→ Seite 125)
  oder Cisplatin (→ Seite 145) kann Vindesin
  die Atemwege stärker als sonst schädigen,
  vor allem wenn Asthma oder Allergien bestehen. Dann können sich die Bronchien
  ähnlich wie bei einem Asthmaanfall zusammenziehen und starke Atemnot verursachen.
- In Kombination mit Mitomyzin (→ Seite 125)
  kann eine Lungenentzündung auftreten,
  bei der sich ebenfalls die Bronchien verengen (obstruktive Lungenentzündung). Diese
  tritt innerhalb von Minuten bis wenigen
  Stunden nach der Infusion auf, manchmal
  aber auch erst nach zwei Wochen.
- Vindesin schwächt die Wirkung von Phenytoin (bei Epilepsien), sodass Krampfanfälle
  auftreten können. Dann sollte der Arzt gegebenenfalls die Dosis anpassen.
- Vindesin kann die Wirkung von Digitoxin
  (bei Herzschwäche) beeinträchtigen. Der
  Arzt sollte deshalb auf Digoxin umstellen.
- In Kombination mit Bleomyzin (→ Seite 122)
  und Cisplatin (→ Seite 145) (bei Hodenkrebs)
  können Durchblutungsstörungen an Fingern und Zehen auftreten (Raynaud-Phänomen).
- In Kombination mit Interferon (→ Seite 54)
  können sich die schädlichen Wirkungen auf
  Herz und Nieren verstärken.
- Verapamil, Nifedipin, Amilorid (bei hohem
  Blutdruck), Ciclosporin (nach Organtransplantationen), Dipyridamol (bei koronarer
  Herzkrankheit) sowie Tamoxifen (→ Seite 34)
  und Toremifen (→ Seite 37) (bei Brustkrebs)
  verstärken die Wirkung von Vindesin.

UNERWÜNSCHTE WIRKUNGEN

Vindesin macht selten oder nie Haarausfall,
auch Übelkeit kommt nicht vor.

▶ **Häufig**

Sehr häufig treten Nervenstörungen mit
Taubheitsgefühl und Missempfindungen auf.
Sie beginnen meistens an Fingern und Zehenspitzen, später zeigen sie sich auch sockenförmig an den Füßen oder handschuhförmig an
den Händen. Schreiben, Nähen, Zuknöpfen
oder Schuhe binden wird dann schwierig. Oft
treten solche Nervenstörungen schon nach
der ersten Infusion auf und verstärken sich
während der Behandlung. Informieren Sie
dann sofort den Arzt. Wird die Therapie nicht
sofort unterbrochen, können sich später
Gang- und andere Bewegungsstörungen ausbilden.

Vindesin kann auch Nerven schädigen, die
für Organfunktionen verantwortlich sind, sodass kolikartige Bauchschmerzen, Verstopfung bis hin zur Darmlähmung, Blutdruckschwankungen, Blasenlähmungen und Impotenz auftreten können. Wenn Übelkeit, Erbrechen, Durchfall oder Verstopfung auftreten,
sollten Sie den Arzt informieren, weil dies erste Anzeichen für solche Nervenschäden sein
können.

Werden die Hirnnerven geschädigt, kann es
zu Gesichtslähmungen (hängendes Lid, hängender Mundwinkel), Sehstörungen (verschwommenes Sehen, Doppelbilder), Hörschäden und Gleichgewichtsstörungen kommen.

▶ **Selten**

Selten kommt es zu Durchblutungsstörungen
am Herzen mit Brustenge und Atemnot, weil
sich die Herzkranzgefäße krampfartig zusammenziehen. Wenn Sie solche Symptome bemerken, müssen Sie sofort den Arzt informieren, weil schlimmstenfalls ein Herzinfarkt
drohen kann.

HINWEISE

Für Kinder und Jugendliche

Vindesin wird auch bei Kindern eingesetzt.

Für ältere Menschen

Die schädlichen Wirkungen auf das Nervensystem treten bei Ihnen seltener auf.

Vinorelbin

NAVELBINE, Navirel, Vinorelbin Mayne, Vinorelbin NC

Zur Wirkung von Vinorelbin gelten die Angaben zu Vincaalkaloide (→ Seite 152) sowie zu „Zytostatika allgemein" (→ Seite 87), auch in Bezug auf Gegenanzeigen, unerwünschte Wirkungen und Hinweise.

Vinorelbin ist zugelassen zur Behandlung von fortgeschrittenem Brustkrebs, wenn eine Therapie mit Anthrazyklinen (→ Seite 106) oder Taxanen (→ Seite 149) nicht oder nicht ausreichend gewirkt hat. Darüber hinaus ist Vinorelbin allein oder in Kombination mit anderen Zytostatika beim nichtkleinzelligen Lungenkrebs angezeigt.

Vinorelbin wird häufig mit Cisplatin (→ Seite 145) kombiniert. Mit dieser Kombination ist es oft möglich, die progressionsfreie Überlebenszeit (→ Seite 17) um durchschnittlich fünf bis sieben Monate zu verlängern.

Vinorelbin ist ein relativ neues Vincaalkaloid und zeichnet sich durch eine gute Verträglichkeit aus, vor allem wirkt es deutlich weniger schädigend auf das Nervensystem als zum Beispiel Vincristin. Allerdings unterdrückt es stärker als die anderen Mittel aus dieser Substanzgruppe die Funktion der blutbildenden Zellen im Knochenmark (vor allem der Leukozyten), sodass häufiger Therapiepausen notwendig werden.

Im Rahmen von Studien wird Vinorelbin bei Kopf-Hals-Karzinomen, Pleuramesotheliom, fortgeschrittenem Gebärmutterhalskrebs, bei Non-Hodgkin-Lymphomen, hormonunempfindlichem Prostatakrebs und bei Nierenzellkrebs erprobt.

ANWENDUNG

Vinorelbin wird bei Brustkrebs einmal wöchentlich, bei Lungenkrebs alle vier Wochen infundiert.

Bei gutem körperlichem Allgemeinzustand kann der Wirkstoff auch als Kapsel eingenommen werden, und zwar einmal wöchentlich, am besten zum Essen. Die Kapsel darf nicht zerkaut oder gelutscht werden. Wenn Sie doch aus Versehen einmal eine Kapsel zerbissen haben, müssen Sie den Mund sofort mit viel Wasser spülen. Eine weitere Kapsel nehmen Sie erst wie geplant zum nächsten Einnahmezeitpunkt ein.

ACHTUNG

Informieren Sie sofort den Arzt oder das medizinische Personal, wenn Sie während der Infusion an der Stelle der Kanüle Schmerzen oder Brennen spüren. Dies kann darauf hindeuten, dass Infusionslösung ins umliegende Gewebe austritt (Paravasat). Dann muss die Infusion sofort gestoppt werden. Warme Umschläge, Hochlagern des Armes können die Schmerzen lindern. Manchmal breiten sich Reste des Paravasats noch tagelang ins Gewebe aus, sodass der Schaden zunehmend größer wird und das Gewebe stark vernarbt. Geschieht das in unmittelbarer Nähe eines Gelenks, besteht die Gefahr, dass dieses steif wird. Gegebenenfalls ist es nötig, das zerstörte Gewebe frühzeitig operativ zu entfernen.

Vinorelbin darf nicht in einen Arm gespritzt werden, der wegen eines Lymphödems oder infolge von Flüssigkeitsansammlungen aufgrund einer Herzschwäche nicht gut durchblutet ist. Dann besteht ein erhöhtes Thromboserisiko.

Vinorelbin macht die Haut lichtempfindlicher. Sie sollten deshalb nicht sonnenbaden und auch nicht ins Solarium gehen. Im Freien sollten Sie die Haut mit Sonnenschutzmitteln mit hohem Lichtschutzfaktor schützen.

Gegenanzeigen

Unter folgenden Bedingungen dürfen Sie nicht mit Vinorelbin behandelt werden:

- Die Leberfunktion ist stark gestört.
- Sie haben eine schwere bakterielle, virale oder durch Pilze ausgelöste Infektion.

Wechselwirkungen

Bei der gleichzeitigen Einnahme von Vinorelbin und Opiaten (bei starken Schmerzen) besteht die Gefahr eines Darmverschlusses.

UNERWÜNSCHTE WIRKUNGEN ─────────────

Vinorelbin verursacht selten oder nie Haarausfall, auch Übelkeit kommt nicht vor.

▶ Häufig

Häufig entzündet sich die Vene, in die Vinorelbin infundiert wird. Um dies zu vermeiden, wird die Infusionszeit kurz gehalten und die Vene vorher und nachher mit Kochsalzlösung gespült.

▶ Selten

Nervenstörungen mit Taubheitsgefühl und Missempfindungen kommen nur selten vor.

Selten kommt es zu Durchblutungsstörungen am Herzen mit Brustenge und Atemnot, weil sich die Herzkranzgefäße krampfartig zusammenziehen. Wenn Sie solche Symptome bemerken, müssen Sie sofort den Arzt informieren, weil schlimmstenfalls ein Herzinfarkt drohen kann.

Weitere Zytostatika

In diesem Abschnitt sind einzelne zytostatisch wirkende Arzneimittel zusammengefasst, die sich nicht in die anderen Wirkstoffgruppen eingliedern lassen.

Dazu zählen die Substanzen Asparaginase und Pegaspargase (→ nebenstehend), Bortezomib (→ Seite 162), Estramustin (→ Seite 163), Etoposid (→ Seite 165), Hydroxycarbamid (→ Seite 166), Irinotecan (→ Seite 168), Mitotan (→ Seite 169), Procarbazin (→ Seite 171)

und Topotecan (→ Seite 172). Grundsätzlich gelten für diese Wirkstoffe alle Angaben, die auch unter „Zytostatika allgemein" (→ Seite 87) aufgeführt sind. Im Folgenden werden zusätzlich die Besonderheiten bei den einzelnen Wirkstoffen beschrieben.

Asparaginase

Asparaginase E medac

Pegaspargase

Oncaspar

Asparaginase ist ein Enzym, das von Bakterien (Escherichia coli bzw. Erwinia chrysanthemi) synthetisiert wird. Es greift in die Phase des Zellzyklus ein, in der neue Eiweißstoffe für die Zellteilung produziert werden und baut den Eiweißstoff Asparagin zu Asparaginsäure und Ammoniak ab. Die meisten Zellen können Asparagin selbst bilden, nicht jedoch manche Krebszellen (z. B. Leukämiezellen). Als Folge des durch den Wirkstoff verursachten Asparaginmangels wird die Bildung von Eiweißstoffen sowie der Grundstoffe für die Erbsubstanz gestört und die Zelle stirbt ab.

Pegaspargase ist die pegylierte Form von Asparaginase. Das heißt, der Wirkstoff ist an Polyethylenglykol (abgekürzt PEG) gebunden. Eine solche "Pegylierung" führt dazu, dass das Mittel besser verträglich ist, wesentlich seltener Allergien auslöst und nicht so rasch abgebaut wird, also länger im Körper bleibt.

Für Asparaginase und Pegaspargase gelten zusätzlich zu den nachfolgend aufgeführten Besonderheiten die Angaben zu „Zytostatika allgemein" (→ Seite 87), auch in Bezug auf Gegenanzeigen, unerwünschte Wirkungen und Hinweise.

Asparaginase ist zugelassen zur Behandlung von akuter lymphatischer Leukämie (ALL) bei Kindern und Erwachsenen sowie bei Non-Hodgkin-Lymphomen im Kindesalter. Asparaginase wird meist mit anderen

Zytostatika kombiniert, zum Beispiel mit Methotrexat (→ Seite 137), Vincristin (→ Seite 155), Daunorubizin (→ Seite 106) oder Cytarabin (→ Seite 130). Auf eine solche kombinierte Chemotherapie sprechen bis zu 80 Prozent der Patienten an, ein Drittel bis drei Viertel von ihnen können die Krankheit damit viele Jahre überleben (→ Seite 17).

Pegaspargase ist nur zugelassen zur Behandlung von ALL, wenn Asparaginase nicht vertragen wird.

ANWENDUNG

Asparaginase wird als Dauertropfinfusion in die Vene gegeben. Wegen der möglichen allergischen Reaktionen darf Asparaginase nur im Krankenhaus verabreicht werden.

Um das Risiko für eine solche Allergie zu erkennen, sollte vor Therapiebeginn und vor jeder erneuten Gabe eine Testdosis Asparaginase in die Vene oder unter die Haut gespritzt werden (letzteres ist oft schmerzhaft). Wird diese Menge gut vertragen, kann die Infusion beginnen. Bildet sich bei dem Hauttest eine rote Quaddel, darf zunächst keine Behandlung mit Asparaginase erfolgen. Aber auch wenn sich keine Quaddel bildet, ist eine spätere allergische Reaktion nicht ausgeschlossen.

Es bilden sich häufig spezifische Abwehrstoffe (Antikörper) gegen Asparaginase, sodass das Mittel nicht mehr wirkt oder das Risiko für allergische Reaktionen steigt. Vor jeder Infusion sollte deshalb das Blut auf solche Antikörper getestet werden.

Pegaspargase wird alle zwei Wochen in den Muskel injiziert. Das Mittel kann auch innerhalb von ein bis zwei Stunden infundiert werden.

ACHTUNG

Da Asparaginase die Insulinproduktion in der Bauchspeicheldrüse stört, kann der Blutzucker ansteigen. Aus diesem Grund sollte er während der Behandlung täglich gemessen werden. Bei bereits vorhandenem Diabetes sollten Sie den Blutzucker häufiger als sonst bestimmen.

Gegenanzeigen

Sie dürfen nicht mit Asparaginase behandelt werden, wenn Sie eine Entzündung der Bauchspeicheldrüse haben oder hatten.

Wechselwirkungen

Wenn Sie noch mit anderen Medikamenten behandelt werden, ist zu beachten:

- Die gleichzeitige Anwendung von Vincristin kann dessen giftige Wirkung verstärken. Außerdem besteht ein erhöhtes Risiko für allergische Reaktionen.
- In Kombination mit Prednison kann die Blutgerinnung gestört werden. Infolgedessen können Blutungen in Haut, Schleimhäuten oder Muskeln auftreten. Auch können sich Blutgerinnsel bilden und eine Thrombose auslösen.
- Werden Methotrexat oder Cytarabin vor Asparaginase gegeben, verstärkt sich die Wirkung, werden sie danach gegeben, schwächt sich die Wirkung ab.
- Asparaginase kann die leberschädigende Wirkung anderer Medikamente verstärken (z. B. Zytostatika, Antibiotika).

UNERWÜNSCHTE WIRKUNGEN

Alle unerwünschten Wirkungen, vor allem die allergischen Reaktionen, treten bei Pegaspargase wesentlich seltener auf.

▶ Häufig

Bei 5–20 von 100 Behandelten kommt es zu allergischen Reaktionen bis hin zum Schock. Sobald allergische Anzeichen wie Hautausschlag, Juckreiz, Herzrasen, Atemnot und Schleimhautschwellungen vorkommen, muss der Arzt sofort Gegenmaßnahmen ergreifen

(Gabe von Antihistaminika, Adrenalin und Kortison).

Außerdem kann zwei bis fünf Stunden nach der Anwendung Fieber auftreten, das meist von selbst wieder absinkt. Eventuell kann es sinnvoll sein, leichte fiebersenkende Mittel einzunehmen.

Die Blutgerinnung kann gestört sein, sodass sich Gerinnsel bilden oder aber auch innere Blutungen auftreten. Die Blutgerinnung muss deshalb täglich überprüft werden.

Ein Anstieg der Ammoniakkonzentration im Blut verursacht Kopfschmerzen, Übelkeit, Erbrechen, Magenkrämpfe und Gewichtsverlust. Bei bis zu 25 von 100 Behandelten kann eine akute Hirnerkrankung auftreten. Sie macht sich mit Schläfrigkeit, Verwirrtheit, Halluzinationen, Depression und Krampfanfällen bemerkbar. Dann müssen Sie sofort den Arzt alarmieren.

Asparaginase kann die Leberfunktion stören.

▶ **Gelegentlich**

Wenn ein Bein anschwillt, schmerzt oder sich die Haut über einer Vene rötet, glänzt und hart ist, kann dies ein Zeichen für eine Thrombose sein. Akute Schmerzen in der Brust und Atemnot können Zeichen einer Lungenembolie (Verschluss einer Lungenarterie durch ein fortgespültes Blutgerinnsel) sein. Heftige Kopfschmerzen mit Übelkeit und/oder Sehstörungen können auf eine Hirnblutung hinweisen.

▶ **Selten**

Selten beeinträchtigt Asparaginase die Funktion von Schilddrüse oder Nieren. Auch kann sich die Bauchspeicheldrüse entzünden. Um diese rechtzeitig zu erkennen, müssen regelmäßig die Enzyme im Blut gemessen werden. Setzen Schmerzen im Oberbauch ein, sollten Sie sofort den Arzt informieren.

HINWEISE
Für Kinder und Jugendliche
Asparaginase und Pegaspargase werden auch bei Kindern mit ALL eingesetzt.

Bortezomib
VELCADE

Bortezomib hemmt das 26S-Proteasom, eine Substanz, die wesentlich an der Bildung neuer Blutgefäße beteiligt ist. Solche Blutgefäße lässt der Tumor in großen Mengen wachsen, um sich mit den nötigen Nährstoffen zu versorgen. Kann er nicht genügend Blutgefäße ausbilden, wird sein Wachstum ebenfalls gebremst oder die Zellen sterben sogar ab.

Für Bortezomib gelten zusätzlich zu den nachfolgend aufgeführten Besonderheiten die Angaben zu „Zytostatika allgemein" (→ Seite 87), auch in Bezug auf Gegenanzeigen, unerwünschte Wirkungen und Hinweise.

Erste klinische Studien mit Bortezomib fanden im Jahr 2000 statt. In Deutschland wurde das Mittel 2004 zugelassen zur Behandlung des multiplen Myeloms (Plasmozytom), wenn mindestens eine andere Therapie vorher nicht oder nicht ausreichend gewirkt hat, oder wenn eine Knochenmarktransplantation stattgefunden hat, die Krankheit aber erneut aufgetreten ist, oder wenn eine Knochenmarktransplantation nicht infrage kommt.

Beim Plasmozytom hat Bortezomib die Therapiemöglichkeiten deutlich verbessert, es kann die rückfallfreie Zeit um etwa sieben Monate verlängern. Allerdings wird das mit einigen unerwünschten Wirkungen erkauft, zum Beispiel kommt es häufig zu Missempfindungen, Schmerzen und Taubheitsgefühlen in Füßen und Händen. Da das Mittel erst seit kurzem zugelassen ist, lassen sich noch keine Angaben über die langfristigen Effekte machen.

Im Rahmen von Studien wird Bortezomib bei nichtkleinzelligem Lungenkrebs, B-Zell-Lymphom, Non-Hodgkin-Lymphom, Nierenzell-, Brust-, Magen- und Leberzellkrebs erprobt.

ANWENDUNG

Bortezomib wird zwei Wochen lang zweimal wöchentlich in die Vene injiziert, danach folgt eine einwöchige Pause. Üblich sind bis zu acht solcher dreiwöchigen Zyklen.

Vor jedem Zyklus sollte der Arzt die Nierenfunktion prüfen.

ACHTUNG

Wenn Sie Typ-2-Diabetes haben und mit blutzuckersenkenden Tabletten behandelt werden, müssen Sie den Blutzucker häufiger als sonst kontrollieren, weil eine erhöhte Gefahr für Unterzuckerungen besteht.

Gegenanzeigen

Wenn die Leberfunktion sehr gestört ist, dürfen Sie nicht mit Bortezomib behandelt werden.

UNERWÜNSCHTE WIRKUNGEN

Bortezomib verursacht keinen Haarausfall und auch keine Übelkeit.

▶ **Häufig**

Bortezomib verringert vor allem die Anzahl der Blutplättchen (Thrombozyten), sodass eine erhöhte Gefahr für Blutungen besteht und nicht selten eine Transfusion von Thrombozyten-Konzentrat erforderlich wird.

Sehr häufig kommt es zu Missempfindungen, Taubheitsgefühlen und Schmerzen aufgrund von Nervenschädigungen in Händen und Füßen.

Häufig treten Kopfschmerzen auf sowie Atemnot, Ausschlag, Schmerzen, Nierenfunktionsstörung, Müdigkeit, Schwäche Appetitmangel, Durchfall, Verstopfung und auch Gewichtsabnahme.

Wenn Verstopfung einsetzt, kann eine Nervenschädigung vorliegen, die einen Darmverschluss nach sich ziehen kann. Hatten Sie länger als 4 bis 5 Tage keinen Stuhlgang, sollten Sie den Arzt informieren.

Wenn Fieber über 38,5 °C auftritt, müssen Sie sofort den Arzt informieren.

Häufig kommt es zu einer Herpes-Erkrankung (z. B. Gürtelrose) sowie zu Lungen- und Atemwegerkrankungen. Der Blutzucker kann ansteigen. Es können Schlafstörungen auftreten, ebenso Angst, Verwirrtheit, Depression, Schwindel, Geschmacks- und Sehstörungen und Augenschmerzen.

▶ **Gelegentlich**

Gelegentlich löst eine Behandlung mit Bortezomib bakterielle oder Pilzinfektionen aus, auch Halluzinationen, Krampfanfälle, Ohrgeräusche, Hörstörungen sowie Störungen des Mineralstoffwechsels und der Leberfunktion, Hitzewallungen, Hautrötungen, Bauchschmerzen und Schleimhautblutungen können vorkommen.

Bortezomib kann eine bestehende Herzschwäche verschlechtern. Hinweise darauf sind vermehrte Wassereinlagerungen im Gewebe.

Estramustin

Cellmustin, Estracept, ESTRACYT, Estramustin HEXAL, Medactin, Multosin

Estramustin ist eine Verbindung aus einem Östrogen und Stickstoff-Lost, einer Substanz, die zu den Alkylanzien (→ Seite 90) zählt. Der genaue Wirkmechanismus ist nicht bekannt. Man nimmt an, dass die Substanz die Struktur und Funktion der fadenförmigen, elastischen Eiweißfasern stört, die bei der Zellteilung bewirken, dass die verdoppelte Erbsubstanz gleichmäßig auf beide entstehenden Zellen verteilt wird. So kann sich die Zelle nicht mehr teilen und stirbt ab.

Estramustin reichert sich in der Prostata an und senkt unter anderem den Spiegel des männlichen Geschlechtshormons Testosteron im Blut.

Für Estramustin gelten zusätzlich zu den nachfolgend aufgeführten Besonderheiten die Angaben zu „Zytostatika allgemein" (→ Seite 87), auch in Bezug auf Gegenanzeigen, unerwünschte Wirkungen und Hinweise.

Estramustin ist eine bereits seit langem bekannte Substanz, die in der Vergangenheit durch andere, neue Wirkstoffe verdrängt worden ist. Es ist zugelassen zur Behandlung von fortgeschrittenem Prostatakrebs, wenn eine Therapie mit Hormonen (→ Seite 38) nicht oder nicht mehr ausreichend wirkt. Estramustin kann dann, vor allem in Kombination mit Docetaxel (→ Seite 149), die von Knochenmetastasen hervorgerufenen Schmerzen lindern und die PSA-Werte senken. Jeder fünfte Patient spricht für drei bis vier Monate auf diese Therapie an. Viele brechen die Behandlung aber wegen unerwünschter Wirkungen vorzeitig ab.

ANWENDUNG

Estramustin gibt es in Form von Kapseln zum Einnehmen oder als Infusionslösung zum Einleiten in die Vene. Anfangs wird Estramustin fünf bis zehn Tage lang täglich infundiert (möglichst langsam über drei bis fünf Minuten, um zu vermeiden, dass die Haut an der Einstichstelle gereizt wird). Danach wird mit den Kapseln weiterbehandelt, meist als Dauertherapie. Die Kapseln verteilen Sie am besten auf insgesamt drei Portionen über den gesamten Tag und schlucken sie eine Stunde vor oder mindestens zwei Stunden nach dem Essen.

ACHTUNG

Bei Diabetes kann der Blutzuckerspiegel ansteigen. Sie müssen den Blutzucker deshalb häufiger als sonst kontrollieren.

Gegenanzeigen

Unter folgenden Bedingungen dürfen Sie nicht mit Estramustin behandelt werden:
- Sie haben eine Venenentzündung (Thrombophlebitis) oder neigen zu Thrombosen.
- Sie hatten einen Herzinfarkt.
- Sie haben eine schwere Lebererkrankung.

Unter folgenden Bedingungen muss der Arzt Nutzen und Risiken einer Anwendung von Estramustin sorgfältig abwägen:
- Sie hatten im Zusammenhang mit einer Hormontherapie eine Thrombose oder Venenentzündung.
- Sie haben Durchblutungsstörungen am Herzen oder im Gehirn.
- Sie haben ein Magengeschwür.
- Sie haben eine Gürtelrose.
- Der Knochenstoffwechsel ist beeinträchtigt.
- Die Nierenfunktion ist gestört.
- Der Kalziumspiegel im Blut ist erhöht.

Bei Speisen und Getränken
Estramustin sollten Sie nicht gemeinsam mit kalziumhaltigen Getränken einnehmen (Milch, Mineralwasser), weil diese die Aufnahme des Wirkstoffs ins Blut behindern. Eine Stunde vor und zwei Stunden nach der Einnahme sollten Sie deshalb auch nichts Kalziumhaltiges essen (z. B. Jogurt, Quark, Kefir, Dickmilch, Käse, Brokkoli, Porree).

UNERWÜNSCHTE WIRKUNGEN

▶ **Häufig**
Häufig entzündet sich die Vene an der Stelle, an der die Infusion gelegt wird.

Die Östrogenkomponente in Estramustin kann dazu führen, dass bei Männern das Brustgewebe anschwillt (Gynäkomastie). Da der Testosteronspiegel absinkt, geht die Lust auf Sex zurück, und die Potenz lässt nach.

Die Östrogenkomponente kann Thrombosen, Wassereinlagerungen im Gewebe (Ödeme), eine Herzschwäche sowie Durchblutungsstörungen am Herzmuskel bis hin zum Infarkt hervorrufen.

Bei 15 bis 30 von 100 Behandelten tritt in den ersten beiden Behandlungswochen Durchfall auf.

Estramustin kann die Leberfunktion stören.

▶ **Selten**

Wenn in den ersten sechs Therapiewochen die Zahl der Blutzellen zu stark abnimmt, sollte die Dosis von Estramustin vorübergehend verringert werden. Haben sich die blutbildenden Zellen erholt, lässt sich die Dosis langsam wieder erhöhen.

Es können Schmerzen und Hitzegefühl am Damm und in der Prostataregion auftreten.

Etoposid

Eto Cell, Eto-GRY, Etomedac, ETOPOPHOS, Etoposid HEXAL, Etoposid Mayne, Exitop, Lastet, Neoposid, Onkoposid, Riboposid, VEPESID K

Etoposid hemmt unter anderem das Enzym Topoisomerase II. Dieses Enzym sorgt dafür, dass die Struktur der Erbsubstanz (DNA) verändert werden kann. Während die DNA in der Ruhephase der Zellen normalerweise in Form einer stark gewundenen Spirale vorliegt, muss sie zum Ablesen und Verdoppeln der Erbinformation während der Zellteilung glattgezogen und anschließend wieder verdrillt werden. Wird dieser Prozess gestört, kann es zu Brüchen im DNA-Strang kommen und die Zelle kann sich nicht mehr teilen.

Für Etoposid gelten zusätzlich zu den nachfolgend aufgeführten Besonderheiten die Angaben zu „Zytostatika allgemein" (→ Seite 87), auch in Bezug auf Gegenanzeigen, unerwünschte Wirkungen und Hinweise.

Etoposid wird seit etwa 1975 in der Krebstherapie eingesetzt. Es ist zugelassen, meist in Kombination mit anderen Zytostatika zur Behandlung bei fortgeschrittenen Hodentumoren, kleinzelligem und nichtkleinzelligem Lungenkrebs, monoblastischer und akut-myelomonoblastischer Leukämie, Morbus Hodgkin, Non-Hodgkin-Lymphom

und Eierstockkrebs (die genaue Zulassung der einzelnen Präparate kann von dieser Aufzählung etwas abweichen).

Etoposid gehört zusammen mit Bleomyzin und Platinverbindungen zu den Standardtherapeutika bei Hodenkrebs. Nicht selten lässt sich dieser damit vollständig heilen.

Im Rahmen von Studien wird Etoposid bei akuter lymphatischer Leukämie (ALL), Bindegewebtumoren (Sarkomen), multiplem Myelom (Plasmozytom), Hirntumoren sowie bei Nebennieren- und Magenkrebs geprüft.

ANWENDUNG

Etoposid wird als Kapsel eingenommen oder als Infusion in die Vene geleitet. Die Infusionen werden in der Regel an drei bis fünf aufeinander folgenden Tagen über etwa 30 Minuten gegeben. Danach folgt eine Pause von 10 bis 20 Tagen.

Auch die Kapseln nehmen Sie an fünf aufeinander folgenden Tagen ein, und wiederholen das im Abstand von drei bis vier Wochen. Die Einnahme erfolgt unabhängig von den Mahlzeiten mit etwas Flüssigkeit. Aus den Kapseln wird der Wirkstoff bei jedem Patienten in unterschiedlicher Menge aufgenommen, sodass im Unterschied zu Infusionen oft unklar ist, wie viel Wirkstoff tatsächlich ins Blut gelangt.

Wenn Leber oder Nieren nur eingeschränkt arbeiten, muss die Dosis verringert werden.

ACHTUNG

Gegenanzeigen

Wenn Ihre Nieren oder Ihre Leber schwer geschädigt sind, dürfen Sie nicht mit Etoposid behandelt werden.

Wenn ein Herzinfarkt droht, muss der Arzt Nutzen und Risiken einer Anwendung von Etoposid sorgfältig abwägen.

Wechselwirkungen

Wenn Sie noch mit anderen Medikamenten oder Therapieverfahren behandelt werden, ist zu beachten:

- Etoposid kann die unerwünschten Wirkungen einer Strahlentherapie (z. B. sonnenbrandähnliche Hautschäden) nach deren Abschluss erneut hervorrufen (Recall-Phänomen).
- Wenn Sie über eine Maske zusätzlich Sauerstoff einatmen, wirkt Etoposid stärker.
- Etoposid verstärkt die Wirkung von gerinnungshemmenden Medikamenten wie Phenprocoumon oder Warfarin (bei erhöhter Thrombosegefahr). Wenn Sie solche Mittel einnehmen, müssen Sie oder der Arzt die Blutgerinnung häufiger als sonst kontrollieren und die Dosis des Gerinnungshemmers gegebenenfalls anpassen.
- Phenobarbital und Phenytoin (bei Epilepsien) schwächen die Wirkung von Etoposid.
- Ciclosporin (nach Organtransplantationen), Verapamil (bei hohem Blutdruck), Dipyridamol (bei koronarer Herzkrankheit), Tamoxifen (bei Brustkrebs) und Warfarin (bei Thrombosen) verstärken die Wirkung von Etoposid.

Unerwünschte Wirkungen

▶ Häufig

Bei 1 bis 2 von 100 Behandelten kommt es zu Schüttelfrost, Fieber und Herzklopfen als Zeichen einer leichten allergischen Reaktion. Dieser lässt sich mit kortisonhaltigen Mitteln und Antihistaminika vorbeugen.

Wird Etoposid zu schnell infundiert, kann der Blutdruck so stark absinken, dass Ihnen übel oder schwindelig wird. Das lässt sich mit einer langsamen Infusion (während 30 bis 60 Minuten) vermeiden. Bei ETOPOPHOS besteht dieses Risiko nicht.

Bei 1 bis 25 von 100 Behandelten tritt zwei bis drei Jahre nach der Behandlung mit Etoposid eine (zweite) Leukämieerkrankung auf.

Bei bis zu 3 von 100 stört Etoposid die Leberfunktion.

In hoher Dosierung kann Etoposid dazu führen, dass Handflächen und Fußsohlen sich röten und schmerzhaft anschwellen (Hand-Fuß-Syndrom).

▶ Selten

Selten kommt es zu einem Zerfall der roten Blutkörperchen (Hämolyse) oder zu Taubheitsgefühl, Brennen und Schmerzen in Händen und Füßen aufgrund einer Nervenschädigung.

Geschmacksveränderungen, Krampfanfälle und Sehstörungen treten nur selten auf.

Hinweise

Für Kinder und Jugendliche

Etoposid wird auch bei Kindern eingesetzt. Die Dosierung entspricht der von Erwachsenen.

Für Frauen

Etoposid kann bei jüngeren Frauen die Eierstockfunktion so stören, dass die Regel ausbleibt und die Wechseljahre einsetzen.

Bei Kinderwunsch

Bei Männern kann Etoposid vorübergehend die Spermienproduktion behindern.

Hydroxycarbamid
Litalir, Syrea

Hydroxycarbamid wird auch als Hydroxyurea oder Hydroxyharnstoff bezeichnet. Es stört den Aufbau der Erbsubstanz und behindert die natürlichen Reparaturmechanismen der Zelle für Schäden an der Erbsubstanz.

Für Hydroxycarbamid gelten zusätzlich zu den nachfolgend aufgeführten Besonderheiten die Angaben zu „Zytostatika allgemein" (→ Seite 87), auch in Bezug auf Gegenanzeigen, unerwünschte Wirkungen und Hinweise.

Hydroxycarbamid wird seit über 40 Jahren in der Krebstherapie angewandt. Es ist zugelassen zur Behandlung von chronisch myeloischer Leukämie (CML) und zur Behandlung von Polyzythämia vera und essenzieller Thrombozythämie, wenn ein hohes Risiko für eine Thromboembolie besteht.

Hydroxycarbamid kann bei Blutkrebserkrankungen die Überlebenszeit (→ Seite 17) um mehrere Jahre verlängern. Seit Imatinib (→ Seite 76) zur Verfügung steht, wird es bei CML jedoch nicht mehr immer als erstes Medikament eingesetzt. Wenn die Krankheit mit Hydroxycarbamid bereits gut im Griff ist, muss nicht unbedingt auf Imatinib umgestellt werden, zumal sich dabei Resistenzen ausbilden können.

Im Rahmen von Studien wird es auch bei Hirn- und Kopf-Hals-Tumoren erprobt. Auch eine Kombination mit Interferon (→ Seite 54) ist möglich.

ANWENDUNG

Die Kapseln nehmen Sie einmal täglich ein. Dabei dürfen Sie sie nicht zerbeißen oder kauen.

Die Dosis hängt davon ab, wie gut Sie auf das Mittel ansprechen. Ihr Arzt kontrolliert das anhand des Blutbilds.

Wenn die Nieren nur eingeschränkt arbeiten, sollten Sie Hydroxycarbamid in verringerter Dosis erhalten.

Während der Behandlung sollten Sie viel trinken (1,5 bis 2 Liter täglich), um die Urinausscheidung zu fördern.

ACHTUNG

Wechselwirkungen

Wenn Sie noch mit anderen Medikamenten oder Therapieverfahren behandelt werden, ist zu beachten:

- Gleichzeitige Bestrahlungen und andere Zytostatika können die unerwünschten Wirkungen verstärken (Depressionen, Schäden an den blutbildenden Zellen im Knochenmark, Magen-Darm-Beschwerden).

- Antidepressiva, Hustenmittel und Medikamente gegen Erbrechen können in Verbindung mit Hydroxycarbamid den Blutdruck senken. Dadurch können sich Müdigkeit und Schwindelgefühl verstärken.
- Hydroxycarbamid verstärkt die Wirkung von Cytarabin (→ Seite 130) und anderen Zytostatika.

Bei Speisen und Getränken

Alkohol kann eine gegebenenfalls auftretende Müdigkeit verstärken.

UNERWÜNSCHTE WIRKUNGEN

Haarausfall tritt nur selten auf.

▶ **Häufig**

Hautareale können sich entzünden und dabei dunkel verfärben.

Hydroxycarbamid kann die Nerven schädigen, sodass es zu Kopfschmerzen, Halluzinationen, Krämpfen und Verwirrtheit kommt.

Die Nierenfunktion kann vorübergehend nachlassen. Es können Beschwerden beim Wasserlassen und Blasenentzündungen auftreten.

Die Leberfunktion kann beeinträchtigt sein. Auch Durchfall und Verstopfung können auftreten.

▶ **Gelegentlich**

Gelegentlich bilden sich braune Flecken sowie gerötete und/oder schuppige Stellen auf der Haut.

▶ **Selten**

Selten kommt es vor, dass nach einer mehrjährigen Dauertherapie mit Hydroxycarbamid Hautkrebs oder (erneut) Leukämie auftritt.

Wenn Sie schlecht heilende Wunden an Ihren Beinen oder Füßen bemerken, müssen Sie diese dem Arzt zeigen. Es kann sein, dass die Behandlung mit Hydroxycarbamid dann eine Weile unterbrochen werden muss.

Irinotecan

CAMPTO

Irinotecan ist ein Zellgift, das in den meisten Körpergeweben durch spezielle Enzyme zu dem eigentlich aktiven Wirkstoff, der noch giftiger wirkt, umgebaut wird. Es hemmt unter anderem das Enzym Topoisomerase I. Dieses Enzym sorgt dafür, dass die Struktur der Erbsubstanz (DNA) verändert werden kann. Während die DNA in der Ruhephase der Zellen normalerweise in Form einer stark gewundenen Spirale vorliegt, muss sie zum Ablesen und Verdoppeln der Erbinformation während der Zellteilung glattgezogen und anschließend wieder verdrillt werden. Wird dieser Prozess gestört, kann es zu Brüchen im DNA-Strang kommen und die Zelle kann sich nicht mehr teilen.

Für Irinotecan gelten zusätzlich zu den nachfolgend aufgeführten Besonderheiten die Angaben zu „Zytostatika allgemein" (→ Seite 87), auch in Bezug auf Gegenanzeigen, unerwünschte Wirkungen und Hinweise.

Irinotecan ist zugelassen zur Behandlung von metastasiertem Darmkrebs im Stadium IV. Es wird häufig mit 5-FU (→ Seite 132) und Folinsäure sowie mit Cetuximab (→ Seite 64) oder Bevacizumab (→ Seite 61) kombiniert. Zudem wird es im Rahmen von Off-label-use (→ Seite 19) zur Behandlung von Magenkrebs eingesetzt.

Mit Irinotecan haben sich die Behandlungsmöglichkeiten von Darmkrebs verbessert, weil sich damit die Überlebenszeit (→ Seite 17) noch weiter verlängern lässt als mit den üblichen Standardtherapien.

Wenn schon Metastasen aufgetreten sind, erhöht sich im Vergleich zur alleinigen Therapie mit 5-FU und Folinsäure die Überlebenszeit um rund vier Monate.

Im Rahmen von Studien wird Irinotecan auch bei kleinzelligem und nichtkleinzelligem Lungen-, Bauchspeicheldrüsen-, Gebärmutterhals- und Eierstockkrebs sowie bei Darmkrebs im Stadium II und III (in der adjuvanten Therapie unmittelbar nach der Operation) erprobt.

ANWENDUNG

Irinotecan wird meist alle ein bis drei Wochen innerhalb von 30 bis 90 Minuten in die Vene infundiert. Die Behandlung wird so lange fortgesetzt, bis die Krankheit fortschreitet oder die unerwünschten Wirkungen nicht mehr akzeptabel sind.

Wenn die Leberfunktion beeinträchtigt ist (Bilirubinwerte über dem Dreifachen des Normalwertes), muss die Dosis verringert werden, weil sonst die blutbildenden Zellen im Knochenmark zu stark geschädigt werden.

ACHTUNG

Gegenanzeigen

Unter folgenden Bedingungen dürfen Sie nicht mit Irinotecan behandelt werden:

- Sie haben eine chronisch-entzündliche Darmerkrankung (Colitis ulcerosa, Morbus Crohn).
- Sie haben eine Darmverengung.
- Ihre Bilirubinwerte sind stark erhöht (Gelbsucht).
- Ihr Knochenmark ist stark geschädigt.
- Ihr Allgemeinzustand ist nicht gut (Werte über 2 auf der WHO-Performance-Skala)

Wechselwirkungen

Während der Behandlung mit Irinotecan dürfen Sie kein Johanniskraut (bei Depressionen), Dexamethason als Dauertherapie (bei Asthma, Rheuma) sowie Carbamazepin und Phenytoin (bei Epilepsien) einnehmen, weil diese Substanzen die Wirkung von Irinotecan abschwächen.

UNERWÜNSCHTE WIRKUNGEN

▶ **Häufig**

Bei 9 von 100 (alleinige Gabe von Irinotecan) beziehungsweise 2 von 100 Behandelten

(Kombinationstherapie) kann es während der Infusion oder in den Stunden danach vorkommen, dass Schweißausbrüche auftreten, sich die Pupillen verengen, Speichel- und Tränenfluss sowie Durchfall mit Bauchkrämpfen einsetzen (akutes cholinerges Syndrom). Diese Erscheinungen lassen sich mit der Gabe von Atropin (als Spritze unter die Haut) leicht stoppen. Vor der nächsten Irinotecan-Infusion sollte der Arzt dann vorbeugend Atropin spritzen.

Bei 20 von 100 (alleinige Gabe von Irinotecan) beziehungsweise bei 60 bis 90 von 100 Behandelten (Kombinationstherapie) tritt ab dem zweiten bis fünften Tag der Behandlung Durchfall auf. Dann müssen Sie sofort Medikamente einnehmen, die die Darmbewegungen hemmen (z. B. Loperamid), und zwar so lange, bis der Durchfall aufhört. Hält er länger als 24 Stunden an, müssen Sie den Arzt benachrichtigen und gegebenenfalls ins Krankenhaus aufgenommen werden, damit der Flüssigkeitsverlust mit Infusionen ausgeglichen werden kann. Die Behandlung mit Irinotecan kann anschließend fortgesetzt werden, allerdings mit verringerter Dosis.

Bei 25 von 100 Behandelten wird die Leberfunktion beeinträchtigt.

▶ **Selten**

Schäden an den Nerven und daraus folgende Missempfindungen an Händen und Füßen (Brennen, Schmerzen, Taubheitsgefühle) treten nur selten auf.

Mitotan
Lysodren
Mitotan ist chemisch verwandt mit dem Insektizid DDD (Dichloro-diphenyl-dichlorethan). Es wird im Fettgewebe gespeichert und von dort nach und nach freigesetzt. Mitotan reichert sich besonders in den Nebennieren an, wo es die Bildung von Hormonen hemmt, hauptsächlich von Kortison und anderen Steroidhormonen. Damit kann es Beschwerden

unterdrücken, die bei Nebennierenkrebs durch die tumorbedingte Überproduktion dieser Hormone entstehen. Bei Frauen bestehen diese Beschwerden in einer Vermännlichung, bei Männern in einer Verweiblichung. Auch werden Zucker- und Mineralstoffwechsel gestört und der Blutdruck erhöht. Außerdem blockiert Mitotan den Energiestoffwechsel der Nebennierenzellen und somit auch deren Wachstum.

Für Mitotan gelten zusätzlich zu den nachfolgend aufgeführten Besonderheiten die Angaben zu „Zytostatika allgemein" (→ Seite 87), auch in Bezug auf Gegenanzeigen, unerwünschte Wirkungen und Hinweise.

Mitotan ist ein noch neues Medikament, das erst 2004 unter besonderen, erleichterten Bedingungen als „orphan drug" für sehr seltene Erkrankungen zugelassen wurde. Es wird eingesetzt, um die im Zusammenhang mit fortgeschrittenem Nebennierenkrebs verbundenen Beschwerden zu lindern.

Es liegen keine prospektiv angelegten kontrollierten Studien vor, anhand derer die therapeutische Wirksamkeit von Mitotan beurteilt werden kann. Da es sich beim Nebennierenkarzinom um eine relativ seltene Krankheit handelt, gibt es vorwiegend Fallserien, Einzelfallberichte und retrospektive Studien mit mehreren hundert Patienten aus verschiedenen Ländern.

In diesen Untersuchungen zeigte sich, dass Mitotan nach der operativen Entfernung des Tumors das progressionsfreie Überleben (→ Seite 17) um viele Jahre verlängern kann.

Mitotan wird häufig mit anderen Zytostatika kombiniert, z. B. Doxorubizin (→ Seite 109), Etoposid (→ Seite 165), Vincristin (→ Seite 155).

ANWENDUNG

Mitotan wird in langsam ansteigender Dosierung zwei- bis dreimal täglich eingenommen, vorzugsweise während der Mahlzeiten. Die Dosis (maximal sechs Gramm pro Tag) muss so eingestellt werden, dass es eine bestimmte Konzentration nicht unterschreitet, weil es sonst nicht wirkt. Andererseits dürfen aber auch die unerwünschten Wirkungen nicht überhand nehmen. Nur bei der Hälfte der Patienten lässt sich ein wirksamer Plasmaspiegel von 14 Mikrogramm Mitotan erreichen. Gelingt dies nicht, ist die Behandlung abzubrechen.

Bei langfristiger Anwendung müssen zusätzlich Hydrokortison und Fludrokortison eingenommen werden, da die kranke Nebennierenrinde diese Hormone in zu geringem Maße abgibt.

ACHTUNG

Wenn ein Schock eintritt, eine Operation nötig ist oder eine Infektion auftritt, sollte Mitotan vorübergehend abgesetzt werden, weil die Gefahr besteht, dass die Nebenniere nicht genügend Hormone (z. B. Kortison) ausschüttet, die notwendig sind, um solche Ereignisse zu bewältigen. Solche Stresshormone stabilisieren in Ausnahmesituationen Kreislauf und Blutdruck. Gegebenenfalls müssen Sie kortisonhaltige Medikamente einnehmen, um einen Mangel an diesen lebenswichtigen Substanzen auszugleichen. Tragen Sie die der Packung beiliegende Informationskarte stets bei sich, damit ein Notarzt oder Rettungssanitäter im Notfall weiß, dass Ihre Nebennieren nur eingeschränkt funktionieren.

Gegenanzeigen

Wenn Ihre Leber- und Nierenfunktion stark beeinträchtigt ist, dürfen Sie nicht mit Mitotan behandelt werden.

Wechselwirkungen

Wenn Sie noch mit anderen Medikamenten behandelt werden, ist zu beachten:

- Spironolacton (bei hohem Blutdruck, bei Herzschwäche, zum Entwässern) blockiert die Wirkung von Mitotan und darf nicht gleichzeitig angewendet werden.
- Mitotan beeinflusst die Wirkung von gerinnungshemmenden Mitteln wie Phenprocoumon und Warfarin (bei erhöhter Thromboseneigung). Der Arzt muss deshalb die Gerinnungszeit des Blutes neu bestimmen und die Dosis anpassen.
- Wenn Sie Azetylsalizylsäure einnehmen (bei koronarer Herzkrankheit), kann Mitotan die Blutungszeit verlängern, was besonders bei chirurgischen Eingriffen problematisch werden kann.
- Phenytoin und Phenobarbital (bei Epilepsien), Rifampizin (bei Tuberkulose), Griseofulvin (bei Pilzinfektionen) und Johanniskraut (bei Depressionen) verstärken die Wirkung von Mitotan.

UNERWÜNSCHTE WIRKUNGEN

▶ Häufig

Sehr häufig steigen die Blutfette an (Cholesterin und Triglyzeride). Auch Verwirrtheit, Kopfschmerzen und Schläfrigkeit können vorkommen, und die geistige Leistungsfähigkeit kann nachlassen.

Die Leber kann sich entzünden.

Bei Männern kann sich die Brustdrüse vergrößern.

▶ Gelegentlich

Bei langfristiger Behandlung kann Mitotan Hirnschäden auslösen, die sich in Form von Verhaltensstörungen bemerkbar machen. Diese Symptome verschwinden wieder, wenn Mitotan abgesetzt wird.

▶ Selten

Selten treten Sehstörungen mit Trübung der Augenlinse auf (grauer Star). Die Netzhaut kann geschädigt werden, was ebenfalls das Sehvermögen beeinträchtigt.

HINWEISE

Für Kinder und Jugendliche

Bei Kindern können sich Wachstum und Entwicklung verzögern, auch Schilddrüsenfunktionsstörungen können auftreten. Dann müssen gegebenenfalls Schilddrüsenhormone gegeben werden.

Zur Empfängnisverhütung

Während der Anwendung von Mitotan sollten Sie eine Schwangerschaft sicher verhüten, weil das Mittel das Ungeborene schädigen kann.

Für Schwangerschaft und Stillzeit

Sie dürfen Mitotan nicht anwenden.

Procarbazin

Natulan

Procarbazin wird im Körper in den eigentlich aktiven Wirkstoff umgewandelt. Dieser bindet an die Erbsubstanz (DNA), wodurch die für das Zellwachstum notwendige Bildung von Eiweißstoffen behindert wird. Auch kann die Erbsubstanz selbst geschädigt werden, sodass die Zelle abstirbt.

Für Procarbazin gelten zusätzlich zu den nachfolgend aufgeführten Besonderheiten die Angaben zu „Zytostatika allgemein" (→ Seite 87), auch in Bezug auf Gegenanzeigen, unerwünschte Wirkungen und Hinweise.

Procarbazin wurde vor über 40 Jahren entwickelt. Seit etwa 1980 ist es fester Bestandteil der Chemotherapie bei Morbus Hodgkin. Vor allem bei Kindern lässt sich damit erreichen, dass diese die Krankheit besonders lange überleben. Bei Männern ist es allerdings ratsam, andere Medikamente einzusetzen, weil Procarbazin bei ihnen die Zeugungsfähigkeit (nicht die Potenz) dauerhaft stören kann. Zurzeit wird geprüft, ob Etoposid (→ Seite 165) oder Dacarbazin (→ Seite 97) das bei Morbus Hodgkin sehr wirksame Procarbazin ersetzen können.

Procarbazin wird darüber hinaus eingesetzt zur Behandlung von Non-Hodgkin-Lymphom, malignem Melanom (schwarzer Hautkrebs) und Weichteilsarkom. Etwa ein Drittel der Patienten spricht auf diese Behandlung an, bei ihnen verlängert sich die Überlebenszeit (→ Seite 17) um zwei bis fünf Jahre. Bei diesen Tumoren wird Procarbazin auch mit Adriamyzin, Vincristin (→ Seite 155), Cyclophosphamid (→ Seite 95) oder Bleomyzin (→ Seite 122) kombiniert.

Im Rahmen von Studien wird Procarbazin auch bei Hirntumoren (Gliom, Astrozytom) sowie beim metastasierenden nicht-kleinzelligen Lungenkrebs erprobt.

ANWENDUNG

Sie nehmen die Kapseln ein bis zwei Wochen lang täglich ein. Die Dosierung richtet sich nach dem Zustand des Knochenmarks. Sie dürfen die Kapseln auf keinen Fall kauen oder zerbeißen. Wenn eine Kapsel undicht ist, spüren Sie das an dem bitteren Geschmack.

Wenn es Ihnen schwerfällt, die Kapsel zu schlucken, können Sie sie mit Zuckersirup, Grießbrei, Müsli oder Haferschleim einnehmen.

ACHTUNG

Wechselwirkungen

Wenn Sie noch mit anderen Medikamenten behandelt werden, ist zu beachten:

- Es kommt zu Wechselwirkungen mit sogenannten sympathomimetischen Medikamenten (z. B. Antiasthmatika, abschwellende Nasentropfen), trizyklischen Antidepressiva und Sertralin (ebenfalls bei Depressionen).
- Procarbazin verstärkt die Wirkung von blutzuckersenkenden Medikamenten und Insulin. Gegebenenfalls ist die Dosis anzupassen. Auch auf Unterzuckerungssymptome sollten Sie genau achten und den Blutzucker häufiger als sonst messen.

- Allopurinol (bei Gicht, bei Tumorzerfallsyndrom) verlängert die Wirkung von Procarbazin, sodass ein erhöhtes Risiko für unerwünschte Wirkungen besteht.
- Procarbazin verstärkt die Wirkung von Phenobarbital (bei Epilepsien), müde machenden Antihistaminika (bei Allergien) und Narkosemitteln.

Bei Speisen und Getränken

Alkohol müssen Sie unbedingt meiden, während Sie mit Procarbazin behandelt werden, weil sonst schwere Übelkeit, Erbrechen, Herzrasen und Schweißausbrüche auftreten können.

Unerwünschte Wirkungen

▶ **Häufig**

Procarbazin kann häufig dazu führen, dass später andere Tumorerkrankungen auftreten.

Bei 10 bis 20 von 100 Behandelten kommt es zu Nervenschädigungen mit Missempfindungen, Schmerzen und Taubheitsgefühlen an Fingern und Zehen, vor allem bei Kombination mit Vincristin (→ Seite 155).

Es können Erregungszustände mit Nervosität, Verwirrtheit, Halluzinationen, Schlafstörungen, Depressionen und Bewusstseinsveränderungen eintreten.

Wenn trockener Husten, Atemnot, Übelkeit und grippeähnliche Beschwerden einsetzen, müssen Sie die Behandlung sofort abbrechen und den Arzt informieren. Das sind Hinweise auf eine Lungenentzündung.

Allergische Hautreaktionen mit Ausschlag und Nesselsucht kommen häufig vor. Auch eine Gürtelrose wird häufig beobachtet.

▶ **Selten**

Selten treten Muskel- und Gelenkschmerzen auf.

Hinweise

Bei Kinderwunsch

Procarbazin gehört zu den Zytostatika mit der stärksten schädigenden Wirkung auf die Fruchtbarkeit.

Topotecan

HYCAMTIN

Topotecan ist ein Zellgift, das direkt auf das Enzym Topoisomerase I wirkt. Dieses Enzym sorgt dafür, dass die Struktur der Erbsubstanz (DNA) verändert werden kann. Während die DNA in der Ruhephase der Zellen normalerweise in Form einer stark gewundenen Spirale vorliegt, muss sie zum Ablesen und Verdoppeln der Erbinformation während der Zellteilung glattgezogen und anschließend wieder verdrillt werden. Wird dieser Prozess gestört, kann es zu Brüchen im DNA-Strang kommen und die Zelle kann sich nicht mehr teilen.

Für Topotecan gelten zusätzlich zu den nachfolgend aufgeführten Besonderheiten die Angaben zu „Zytostatika allgemein" (→ Seite 87), auch in Bezug auf Gegenanzeigen, unerwünschte Wirkungen und Hinweise.

Topotecan ist zugelassen zur Behandlung von fortgeschrittenem Eierstockkrebs, wenn andere Therapien nicht oder nicht ausreichend gewirkt haben. Außerdem ist es angezeigt, wenn kleinzelliger Lungenkrebs erneut auftritt sowie bei Gebärmutterhalskrebs.

Bei Eierstockkrebs schneidet Topotecan im Vergleich zu Paclitaxel (→ Seite 151) und Platinverbindungen (→ Seite 143) in einer Studie etwas besser ab (durchschnittliche Überlebensraten von 62 statt 53 Wochen, progressionsfreie Zeit 19 statt 15 Wochen). Auch sprechen mehr Patientinnen auf den Wirkstoff an (20 statt 14 von 100 Behandelten).

Bei kleinzelligem Lungenkrebs kann Topotecan das Tumorwachstum aufhalten und die Überlebenszeit (→ Seite 17) verlängern.

Bei Gebärmutterhalskrebs wird Topotecan mit Cisplatin (→ Seite 145), sonst auch mit Carboplatin (→ Seite 143) kombiniert.

Im Rahmen von Studien wird Topotecan bei Weichteilsarkom, akuter Leukämie, metastasiertem Darmkrebs sowie bei Retinoblastom (Tumorerkrankung der Augennetzhaut) eingesetzt.

ANWENDUNG

Topotecan wird innerhalb von 30 Minuten in die Vene infundiert, in der Regel an fünf aufeinander folgenden Tagen und in dreiwöchigem Abstand. Wenn das Mittel gut vertragen wird, können diese Zyklen wiederholt werden, bis die Krankheit fortschreitet oder die unerwünschten Wirkungen zu stark werden.

ACHTUNG

Gegenanzeigen

Sie dürfen nicht mit Topotecan behandelt werden, wenn die neutrophilen Leukozyten oder die Thrombozyten (abhängig von der Situation im Einzelfall) eine gewisse Mindestgrenze unterschreiten oder wenn Ihre Leber- und Nierenfunktion stark eingeschränkt ist.

UNERWÜNSCHTE WIRKUNGEN

▶ Häufig

Bei 15 von 100 Behandelten kann der Blutdruck stark absinken.

Bei 20 von 100 tritt Atemnot auf, bei 40 von 100 Durchfall.

Bei 5 von 100 wird die Leberfunktion gestört.

▶ Selten

Selten kommt es zu einem Zerfall der roten Blutkörperchen (Hämolyse), zu Juckreiz oder Quaddelbildung. Auch Nervenschädigungen werden selten beobachtet.

Komplementärmedizinische Mittel

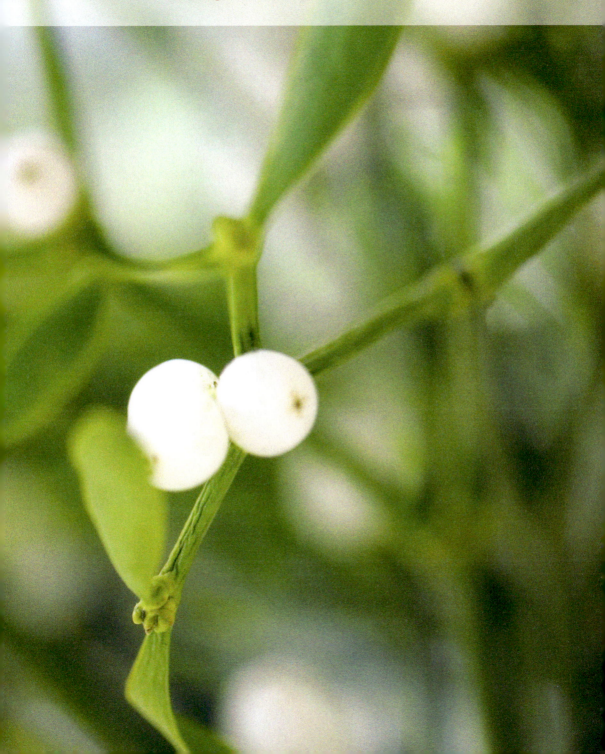

Komplementärmedizinische Mittel

Rund zwei Drittel aller Krebspatienten wenden zusätzlich zu den konventionellen Medikamenten Mittel aus Natur- und Pflanzenheilkunde (Phytotherapie), Homöopathie, anthroposophischer Medizin, traditioneller chinesischer Medizin (TCM), Ayurveda oder anderen komplementärmedizinischen Therapierichtungen an. Dabei kommen diverse Medikamente und Nahrungsergänzungsmittel zum Einsatz, die hier nicht näher besprochen werden können. Kurz vorgestellt werden aber die hierzulande am häufigsten angewendeten Arzneimittel, die teilweise – wie viele Mistelpräparate – auch auf Kassenrezept vom Arzt verordnet werden können.

Mistelextrakte

Mistelpräparate werden seit fast 90 Jahren in der Krebstherapie eingesetzt und gehören heute zu den meistverordneten Arzneimitteln in der Onkologie. In Deutschland sind sieben verschiedene Mistelpräparate zugelassen. Vier davon zählen zur anthroposophischen Therapierichtung (*Abnobaviscum*, *Helixor*, *Iscador* und *Iscucin*), drei zur Pflanzenheilkunde (*Cefalektin*, *Eurixor*, *Lektinol*). Bei allen Präparaten handelt es sich um Gesamtextrakte, also Auszüge aus der ganzen Mistelpflanze (Blätter, Stängel, Beeren). Die einzelnen Mittel unterscheiden sich aber hinsichtlich ihrer Herstellung und Anwendungsweise.

Anthroposophische Mistelextrakte

Die anthroposophischen Mistelpräparate *Abnobaviscum*, *Helixor*, *Iscador* und *Iscucin* sind streng nach Wirtsbäumen getrennte Gesamtextrakte aus Mistel-Sommer- und Winterernten. Um welchen Wirtsbaum es sich handelt, lässt sich am Präparatenamen ablesen, dem jeweils ein oder zwei Anfangsbuchstaben der lateinischen Wirtsbaumbezeichnung zugefügt sind: Der Buchstabe A steht für abies (Tanne), Ac für acer (Ahorn), Am für amygdalus (Mandelbaum), B für betula (Birke), C für crataegus (Weißdorn), F für fraxinus (Esche), M für malus (Apfelbaum), P für pinus (Kiefer), Po für populus (Pappel), Qu für quercus (Eiche), S für salix (Weide), T für tilia (Linde) und U für ulmus (Ulme). Welches Präparat von welchem Wirtsbaum der Arzt auswählt, richtet sich nach der Art des Tumors, dem Stadium der Krankheit und der individuellen Situation des Patienten.

Alle anthroposophischen Mistelpräparate gibt es in verschiedenen Konzentrationen. Die Variationsbreite reicht dabei von hohen Verdünnungen (bei *Abnobaviscum* und *Iscucin*) bis hin zu höheren Konzentrationen. *Iscador M 5 mg spezial* ist auf einen bestimmten Gehalt an Mistellektin I und Gesamtmistellektin aus der Apfelmistel, *Iscador Qu 5 mg spezial* auf Gesamtmistellektin aus der Eichenmistel normiert, das bedeutet, dass in diesen Extrakten immer eine festgelegte Menge dieses Pflanzenstoffes enthalten ist.

Alle anthroposophischen Mistelpräparate sind als Präparate der „besonderen Therapierichtungen" vom Bundesinstitut für Arzneimittel zugelassen und in jedem Stadium der Krebserkrankung zulasten der gesetzlichen Krankenversicherung verordnungsfähig.

Phytotherapeutische Mistelextrakte

Die phytotherapeutischen Mistelpräparate *Cefalektin*, *Eurixor* und *Lektinol* sind nicht nach Wirtsbäumen spezifiziert und nur in einer Wirkstärke erhältlich. Sie werden vorwiegend aus Pappelmisteln hergestellt und nur einmal jährlich (meist im Herbst oder Winter) geerntet. *Eurixor* und *Lektinol* sind auf den Gehalt an Mistellektin I normiert, *Cefalektin* nicht.

Eurixor und *Lektinol* sind ihrer Zulassung entsprechend lediglich in der palliativen Behandlungssituation zulasten der gesetzlichen Krankenversicherung verordnungsfähig (Ausnahmeliste des Gemeinsamen Bundesausschusses, www.g-ba.de), das heißt, wenn der Tumor bereits Metastasen gestreut hat und die Krankheit nur noch gelindert, aber nicht mehr geheilt werden kann. *Cefalektin* kann nicht vom Arzt zulasten der gesetzlichen Krankenversicherung verschrieben werden, weil es nicht auf einen bestimmten Gehalt an Mistellektin I normiert ist.

Wirkung

Die Mistel enthält verschiedene biologisch aktive Substanzen: die Mistellektine I, II und III, Viscotoxine, Aminosäuren, Flavonoide, Polysaccharide sowie (nur bei *Abnobaviscum*) Membranlipide (Vesikel). Sie können das Immunsystem modulieren, indem sie die Aktivität bestimmter Abwehrzellen steigern. Ob das Immunsystem deshalb Tumorzellen besser erkennen und bekämpfen und somit das Tumorwachstum direkt hemmen kann, ist unklar.

Anwendung

Die Dauer einer Misteltherapie richtet sich nach der Krebsart, dem Krankheitsstadium und den individuellen Erfordernissen. Meist wird nach ein bis zwei Jahren eine Behandlungspause eingelegt. Es kann aber auch sein, dass die Therapie lebenslang fortgesetzt wird.

Die Misteltherapie kann bereits vor einer geplanten Tumorentfernung beginnen und auch während Chemo- und Strahlentherapie fortgesetzt werden. Wenn Sie jedoch eine hochaggressive Chemotherapie bekommen, bei der die blutbildenden Zellen im Knochenmark sehr stark geschädigt werden, sollte die Misteltherapie in enger Kooperation der behandelnden Ärzte erfolgen (Onkologe und Misteltherapeut), weil die Interpretation von entzündlichen Zeichen bei den Laborwerten dann schwieriger ist. Zu beachten ist, dass die Mistelspritze nicht in das bestrahlte Feld gesetzt wird, weil es sonst zu schweren Entzündungen kommen kann. Auch eine Kombination mit einer Hyperthermie (Überwärmungsbehandlung) ist möglich und unbedenklich.

Anthroposophische und phytotherapeutische Präparate unterscheiden sich in ihrer Anwendung. *Abnobaviscum*, *Helixor*, *Iscador* und *Iscucin*: Diese Mittel werden zwei- bis dreimal wöchentlich normalerweise unter die Haut (subcutan, abgekürzt s. c.) gespritzt. Die Konzentration wird von Mal zu Mal gesteigert, bis an der Einstichstelle eine Rötung erkennbar ist. Diese Dosis wird dann eine Zeit lang beibehalten oder in rhythmischen Intervallen wieder herabgesetzt (von einigen Herstellern gibt es dafür spezielle Serienpackungen).

Die Lokalreaktion an der Einstichstelle ist bei der anthroposophischen Therapie keine Nebenwirkung, sondern erwünscht und dient als Maß dafür, wie stark das Immunsystem auf die Mistel reagiert. Größer als vier bis fünf Zentimeter im Durchmesser sollte die Rötung nicht sein. Anthroposophische Mistelspezialisten verabreichen den Mistelextrakt mitunter auch als Infusion in die Vene, vorwiegend mit dem Ziel, eine Fieberreaktion hervorzurufen, die ihrerseits das Immunsystem aktivieren soll.

Unter experimentellen Bedingungen oder im Rahmen von Studien wird Mistelextrakt auch direkt in den Tumor hinein, an dessen Rand oder in Körperhöhlen, in denen sich Flüssigkeit mit Tumorzellen angesammelt hat, gespritzt.

Cefalektin, *Eurixor*, *Lektinol*: Bei diesen Mitteln richtet sich die Dosierung nach dem Körpergewicht und bleibt für die gesamte Zeit der Anwendung gleich. Zu Beginn wird der Mistelextrakt aus der Ampulle mit physiologischer Kochsalzlösung verdünnt, um die Verträglichkeit zu testen.

Entsteht bei der Injektion keine Hautrötung oder bleibt sie unter zwei Zentimeter Durchmesser, kann die Behandlung in dieser Konzentration beginnen. Fällt die Reaktion stärker aus als erwünscht, sollte die Ampullenlösung noch weiter verdünnt werden oder der Arzt ein anderes Mistelpräparat verordnen. Steigern lässt sich die Dosis kaum, weil mehr als ein bis zwei Ampullen nicht gespritzt werden können, ohne dass sich große schmerzhafte Flüssigkeitsansammlungen in der Haut bilden.

Achtung

Da die Reaktion im Einzelfall sehr heftig ausfallen kann (selbst bei Mitteln in hochverdünnter Dosierung), sollte die erste Mistelspritze immer unter ärztlicher Aufsicht gegeben werden. Mit etwas Erfahrung können Sie sich die Spritzen danach auch zu Hause selbst geben oder von einer anderen Person geben lassen.

Gegenanzeigen

Unter folgenden Bedingungen dürfen Sie keine Mistelextrakte anwenden:
- Es besteht eine Allergie auf Mistelextrakt (die Rötung an der Einstichstelle ist jedoch keine allergische Reaktion).
- Sie haben eine hoch fieberhafte (über 39 °C) oder entzündliche Erkrankung. Sobald dieser Infekt abgeklungen ist, kann eine Misteltherapie begonnen werden.
- Sie haben Tuberkulose.
- Die Schilddrüse schüttet zuviel Hormone aus (Schilddrüsenüberfunktion, Hyperthyreose).

Cefalektin, *Eurixor*, *Lektinol*: Diese Mittel dürfen Sie nicht anwenden, wenn Sie auf Eiweiß überempfindlich reagieren.

Wechselwirkungen

Eurixor: Wenn Sie dieses Mittel zusammen mit Thymuspräparaten anwenden, besteht ein höheres Risiko für allergische Reaktionen.

Unerwünschte Wirkungen

Eine Misteltherapie wird im Allgemeinen gut vertragen. Allergische Reaktionen kommen nur sehr selten vor (bei 1 von 1,1 Millionen injizierten Mistel-Ampullen), und auch dann häufig lediglich infolge einer Überdosierung.

Die Rötung an der Einstichstelle, häufig verbunden mit Juckreiz, sowie leichtes Fieber (bis 38,5 °C) werden nicht als unerwünschte Wirkungen angesehen, sondern zeigen an, dass der Organismus auf den Mistelextrakt reagiert. Eine Hautrötung, die größer ist als 4 cm im Durchmesser sowie ein allgemeines Krankheitsgefühl mit lähmender Müdigkeit, Schüttelfrost, hohem Fieber, Abgeschlagenheit, Kopfschmerzen oder kurzen Schwindelanfällen sind ein Zeichen dafür, dass das Mistelpräparat zu hoch konzentriert ist. Der Arzt sollte dann bei der nächsten Spritze die Dosis verringern.

Wenn ein Hirntumor vorliegt oder Hirnmetastasen vorhanden sind, kann sich der Hirndruck erhöhen. Dann sollte die Misteltherapie abgebrochen werden.

Hinweise

Kinder

Abnobaviscum, *Helixor*, *Iscador* und *Iscucin*: Diese Mittel können auch bei Kindern eingesetzt werden.

Lektinol: Bei Kindern unter zwölf Jahren sollte dieses Mittel nicht eingesetzt werden.

Cefalektin: Dieses Mittel dürfen Kinder unter sechs Jahren nicht bekommen.

Schwangerschaft und Stillzeit

Abnobaviscum, *Helixor*, *Iscador* und *Iscucin*: Diese Mittel können auch in Schwangerschaft und Stillzeit eingesetzt werden, wenn Nutzen und Risiken der Anwendung sorgfältig abgewogen wurden.

Lektinol: Dieses Mittel sollten Sie in Schwangerschaft und Stillzeit nicht anwenden.

Studienlage

Insgesamt gibt es eine Vielzahl von Studien zur Wirkung von Mistelextrakt an Zellkulturen oder Versuchstieren sowie eine Reihe von klinischen Studien, allerdings von unterschiedlicher Qualität. Damit gehört die Misteltherapie zu den am besten erforschten Methoden der Komplementärmedizin.

Zusammenfassend lässt sich aus den klinischen Studien ableiten:

- Die Misteltherapie kann die Lebensqualität verbessern (Appetitsteigerung, Gewichtszunahme, besserer Schlaf, stärkere Durchwärmung des gesamten Organismus, verminderte Infekt-

anfälligkeit, Linderung tumorbedingter Schmerzen, Verbesserung der Stimmungslage, gesteigerte Leistungsfähigkeit).
- Sie kann die Nebenwirkungen von Chemo- und Strahlentherapie verringern.
- Eine Verlängerung der Überlebenszeit unter einer Misteltherapie wurde verschiedentlich beobachtet, ist aber durch Studien bisher noch nicht gesichert (z. B. bei Tumoren in Brust, Darm, Eierstöcken und Gebärmutter).

In einzelnen Laborversuchen gab es Hinweise darauf, dass eine Misteltherapie das Tumorwachstum fördern könne. Dies bestätigte sich in Wiederholungsstudien nicht. In allen vorliegenden klinischen Studien mit verschiedenen Mistelgesamtextrakten wurde bis heute bei keiner Tumorart eine wachstumsstimulierende Wirkung beobachtet.

Mistelpräparate können auch bei hämatologischen Tumoren wie Leukämien und Lymphomen angewendet werden. Es gibt bisher weder aus Laborversuchen an Zellkulturen noch aus klinischen Studien Hinweise, dass der Mistelextrakt das Wachstum der bösartigen Blutzellen anregen könnte. Dennoch sollte eine Misteltherapie in diesen Fällen kritisch überlegt werden und nur bei einem darauf spezialisierten Arzt erfolgen. Zu bedenken ist außerdem, dass solche Blut- und Lymphdrüsenkrebserkrankungen normalerweise mit hochaggressiven Chemotherapien behandelt werden und die Misteltherapie die Einschätzung der mit der Chemotherapie verbundenen unerwünschten Wirkungen erschweren kann.

Enzyme

Die medizinische Anwendung von Enzymen in der Onkologie beruht auf der Empfehlung des englischen Arztes John Bard in seinem 1907 erschienenen Buch „The Enzyme Treatment of Cancer and its Scientific Basis". In den 1950er Jahren führten dann Max Wolf und Helene Benitez (auf deren Anfangsbuchstaben der Präparatename „Wobe" zurückgeht) Untersuchungen an Tumorzelllinien durch, um eine Enzymmischung mit optimalen antitumoralen Effekten zu entwickeln.

Enzymhaltige Mittel wurden in den vergangenen Jahren in ihrer Zusammensetzung mehrfach verändert, sodass die vorliegenden wissenschaftlichen Untersuchungen mit unterschiedlichen Kompositionen erarbeitet wurden und nicht zwangsläufig auf die heutigen Präparate übertragbar sind. Auch sind aus zulassungsrechtlichen Gründen viele frühere Arzneimittel mittlerweile als Nahrungsergänzungsmittel im Handel, die keinen Wirksamkeitsnachweis führen müssen.

Es gibt verschiedene Mono- und Mischpräparate aus pflanzlichen und tierischen Enzymen:

- *Wobe-Mucos NEM* (Nahrungsergänzungsmittel) enthält Papain, Chymotrypsin, Trypsin und Selen.
- *Bromelain POS* und *Wobenzym Mono* enthalten das pflanzliche Enzym Bromelain.
- *Wobenzym N*, *Phlogenzym* sowie *Enzym-Wied* (Nahrungsergänzungsmittel) sind Mischpräparate unterschiedlicher Zusammensetzung.
- *Aniflazym* enthält Serrapeptase, ein Enzym, das aus einer Bakterienart stammt und Eiweiße spaltet.

Trypsin und Chymotrypsin sind tierische Enzyme, die aus der Bauchspeicheldrüse von Schwein oder Rind gewonnen werden, Papain stammt aus dem Milchsaft der unreifen Papaya-Früchte des Melonenbaumes, Bromelain aus dem Presssaft der Fruchtstümpfe der Ananaspflanze.

Wirkung

Es wird angenommen, dass Enzyme hohe Blutspiegel von Entzündungsstoffen (Zytokine) herunterregulieren und bestimmte Eiweißstrukturen auf der Zelloberfläche (Adhäsionsmoleküle), die bei der Entstehung von Entzündungen und Metastasen eine Rolle spielen, beeinflussen können. Darüber hinaus sollen sie dazu beitragen können, die Aktivität der Immunzellen zu steigern, die Nebenwirkungen von Strahlen- und Chemotherapie abzumildern und die Lebensqualität zu verbessern. Auch sollen sie das Wachstum des Tumors bremsen, das Entstehen von Metastasen verhindern und die Lebenszeit verlängern können.

Um solche Wirkungen zu entfalten, müssen die Enzyme über die Darmschleimhaut ins Blut gelangen. Damit sie nicht schon im Magen wirken und lediglich die Verdauung der aufgenommenen Nahrung erleichtern, sind Kapseln oder Dragees mit einem magensaftresistenten Überzug versehen, sodass sie sich erst im Dünndarm auflösen.

Lange Zeit war unklar, ob die großen Moleküle der Enzyme überhaupt in den Blutkreislauf oder die Lymphe gelangen können. Mittlerweile liegen Hinweise vor, dass dies durchaus möglich ist, allerdings ist noch nicht geklärt, wie. Auch schwanken die Angaben über die ins Blut aufgenommenen Mengen an Enzymen erheblich (zwischen 1 und 40 Prozent).

Anwendung

Kapseln oder Dragees nehmen Sie zwei- bis dreimal täglich ein, und zwar mindestens eine halbe Stunde vor oder anderthalb Stunden nach dem Essen. Bei Krebserkrankungen werden die Mittel meistens hoch dosiert (z. B. dreimal täglich 5–7 Kapseln).

Die Behandlung kann jederzeit beginnen, auch vor oder während einer Chemo- oder Strahlentherapie. Sie wird meistens über zwei bis drei Jahre fortgeführt.

Achtung

Gegenanzeigen

Unter folgenden Bedingungen dürfen Sie nicht mit Enzymen behandelt werden:

- Die Blutgerinnung ist gestört.
- Ihre Leber arbeitet nicht richtig, was sich auf die Gerinnungsfähigkeit des Blutes auswirkt.
- Die Funktion der Nieren ist eingeschränkt.
- Bei Magengeschwüren dürfen Sie *Aniflazym* (Serrapeptase) nicht einnehmen.

Wechselwirkungen

Wenn Sie noch andere Medikamente einnehmen, ist zu beachten:

- Enzyme verstärken die Wirkung der gerinnungshemmenden Mittel Phenprocoumon und Warfarin, die bei erhöhter Thrombosegefahr als Tabletten eingenommen werden. Wenn Sie diese Mittel einnehmen, müssen Sie die Blutgerinnung häufiger als sonst selbst kontrollieren oder vom Arzt kontrollieren lassen und gegebenenfalls nach Absprache mit dem Arzt die Dosis der Gerinnungshemmer verringern.
- Enzyme verstärken auch die gerinnungshemmende Wirkung von Azetylsalizylsäure (bei Schmerzen, zur Vorbeugung eines Herzinfarkts), sodass ein leicht erhöhtes Risiko für Blutungen besteht.
- Enzyme verstärken die Wirkung von Tetrazyklinen (Antibiotika, bei bakteriellen Infektionen).

Unerwünschte Wirkungen

Wenn Sie Enzyme in sehr hoher Dosierung einnehmen, können gelegentlich Blähungen und Durchfall auftreten.

Allergische Reaktionen kommen nur sehr selten vor.

Studienlage

Zum Einsatz von Enzymen bei Tumorerkrankungen gibt es nur sehr wenige Studien. Darin wurde untersucht, ob Enzyme das Immunsystem anregen und die Nebenwirkungen von Chemo- und Strahlentherapie abmildern oder die Überlebenszeit (→ Seite 17) verlängern können. Aus den Ergebnissen lassen sich aber keine konkreten Empfehlungen ableiten.

Antioxidanzien

Als Antioxidanzien gelten Substanzen, die in der Lage sind, freie Radikale abzufangen. Freie Radikale sind aggressive chemische Sauerstoff-Verbindungen, die im Organismus im Zusammenhang mit vielerlei Stoffwechselprozessen, UV-Licht aus Sonnenbestrahlung, Röntgenstrahlen, entzündlichen Prozessen und Operationen gebildet werden. Auch bei Chemotherapie und Bestrahlung im Rahmen einer Krebserkrankung sowie unter dem Einfluss von Umweltgiften (z. B. Ozon, Tabakrauch, Abgase, Lösungsmittel, Pestizide, Herbizide) entstehen verstärkt freie Radikale. Sie sind außerordentlich reaktionsfreudig und können bei den von ihnen geförderten „Oxidationen" Strukturen der Zelle, vor allem die Zellwand und die Erbsubstanz (DNA) im Zellkern, schädigen. Die DNA jeder einzelnen menschlichen Zelle ist täglich etwa 10 000 solcher oxidativen Angriffe ausgesetzt. Möglicherweise können sie sogar das Entstehen oder das Wachstum eines Tumors fördern und das Fortschreiten der Erkrankung beschleunigen.

Der menschliche Organismus schützt sich vor den Angriffen der freien Radikale mit DNA-Reparaturenzymen sowie mit verschiedenen antioxidativen Substanzen aus Nahrungsmitteln, wie z. B. Vitamin C, E und Betacarotin. Damit diese Schutzmechanismen richtig funktionieren können, sind außerdem die Spurenelemente Zink, Selen, Kupfer, Eisen und Mangan erforderlich. Daneben stehen dem Organismus verschiedene weitere pflanzliche Antioxidanzien zur Verfügung (z. B. Flavonoide, Anthocyane). Diese Verbindungen sind den Vitaminen in ihrer antioxidativen Schutzwirkung deutlich überlegen.

Wenn jedoch aufgrund der Krebserkrankung kein Appetit besteht und zu wenig gegessen wird, oder wenn eine Krebserkrankung im Magen-Darm-Trakt vorliegt, ist davon auszugehen, dass der Organismus zu wenig Vitamine und Antioxidanzien aus der Nahrung erhält.

Wirkung

Die Vitamine A, C und E, manchmal noch kombiniert mit Selen und/oder Betacarotin, gelten als antioxidative Schutzsubstanzen, unter anderem vor Krebs. Dass sie dieses Prädikat bekamen, beruht auf folgendem Zusammenhang:

Neben dem normalen Sauerstoff (chemischer Begriff: Oxygenium), den die Zellen lebensnotwendig brauchen, gibt es im Organismus immer auch aggressive Formen des Sauerstoffs, die sogenannten Sauerstoffradikale. Sie gelangen aus Umweltbelastungen in den Körper, werden von ihm aber auch selbst gebildet. Sauerstoffradikale sind an der Entstehung einer Reihe von chronischen Krankheiten, die im Alter gehäuft auftreten, mit beteiligt und auch daran, dass sich Zellen bösartig verändern. Der Gefahr, die von diesem aggressiven Sauerstoff ausgeht, begegnet der Körper mit eigenen Schutzsystemen.

Nun gibt es Hinweise darauf, dass der moderne stressbetonte Lebensstil häufig einen „oxidativen Stress" durch Sauerstoffradikale erzeugt, der die Schutzsysteme des Körpers überfordert. Da liegt es nahe, verstärkt Antioxidanzien zuzuführen, um die Abwehrkraft zu unterstützen. Dazu gehören unter anderem die Vitamine C und E sowie Carotinoide und die Spurenelemente Selen und Zink.

In vielen Studien ist untersucht worden, ob diese Stoffe – einzeln oder in Kombination – Krankheiten, auch Krebs, vorbeugen können. Das hat sich so nicht beweisen lassen. Verschiedene Untersuchungen legten nahe, dass die Antioxidanzien nur dann ihre Schutzwirkung entfalten, wenn sie aus natürlich gewachsenen Nahrungsmitteln aufgenommen werden. Werden Antioxidanzien isoliert gegeben, haben sie sich teilweise als ineffektiv oder sogar als tumorfördernd erwiesen (z. B. Betacarotin). Ob sich das verhindern lässt, wenn verschiedene Substanzen gleichzeitig gegeben werden, ist noch unklar; ebenso, welche Zusammensetzung und Dosierung dafür nötig wäre.

Hinweise gibt es darauf, dass diverse „Cocktails" aus Vitaminen, Mineralstoffen und Spurenelementen – sofern sie aus natürlichen Lebensmitteln stammen – dazu beitragen können, die Nebenwirkungen von Chemo- und Strahlentherapie zu lindern. Nachweise im Rahmen von klinischen Studien liegen dazu jedoch nicht vor.

Achtung

Starken Rauchern wird von einer isolierten Einnahme von Betacarotin, Vitamin C und Vitamin E abgeraten, da es in Studien
Hinweise auf ein dadurch erhöhtes Risiko für Lungenkrebs gibt.

Vitamin C

Eine ausreichende Versorgung – 100 Milligramm täglich genü-
gen – mit Vitamin C stärkt das Immunsystem. Bei starken Rauchern nimmt der Körper Vitamin C schlechter auf, gleichzeitig
verbraucht er es aber in höherem Maße. Vitamin C (Askorbinsäu-
re) können Menschen nicht selbst im Organismus herstellen, es
muss mit der Nahrung aufgenommen werden. Vitamin C ist was-
serlöslich und kommt vor allem in Obst und Gemüse vor (z. B. Zit-
rusfrüchte, Erdbeeren, schwarze Johannisbeeren, Stachelbeeren,
Kiwi, Sanddorn, Hagebutten, Paprika, Petersilie, Brokkoli, Kohl).

Wirkung

Untersuchungen zeigen, dass Krebserkrankungen häufig mit einem erniedrigten Spiegel an Vitamin C einhergehen. Oftmals
wird darauf hingewiesen, dass Vitamin C vor bestimmten Krebserkrankungen schützen kann. Es bleibt jedoch unklar, ob diese
Schutzwirkung von Vitamin C auf das Vitamin selbst zurückgeht
oder auf eine allgemein höhere Zufuhr von Obst und Gemüse.

Ob große Mengen von Vitamin C auch die Nebenwirkungen
von Chemo- und Strahlentherapie verringern können, ist noch
unklar.

Beobachtet wurde, dass Vitamin C die unerwünschten Wirkungen von Doxorubizin auf das Herz verringern kann.

Achtung

Wechselwirkungen

In Laborversuchen an Neuroblastom-Zellkulturen schwächte Vitamin C die Wirkung von Methotrexat (→ Seite 137) und Dacarbazin (→ Seite 97). In Kombination mit anderen Vitaminen trat dieser Effekt nicht auf.

Vitamin C kann die Wirkung von Zytostatika wie Cisplatin
(→ Seite 145), Cyclophosphamid (→ Seite 95), Dacarbazin (→ Seite 97), Doxorubizin (→ Seite 109), Fluorouracil (→ Seite 132), Pacli-

taxel (→ Seite 151), Procarbazin (→ Seite 171) und Vinblastin (→ Seite 153) verstärken.

Vitamin E

Vitamin E (Tocopherol) ist eine der wichtigsten Schutzsubstanzen vor oxidativen Prozessen. Es kommt vor allem in Pflanzenkeimen und Ölen vor.

Bei Magen- und Darmkrebs, aber auch bei Lymphomen und Leukämien finden sich häufig verringerte Spiegel von Vitamin E im Blut. Einige Studien legen nahe, dass ein Mangel an Vitamin E das Risiko für Brust-, Lungen-, Prostata- und Darmkrebs erhöhen kann. Umgekehrt jedoch ließ sich bisher nicht nachweisen, dass die zusätzliche Einnahme von Vitamin E vor diesen Krebsarten schützt.

In den USA wird derzeit in einer groß angelegten Studie mit 32 400 Männern geprüft, ob eine Gabe von Vitamin E sinnvoll ist, um Prostatakrebs vorzubeugen. Die endgültigen Ergebnisse werden für 2013 erwartet.

Betacarotin

Betacarotin ist die Vorstufe zu Vitamin A, also ein Provitamin, das für Wachstum, Immunfunktionen und Differenzierung von Zellen wichtig ist. Darüber hinaus baut es aggressiven Sauerstoff rasch ab und schützt dadurch die Zellen vor den Folgen von „oxidativem Stress".

Betacarotin ist vor allem in grünem, orangegelbem und rotem Gemüse enthalten, insbesondere in Spinat, Feldsalat, grünen Bohnen, Grünkohl, Broccoli, Möhren, Tomaten, Kürbis und in Aprikosen. Wenn es mit etwas Fett (Butter, Öl) gegessen wird, kann der Organismus Betacarotin besonders gut aufnehmen. Aus Möhren kann Betacarotin nur resorbiert werden, wenn das Gemüse vorher zerkleinert, kurz gedämpft oder als Saft zubereitet wurde.

Bisher war man davon ausgegangen, dass sich mit Betacarotin das Risiko verringern lässt, an Krebs zu erkranken. Dies ließ sich in großen Studien jedoch nicht bestätigen. Raucher, die zwei Jahre lang täglich mehr als 20 Milligramm Betacarotin zusätzlich zu ihrer normalen Ernährung aufnahmen, hatten ein erhöhtes Risiko für Lungenkrebs. Seither wird starken Rauchern geraten, täglich nicht mehr als 20 Milligramm Betacarotin in Form von Vitaminpräparaten einzunehmen.

Studienlage

Einige epidemiologische Studien legen nahe, dass eine an Beta-carotin reiche Ernährung das Risiko für verschiedene Krebsarten verringern kann (z.B. Lungenkrebs). Umgekehrt ließ sich jedoch nicht bestätigen, dass die vorsorgliche Einnahme von Carotino-iden vor Krebs schützt, allerdings sind die Ergebnisse für einzelne Untergruppen der Carotinoide und anderer Vitamine unter-schiedlich und teilweise auch widersprüchlich.

Selen

Selen ist ein Spurenelement, das im Erdreich vorkommt und über die Wurzeln in die Pflanze aufgenommen wird. Gute Selenquel-len aus der Nahrung sind u. a. Fisch, Fleisch, Eier, Weizenkeime, Linsen und Spargel. Der Selengehalt der Böden ist sehr unter-schiedlich, somit ist auch die Selenaufnahme sehr verschieden. Die mit der Nahrung aufgenommenen Mengen reichen meist aus, um die von der Deutschen Gesellschaft für Ernährung emp-fohlene tägliche Zufuhr von 30–70 Mikrogramm zu gewährleis-ten.

Selen ist als Bestandteil zahlreicher Enzyme an allen antioxida-tiven Prozessen maßgeblich beteiligt.

Achtung

Es ist darauf zu achten, Selen nicht zu hoch zu dosieren, weil es relativ rasch giftig wirken kann. Ein erster Hinweis dafür ist ein metallischer Geschmack auf der Zunge.

Wechselwirkungen

Zu beachten ist, dass Zink die Aufnahme von Selen beeinträchti-gen kann. Werden beide Spurenelemente eingenommen, sollte das eine morgens, das andere abends angewendet werden.

Studienlage

Selen hat in verschiedenen Studien Effekte auf die Krebshäufig-keit gezeigt. Niedrige Selenspiegel sind zum Beispiel mit einem erhöhten Risiko für Prostatakrebs verknüpft. Ob umgekehrt die zusätzliche Gabe von Selen vor Prostatakrebs schützt und welche Dosierung am besten wirkt, wird zurzeit in verschiedenen großen Studien in den USA untersucht. In einer bestimmten Region Chinas, die als Selenmangelgebiet gilt, ließ sich das erhöhte Risiko für Leberkrebs durch die Gabe von Selen-Tabletten verringern.

Zink

Zink ist neben Eisen das zweitwichtigste Metall im menschlichen Organismus. Es wird im Dünndarm aufgenommen, aus tierischen Nahrungsmitteln besser als aus pflanzlichen. Hauptlieferanten von Zink sind Fleisch, Fisch, Schalentiere und Milch sowie Milchprodukte. Zink ist ein wichtiger Bestandteil zahlreicher Enzyme, die am Stoffwechsel der Kohlenhydrate und Fette beteiligt und für das Zellwachstum und die Zellvermehrung wichtig sind. Immunologische Bedeutung hat Zink vor allem für die Ausbildung bestimmter Abwehrzellen (T-Zellen) im Blut.

Ein Zinkmangel zeigt sich in verschiedenen unspezifischen Beschwerden wie z. B. erhöhter Infektanfälligkeit, Störungen der Wundheilung, Durchfall, Haarausfall, Appetitlosigkeit, Depressionen. Ob die zusätzliche Gabe von Zink Krebserkrankungen verhindern kann, ist nicht geklärt. Einige Studien, vor allem bei Prostatakrebs, legen nahe, dass diese Krebsart häufiger auftritt, wenn ein Zinkmangel besteht, andere bestätigen dies nicht. Ebenfalls unklar ist, ob eine zusätzliche Gabe von Zink als Nahrungsergänzungsmittel oder eine Ernähung mit stark zinkhaltigen Lebensmitteln vor einer Krebserkrankung schützen kann.

Achtung

Wechselwirkungen

Die gleichzeitige Gabe von Eisen und Kupfer kann die Zinkaufnahme beeinträchtigen. Zink wiederum stört die Aufnahme von Selen, beide Mittel sollten deshalb mit großem zeitlichem Abstand eingenommen werden (z. B. das eine morgens, das andere abends). Kaffee oder schwarzer Tee sowie Kalzium behindern ebenfalls die Aufnahme von Zink.

Folsäure

Folsäure gehört zu den B-Vitaminen und ist maßgeblich am Zellstoffwechsel beteiligt. Alle Gewebe mit hoher Zellteilungsrate (z. B. die blutbildenden Zellen des Knochenmarks, der Haut sowie die Schleimhäute in Magen, Darm und Atemwegen) sind deshalb auf eine ausreichende Versorgung mit Folsäure angewiesen. Fehlt es an Folsäure, kann es sein, dass die Erbsubstanz (DNA) nicht richtig zusammengesetzt wird und Fehlbildungen entstehen.

Reich an Folsäure sind Salat, Spinat, Tomaten, Kohl, rote Bohnen, Brokkoli, Sojabohnen, Vollkornprodukte, Weizenkeime, Leber, Eier und Bierhefe.

Bei lang andauernder Einnahme von Medikamenten wie Zytostatika und Antibiotika kann leicht ein Folsäuremangel entstehen. Außerdem wird Folsäure bei gesteigertem Alkoholgenuss vermehrt abgebaut und nicht so gut in den Organismus aufgenommen.

Achtung

Wechselwirkungen

Da bei einigen Zytostatika und anderen Medikamenten Wechselwirkungen mit Folsäure bestehen, sollten Sie mit dem Arzt sprechen, ob sich die Einnahme von Folsäure in irgendeiner Form negativ auf die sonstige Therapie auswirken kann.

Studienlage

Es gibt diverse Hinweise, dass die regelmäßige Einnahme von 400 Mikrogramm Folsäure die Häufigkeit von Darm- und Brustkrebs verringern kann. Allerdings lässt die Studienlage derzeit keine konkrete Empfehlung zur vorsorglichen Einnahme von Folsäure zu. Eine Kombination aus Selen und Zink kann möglicherweise den Appetit anregen und körperliche Leistungsfähigkeit verbessern, wenn beides im Rahmen einer Chemotherapie stark eingeschränkt ist.

Anhang

Fachbegriffe im Zusammenhang mit der Krebsbehandlung

A

adjuvante Therapie sich an eine Operation anschließende Behandlung, die den Heilungsprozess unterstützen soll (lat. adjuvare = unterstützen)

Agranulozytose vollständiger Wegfall einer bestimmten Sorte weißer Blutkörperchen (Granulozyten) im Blut

aktinische Keratose Hautveränderung, die als Vorstufe für „weißen" Hautkrebs (Basaliom) gilt

akute Promyelozyten-Leukämie Abk. APL, bestimmte Form der akuten myeloischen Leukämie

ALL Abk. akute lymphatische Leukämie

Alopezie Haarausfall

Amenorrhoe Ausbleiben der Regelblutung

AML Abk. akute myeloische Leukämie

Anämie Blutarmut, Mangel an rotem Blutfarbstoff (Hämoglobin)

Angina Pectoris Schmerzen und Engegefühl im Brustraum aufgrund von Durchblutungsstörungen in den Herzkranzgefäßen

Angiogenese Neubildung von Blutgefäßen

Angioödem Schwellung durch Austritt von Flüssigkeit aus den Blutgefäßen ins umgebende Gewebe

anticholinerg(isch)es Syndrom Störung des vegetativen Nervensystems

Antiemetika Medikamente gegen Übelkeit und Erbrechen

Antimykotika Medikamente gegen Pilzinfektionen (Mykosen)

Antineoplastika Arzneimittel, deren Wirkung sich gegen Tumore (Neoplasmen) richtet

Azoospermie Ausfall der Spermienproduktion

B

Basaliom „weißer" Hautkrebs

Bilirubin (gelber) Gallenfarbstoff

Blastenkrise Krankheitsschub im Rahmen einer Leukämie, die vom chronischen in ein akutes Stadium übergeht und bei dem sich der Anteil der unreifen Blutzellen (Blasten) schlagartig massiv erhöht

Blutbild Laboruntersuchung des Blutes, bei der die Anzahl und Zusammensetzung der einzelnen Blutbestandteile bestimmt wird

Bradykardie verlangsamter Herzschlag

Bronchialkarzinom Lungenkrebs

C

Chemotherapie Behandlung mit chemischen Substanzen, vorwiegend Zytostatika, die das Tumorwachstum eindämmen sowie mit der Krankheit verbundene Beschwerden lindern sollen

Chorionkarzinom bösartiger Tumor, der von der Plazenta einer schwangeren Frau ausgeht (→ maligne Trophoblasttumore)

CLL Abk. chronisch lymphatische Leukämie

CML Abk. chronisch myeloische Leukämie

Cushingoid vorübergehende Symptome eines Überangebots an Kortikoiden, gekennzeichnet u. a. durch Fettsucht am Rumpf, Akne, Dehnungsstreifen der Haut, Müdigkeit, Osteoporose

D

Diarrhoe Durchfall

DNA engl. Abk. für deoxyribonucleic acid, Desoxyribonukleinsäure (Abk. DNS), Trägerin der Erbinformation, besteht aus vielen einzelnen Genen

Dyspnoe Atemnot

E

Elektrolyte Mineralstoffe, gelöste Salze im Blut; u. a. Natrium, Kalium, Magnesium, Kalzium

Embolie Verschluss eines Blutgefäßes durch ein Blutgerinnsel

Endometriumkarzinom Krebs des Gebärmutterkörpers

Entität biologisch definierte Untergruppe einer Erkrankung

Enzephalopathie Erkrankung des Gehirns

Erythrozyten rote Blutkörperchen

Ewing-Sarkom extrem bösartiger Knochenmarktumor

F

Fibrose Verhärtung aufgrund vermehrt gebildetem Bindegewebe

follikuläres Lymphom Krebserkrankung der Lymphknoten

G

gastrointestinal den Magen-Darm-Trakt betreffend

GIST Abk. für gastrointestinale Stromatumore, eine selten auftretende Krebsart des Magens und Dünndarms

Graft-versus-host-Reaktion Abstoßungsreaktion im Rahmen von Organtransplantationen, ausgelöst von Spenderzellen, die Zellen des Empfängerorganismus angreifen

Gynäkomastie Vergrößerung der Brustdrüse bei Männern

H

hämatologische Neoplasie Blutkrebs

Hämaturie Blut (rote Blutkörperchen) im Urin

hämolytisch-urämisches Syndrom seltene Erkrankung der Blutgefäße, der Blutzellen und der Nieren, gekennzeichnet durch Zerfall roter Blutkörperchen (Hämolyse) und Anstieg von Harnstoff im Blut (Urämie)

Hepatitis Leberentzündung

Hepatotoxizität die Leber schädigende Wirkung

Herzinsuffizienz Herzmuskelschwäche

Hyperglykämie Erhöhung des Blutzuckers

Hyperkalzämie Erhöhung des Kalziumspiegels im Blut

Hypernephrom spezielles Nierenkarzinom

Hyperpigmentierung Vermehrung von Pigmentzellen mit der Folge, dass die Haut dunkler wird

Hypertonie Buthochdruck

Hyperurikämie Erhöhung des Harnsäurespiegels im Blut

I

Ileus, paralytischer Darmverschluss durch Lähmung der Darmmotorik

intraperitoneal in der Bauchhöhle

intrapleural im Zwischenraum von Lunge und Rippenfell

intrathekal im flüssigkeitsgefüllten Raum zwischen harter und weicher Rückenmarkshaut (Liquorraum)

intravesikal in der Harnblase

K

Kardiomyopathie Erkrankung des Herzmuskels

Kardiotoxizität das Herz schädigende Wirkung

Kaposi-Sarkom bräunlich-bläuliche bösartige Tumore in Haut und Schleimhäuten bei erheblich geschwächtem Immunsystem, am häufigsten in Zusammenhang mit einer HIV-Infektion

Karzinom von Deckzellen (Epithel) ausgehender bösartiger Tumor

Katarakt Trübung der Augenlinse („grauer Star")

Keimzelltumore Oberbegriff für Tumore, die von den Keimzellen der Eierstöcke oder der Hoden ausgehen

Ketoazidose Übersäuerung des Blutes durch Ketonkörper (entsteht bei Mangel an Insulin oder Überzuckerung)

Knochenmarksuppression gleichbedeutend mit „Knochenmarkdepression"; Zustand, in dem das Knochenmark weniger reife Blutzellen ausbildet, mit der Folge, dass die Anzahl der roten und weißen Blutkörperchen sowie der Blutplättchen abnimmt

Kolonkarzinom Dickdarmkrebs

kolorektales Karzinom Dickdarm-/Mastdarmkrebs

Konjunktivitis Entzündung der (Augen)bindehaut

Kontraindikation „Gegenanzeige", bei der ein Arzneimittel nicht angewendet werden darf

Kreatinin Stoffwechselprodukt, dessen Konzentration im Blut u. a. Aufschluss über die Nierenfunktion gibt

Kreuzresistenz Unempfindlichkeit gegen zwei oder mehr Wirkstoffe mit ähnlicher chemischer Struktur. Besteht eine Resistenz gegen einen der Stoffe, wirkt auch der andere nicht mehr.

Kryokonservierung Haltbarmachen durch Einfrieren bei extrem tiefen Temperaturen (z. B. in flüssigem Stickstoff)

kumulativ sich aufaddierend

L

Leukopenie Mangel an weißen Blutkörperchen

Leukozyten weiße Blutkörperchen

Lokalrezidiv erneut am ursprünglichen Ort seines Auftretens wachsender Tumor

Lungenembolie Verschluss einer Lungenarterie durch ein Blutgerinnsel

lymphatische Leukämie Tumorerkrankung mit bösartig veränderten Lymphozyten, es gibt akute und chronische Formen

Lymphom Tumor des Lymphsystems

Lymphozyten Untergruppe der weißen Blutkörperchen

M

Mammakarzinom Brustkrebs

Melanom „schwarzer" Hautkrebs

Metastase Absiedlung von Krebszellen (Tochtergeschwulst) in anderen Organen oder Geweben

Monotherapie Behandlung mit (nur) einem Wirkstoff

Mucositis Entzündung der Schleimhaut

multiples Myelom Plasmozytom, Krebserkrankung des Knochenmarks

Myasthenia gravis Muskelerkrankung, gekennzeichnet durch Lähmungen und Muskelschwäche

myeloische Leukämie Tumorerkrankung mit bösartiger Vermehrung unreifer blutbildender Zellen, es gibt akute und chronische Formen

myeloproliferative/myelodysplastische Erkrankung bösartige Erkrankung der blutbildenden Organe

Myelosuppression Unterdrückung der Knochenmarkfunktion, sodass keine reifen Blutzellen gebildet werden

N

Nekrose Absterben von Gewebe

neoadjuvante Therapie Behandlung vor einem operativen Eingriff mit dem Ziel, den Tumor zu verkleinern

Neoplasie Gewebeneubildung

Neoplasma Neubildung, bösartiger Tumor

Nephropathie Nierenerkrankung

Nephrotoxizität die Nieren schädigende Wirkung

Neuropathie Störung der Nervenfunktion auf drei Ebenen: sensorische (Störung der Empfindungsleitung), motorische (Störung der Beweglichkeit) und autonome Neuropathie (Störung der nicht willkürlich beeinflussbaren vegetativen Funktionen)

Neutropenie Mangel an → neutrophilen Leukozyten

Neutrophile (Leukozyten) Untergruppe der weißen Blutkörperchen

Niereninsuffizienz herabgesetzte Nierenleistung

O

opportunistische Infektion Infektion mit einem Erreger, der bei Gesunden nicht zwingend krankheitsauslösend wirkt, jedoch bei Menschen mit herabgesetzter Immunabwehr eine Krankheit auslöst

Ösophagitis Entzündung der Speiseröhre

Osteosarkom bösartiger Knochentumor

Ovarialkarzinom Eierstockkrebs

P

palliativ Behandlung mit dem Ziel, Krankheitszeichen, Beschwerden oder Schmerzen zu lindern

Pankreaskarzinom Bauchspeicheldrüsenkrebs

Pankreatitis Entzündung der Bauchspeicheldrüse

Performance Allgemeinzustand

platelet derived growth factor Wachstumsfaktor, der Zellteilung und -wachstum reguliert

Pleuraerguss Flüssigkeitsansammlung im Spalt zwischen Lungen- und Rippenfell

Pleuramesotheliom bösartiger Tumor im Spalt zwischen Lungen- und Rippenfell (Pleura), meist in Folge von Asbest- und Glasfaserstaub, als Berufskrankheit anerkannt

Polyzythämia vera bösartige Erkrankung des Knochenmarks mit der Folge einer unkontrollierten Vermehrung der roten Blutkörperchen

Port Venenkatheter mit Medikamentenreservoir, wird im Bereich des Schlüsselbeins unter die Haut gelegt und kann dort monate- oder jahrelang bleiben

Prävalenz Häufigkeit einer Erkrankung in einer bestimmten Bevölkerung zu einem bestimmten Zeitpunkt

Progression (hier) Voranschreiten der Erkrankung

Proteinurie Eiweißverlust über die Niere

R

refraktär die Krankheit spricht auf eine Therapie nicht an

Rektumkarzinom Mastdarmkrebs

Remission Tumorrückbildung, gegliedert in zwei Stadien: komplette (vollständige) und partielle (teilweise) Tumorrückbildung

reversibel wieder umkehrbar, rückbildungsfähig

Rezidiv Rückfall

Rhabdomyosarkom bösartiger Tumor der quergestreiften Muskulatur

S

Sarkom von Zellen des Bindegewebes ausgehende Tumorart

Seminom spezielle Form des Hodenkrebs, die vom Keimgewebe ausgeht

Stevens-Johnson-Syndrom infekt- oder arzneimittelallergisch bedingte schwere entzündliche Erkrankung der Haut und Schleimhäute

Stomatitis Entzündung der Mundschleimhaut

subkutan (Injektion) unter die Haut

systemisch den gesamten Organismus betreffend

T

teratogen fruchtschädigend, zu Missbildungen führend

Thrombopenie Verringerung der Zahl der Blutplättchen

Thrombose Blutgerinnsel in einer Vene

Thrombozyten Blutplättchen; Blutkörperchen, die an Gerinnungsvorgängen beteiligt sind

Transaminasen Enzyme, die im Blut z. B. bei Leberfunktionsstörungen oder Schäden am Herzmuskel in erhöhter Konzentration vorliegen

transurethrale Resektion Abk. TUR, Entfernung (von Teilen) der Prostata durch die Harnröhre

Trophoblasttumor, maligner von der Plazenta der schwangeren Frau ausgehender bösartiger Tumor, z. B. → Chorionkarzinom

Tumor Geschwulst, Gewebewucherung aufgrund von krankhaft veränderten, unkontrolliert wachsenden Zellen. Es gibt gutartige und bösartige Tumore, letztere bilden Tochtergeschwülste in anderen Geweben und Organen (Metastasen).

Tumormarker Blutbestandteile (z. B. Eiweißstoffe), deren Vorkommen oder erhöhte Konzentration Hinweise auf bösartige Tumore und deren Wachstum gibt, auch wenn noch keine Geschwulst zu tasten oder in bildgebenden Verfahren zu erkennen ist

Tumor-Zerfallsyndrom unerwünschte Arznei-
mittelwirkung, die auftritt, wenn durch die
Behandlung große Tumormassen rasch zerfallen und verschiedene Stoffwechselprodukte, unter anderem Harnsäure, ins Blut
gelangen

U

Ulzeration Geschwüre auf Haut oder Schleimhaut
Urtikaria Nesselsucht (meist mit Bildung
juckender Hautquaddeln)

V

Vaskulitis Entzündung von Blutgefäßen
Vene, periphere herzferne Vene, z. B. an Hand,
Unterarm oder Ellenbeuge
Vene, zentrale große, herznahe Vene, z. B. in der
Schlüsselbeinregion (hier wird ein „zentraler
Venenkatheter" platziert oder auch ein Port
angelegt)

W

Waldenström-Makroglobulinämie bösartige
Erkrankung des Lymphsystems, ähnlich einem Lymphom mit relativ gutartigem Verlauf
Wilms-Tumor auch Nephroblastom genannt,
entsteht in den Nieren, tritt nur bei Kindern
und am häufigsten in den ersten Lebens-
jahren auf

Z

Zervixkarzinom Gebärmutterhalskrebs
Zytokine von Zellen ausgeschüttete Botensub-
stanzen für die „Kommunikation" der Zellen

Häufigkeit unerwünschter Wirkungen

Bezeichnung	Anteil der Betroffenen
sehr häufig	über 10 %
häufig	1–10 %
gelegentlich	0,1–1 %
selten	0,01–0,1 %
sehr selten	0,001–0,01 %

Register

5

5-FU Cell 132
5-FU HEXAL 132
5-FU medac 132
5-FU O.R.C.A. 132

A

Abnobaviscum 172
ACTD 124
Actinomyzin D 124
Adenokarzinom des Magens 149
Adriacept 109
Adriblastin 109
Adrimedac 109
Aldesleukin 51
Alemtuzumab 59
Alexan 130
Alimta 139
Alkeran 102
ALL → Leukämie, akute lymphatische
Ametycine 125
AML → Leukämie, akute myeloische
Anagrelid 83
Anastrozol 24
Androcur 28
Angiosarkom 135
Aniflazym 182
Antiandrogen 24, 26, 28
Antigen 59
Antiöstrogen 31, 34, 37
Antioxidanzien 184
APL 85
ARA-cell 130
Arimidex 24
AROMASIN 30
Aromatasehemmer 24, 32
Arsentrioxid 85
Asparaginase 160

Asparaginase E medac 160
Avastin 61
axicarb 143

B

Basaliom 132
Bauchspeicheldrüsenkrebs 64, 74, 99, 125, 132, 134, 139, 145, 148, 168
Bendamustin 91
Beromun 56
Betacarotin 187
Beurteilung der Mittel 13
Bevacizumab 61
Bicalutamid 26
Bindegewebetumore 77, 165
Blasenkarzinom → Blasenkrebs
Blasenkrebs 104, 110, 115, 125, 132, 134, 153
Blastenkrise 76
Bleo Cell 122
Bleomedac 122
Bleomycin HEXAL 122
Bleomycinum 122
Bleomyzin 122
B-Lymphozyten 59
Bortezomib 162
Bromelain 182
Bronchialkarzinom → Lungenkrebs
Brustfellkrebs 139, 145
Brustkrebs 24, 25, 30, 31, 33, 34, 35, 37, 38, 43, 46, 47, 49, 62, 70, 90, 91, 94, 95, 97, 98, 104, 105, 106, 107, 109, 110, 115, 117, 119, 125, 127, 132, 134, 137, 139, 149, 151, 152, 153, 155, 157, 159 163
Buserelin 38
Busilvex 92
Busulfan 92
B-Zell-Lymphom → Lymphom

C

Caelyx 109
CAMPTO 168
Capezitabin 127
Carbo Cell 143
Carbomedac 143
Carboplatin 143
Carboplatin HEXAL 143
Carboplatin Mayne 143
Carboplatin O.R.C.A. 143
Carboplatin-GRY 143
Carboplatin-ratiopharm 143
Carbox 143
Casodex 26
Cecenu 100
Cefalektin 176
Cellcristin 155
Cellmustin 163
Celltaxel 151
Cetuximab 54
Chlorambucil 94
CHOP 67
Chorionkrebs 120, 137
Cis-GRY 145
Cisplatin 145
Cisplatin HEXAL 145
Cisplatin medac 145
Cisplatin Ribosepharm 145
Cisplatin-GRY 145
Cisplatin-NeoCorp 145
Cladribin 128
CMF-Schema 132
CML → Leukämie, chronisch myeloische
Croloxat 147
Cyclophosphamid 95
Cyclostin 95
Cyproteron 28
Cyproteronazetat dura 28
Cyproteronazetat-GRY 28
Cytarabin 130
Cytarabin HEXAL 130

D

Dacarbazin 97
DACT 124
Dactinomyzin 124
Darmkrebs 62, 64, 125, 139, 148, 168, 173
Dasatinib 72
Daunoblastin 106
Daunorubizin 106
Decapeptyl 49
Depocyte 130
Dermatofibrosarkoma protuberans 77
Detimedac 97
DFSP 77
Dickdarmkrebs 125, 127, 141 s. auch Darmkrebs
Docetaxel 149
Doxo Cell 109
Doxorubicin HEXAL 109
Doxorubicin NL 109
Doxorubizin 109

E

Efudix (Salbe) 132
EGFR 64
Eierstockkrebs **24**, 30, 34, **38**, 44, **90**, 94, 95, 98, 102, 104, 105, **106**, 109, 110, 115, 120, **127**, 132, 134, 135, 137, **143**, 144, 145, **149**, 151, **160**, 165, 168, 172
Eldisine 157
ELIGARD 43
Eloxatin 147
ENANTONE / ENANTONE-GYN 43
Enddarmkrebs 125, 127, 132, 141 s. auch Darmkrebs
Endometriumkarzinom → Gebärmutterschleimhautkrebs
Endoxan 95
Enzyme 181
Enzym-Wied 182
Epi Cell 115
Epi NC 115
epidermal growth factor receptor 64
Epirubicin HEXAL 115

Epirubicin Hydrochlorid Mayne 115
Epirubizin 115
Episachs 115
Eracin 115
Erbitux 64
Erkrankungen, myelodysplastischen/myelo-
   proliferativen 76, 85
Erlotinib 74
Estracept 163
ESTRACYT 163
Estramustin 163
Estramustin HEXAL 163
Eto Cell 165
Eto-GRY 165
Etomedac 165
ETOPOPHOS 165
Etoposid 165
Etoposid HEXAL 165
Etoposid Mayne 165
Eurixor 176
Eurofluor 132
Ewing-Sarkom 95, 98, 109, 124, 153
   s. auch Sarkom
Exemestan 30
Exitop 165

F

Fachbegriffe 18
FARESTON 37
Farmorubicin 115
Faslodex 31
Femara 32
Fludara 131
Fludarabin 131
Fludarabin medac 131
Fludarabinphosphat-GRY 131
Fluorouracil 132
Fluorouracil-GRY 132
FOLFOX-Therapie 148
Folinsäure 62, 128, 133, 137, 141, 148, 168
Folsäure 137, 139, 189

Fulvestrant 31

G

Gallenblasenkrebs 127, 135
Gallenwegtumor 148
Gebärmutterhalskrebs 98, 106, 125, 137, 143, 145,
   155, 159, 168, 172
Gebärmutterschleimhautkrebs 33, 44, 46, 109,
   132, 145
Gefäßtumore in der Lunge 54
Gelbkörperhormon 38, 47
GEMZAR 134
Gemzitabin 134
Gestagen 28, 38, 47
GIST 77, 81
Glioblastom 77, 103
Gliom 103 s. auch Hirntumore
Glivec 76
GnRH-Analoga 38
Goserelin 41

H

Haarzell-Leukämie 54, 129, 140
Haemato Tron 119
Haemato-carb 143
Hals-Nasen-Ohren-Tumore 125, 137 s. auch
   Kopf-Hals-Tumore
Hämangiom, pulmonales 54
Harnblasenkrebs → Blasenkrebs
Hautkrebs 51, 54, 97, 101, 103, 105, 106, 132, 144,
   157, 171
Hautkrebs, weißer 132
Helixor 176
HER2 70
Herceptin 69
Hirntumore 77, 85, 100, 103, 165, 167, 171
Hodenkrebs 98, 122, 135, 143, 145, 153, 157, 165
Hodgkin-Lymphom **90**, 95, 97, 98, 101, 104, **106**,
   109, **122**, **127**, 135, **152**, 153, 155, **160**, 165, 171
Holoxan 98
Hormonrezeptor 24, 38, 70

human vascular endothelial growth factor 61
HYCAMTIN 172
Hydroxycarbamid 166

I

Ibritumomab Tiuxetan 65
Idarubizin 117
IFO-cell 98
Ifosfamid 98
ILP 57
Imatinib 76
Interferon alfa 54
Interleukin 51
IntronA 54
Irinotecan 168
Iscador 176
Iscucin 176
Ixoten 105

J

Jenoxifen 34

K

Kaposi-Sarkom 54, 110, 151, 153
Karzinoid 54
Kastration, chemische 26
Kehlkopfkrebs 143, 157
Keimzelltumore 124
Keratose, aktinische 128, 132
Knochenkrebs 124, 125, 137, 145 s. auch Osteo-
    sarkom, Ewing-Sarkom
Kolonkarzinom → Darmkrebs
Komplementärmedizinische Mittel 176
Kopf-Hals-Tumore 64, 125, 128, 132, 145, 149, 159,
    167

L

Lastet 165
Leberkrebs 79, 85, 120, 125, 132, 163
Lektinol 176
Letrozol 32

Leukämie 95, 99, 130, 137, 142, 155, 173
Leukämie, Promyelozyten- 85
Leukämie, akute lymphatische **59**, 60, 72, 76,
    106, 107, 109, **127**, 136, 137, 142, **152**, 157, **160**, 165
Leukämie, akute lymphoblastische 117, 119, 130
Leukämie, akute myeloische 85, **106**, 107, 109,
    117, 119, **127**, 129, 130, 131, 136, 142
Leukämie, akut-myelomonoblastische 161, 165
Leukämie, chronisch eosinophile 77
Leukämie, chronisch lymphatische 60, 91, 94,
    95, 131
Leukämie, chronisch myeloische 54, **71**, 72, 76,
    92, 119, 125, **127**, 130, 131, 136, 157, **160**, 167
Leukämie, monoblastische 165
Leukeran 94
Leuprone HEXAL 43
Leuprorelin 43
Leupro-Sandoz 43
Leustatin 128
Litak 128
Litalir 166
Literaturauswahl 13
Lomustin 100
Lungenkrebs 125, 145, 151, 155, 172
Lungenkrebs, kleinzelliger **90**, 91, 95, 98, 105,
    106, 115, 135, 137, 143, 157, **160**, 165, 168
Lungenkrebs, nichtkleinzelliger 62, 64, 74, 81,
    98, 125, 128, 134, 139, 149, 151, 157, 159, 163, 165,
    168, 171
Lymphom 54, 106, 130, 145, 157, 163
Lymphom, anaplastisches großzelliges 153
Lyovac-Cosmegen 124
Lysodren 169

M

MabCampath 59
MabThera 67
Magenkrebs 110, 115, 125, 127, 132, 139, 144, 145,
    149, 163, 165, 168
Mammakarzinom → Brustkrebs
Mandofen 34

MDS 76
Medactin 163
Medoxa 147
Medroxyprogesteron 46
Medulloblastom 101
MEGESTAT 47
Megestrol 47
Melanom → Hautkrebs
Melanom an der Regenbogenhaut 105
Melphalan 102
Meningeosis leucaemia 137
Meningeosis lymphomatosa 130
Mercaptopurin 136
Mercaptopurin Medice 136
Methodik 12
Methotrexat 137
Methotrexat Cancernova 137
Methotrexat Lederle 137
Metothrexat HC 137
Methotrexat medac 137
Methotrexat-GRY 137
Mistelextrakte 176
Mitem 125
Mitomycin HEXAL 125
Mitomycin medac 125
Mitomycin-C Kyowa 125
Mitomyzin 125
Mitotan 169
Mitoxantron 119
Mitoxantron Gry 119
Mitoxantron HEXAL 119
Mitoxantron NC 119
Mittelauswahl 12
Morbus Hodgkin → Hodgkin-Lymphom
MPA beta 46
MPA HEXAL 46
MPD 76
MRCC 81
MTX HEXAL 137
Multosin 163
Mundhöhlenkrebs 143, 157

Myelom, multiples 54, 91, 94, 109, 145, 162, 165
Myleran 92
Myocet 109

N

Natulan 171
NAVELBINE 159
Navirel 159
Nebennierenkrebs 165, 169
neoadjuvant 14
Neocarbo 143
Neofluor 132
Neoposid 165
NeoTaxan 151
Neotrexat 137
Nephroblastom → Wilms-Tumor
Neuroblastom 95, 106, 110, 155, 157
Nexavar 79
Nicht-Seminom 122 s. auch Hodenkrebs
Nierenzellkrebs 51, 54, 62, 79, 81, 98, 103, 124,
    128, 159, 163
Nipent 140
Nolvadex 34
Non-Hodgkin-Lymphom 54, 67, **90**, 91, 95, 98,
    105, **106**, 107, 109, 117, 119, 122, **127**, 130, 131, 135,
    137, 144, 148, 153, 155, 159, **160**, 163, 165, 171
Novantron 119
NSCLC → Lungenkrebs, nichtkleinzelliger 74

O

O.R.C.A. Carbo 143
Off-label-use 19
Oncaspar 160
Onkocristin 155
Onkodox 109
Onkofluor 132
Onkoplatin 143
Onkoposid 165
Onkotrone 119
Orchiektomie 38
Osteosarkom 95, 98, 109, 125

Ovarialkarzinom → Eierstockkrebs
Ovastat 104
Oxaliplatin-GRY 147
Oxaliplatin 147
Oxaliplatin Mayne 147
Oxaliplatin NC 147
Oxaliplatin Winthrop 147
Oxaliplatin-ratiopharm 147

P
Paclitaxel 151
Paclitaxel HEXAL 151
Paclitaxel Mayne 151
Paclitaxel O.R.C.A. 151
Paclitaxel-GRY 151
Paclitaxel-ratiopharm 151
Pamorelin 49
Pankreaskarzinom → Bauchspeicheldrüsen-
    krebs
Paravasat 90, 107, 112, 115, 118, 120, 124, 153, 155,
    157, 159
PDGF-Rezeptor 76
Pegaspargase 160
Pemetrexed 139
Pentostatin 140
Philadelphia-Chromosom 76 → AML, CML
Phlogenzym 182
Plasmozytom 91, 95, 102, 106, 155, 162 → Mye-
    lom, multiples
Platinverbindungen 143
platelet derived growth factor 77
Pleurakarzinose 104, 120, 122
Pleuramesotheliom 99, 139, 145, 159
Polyzythämia vera 92, 167
Port 15
Procarbazin 171
Profact 38
PROLEUKIN S 51
Promyelozyten-Leukämie, akute 85
Prostatakrebs 26, 28, 32, 37, 38, 41, 43, 44, 49, 119,
    149, 159, 164

Proteasom 162
Puri-Nethol 136

R
Radioimmuntherapie 65
Retinoblastom 173
Rhabdomyosarkom 95, 98, 124 s. auch
    Weichteilsarkom
Ribocarbo-L 143
Ribodoxo L 109
Riboepi 115
Ribofluor 132
Ribomustin 91
Riboposid 165
Ribotax 151
Riboxatin 147
Rituximab 67
Roferon-A 54

S
Sarkom 103, 106, 155, 165
Sauerstoffradikale 185
Schilddrüsenkrebs 98, 110
SCLC s. Lungenkrebs, kleinzelliger
Selen 188
Seminom 122, 143 s. auch Hodenkrebs
Signaltransduktions-Inhibitoren 71
Sorafenib 79
Speiseröhrenkrebs 125, 127, 132, **143**, 144, 145, 148,
    149, 157
SPRYCEL 72
Stress, oxidativer 181
Stromatumore, gastrointestinale 71, 75, 77
Struktur des Buches 8
Studien 16
Sunitinib 81
SUTENT 81
Switch-Therapie 30
Syndrom, myelodysplastisches 76, 85
Syrea 166

T

Tamokadin 34
Tamox 1A Pharma 34
Tamox-GRY 34
Tamoxifen 34
Tamoxifen AbZ 34
Tamoxifen AL 34
Tamoxifen beta 34
Tamoxifen Cell 34
Tamoxifen Heumann 34
Tamoxifen HEXAL 34
Tamoxifen NC 34
Tamoxifen-CT 34
Tamoxifen-ratiopharm 34
Tamoximerck 34
Tamoxistad 34
Tamox-TEVA 34
Tarceva 74
Tasonermin 56
TAXOL 151
Taxomedac 151
TAXOTERE 149
Tegafur + Uracil 141
Temodal 103
Temozolomid 103
Thioguanin-GSK 142
Thiotepa 104
Thiotepa Lederle 104
Thrombozythämie, essentielle 83, 92, 167
Tioguanin 142
Topotecan 172
Toremifen 37
Trastuzumab 69
TRENANTONE 43
Treosulfan 104
Triptorelin 49
TRISENOX 85
Trofosfamid 105
Trophoblasttumore, maligne 137
   s. auch Keimzelltumor

Tumorlyse-Syndrom 52 s. auch Tumor-Zerfall-
   syndrom
Tumornekrosefaktor-alfa-1a 56
Tumor-Zerfallsyndrom 89 s. auch Tumorlyse-
   Syndrom
Tyrosinkinase-Inhibitoren 72
T-Zell-Lymphom, kutanes 54

U

Überlebenszeit 17
UFT Hartkapseln 141
Urokit Doxo 109
Uropeptyl 49

V

VEGF 61
VELCADE 162
VEPESID K 165
Vinblastin 153
Vinblastinsulfat-GRY 153
Vincristin 155
Vincristin Liquid 155
Vincristin medac 155
Vincristinsulfat HEXAL 155
Vincristinsulfat-GRY 155
Vindesin 157
Vinorelbin 159
Vinorelbin Mayne 159
Vinorelbin NC 159
Virilit 28
Vitamin C 186
Vitamin E 187

W

Waldenström-Makroglobulinämie 94
Weichteilsarkom 56, 97, 98, 109, 115, 124, 171, 173
Wilms-Tumor 106, 124, 155
Wobe-Mucos NEM 182
Wobenzym Mono 182
Wobenzym N 182

X

Xagrid 83
Xeloda 17

Z

Zavedos 117
Zervixkarzinom → Gebärmutterhalskrebs
Zevalin 65
Zink 189
Zoladex 41
Zungenkrebs 143, 157
Zytokine 56
Zytostatika 87

Impressum

Herausgeber und Verlag	Stiftung Warentest Lützowplatz 11–13 10785 Berlin Tel. 0 30/26 31-0 Fax 0 30/26 31-25 25 www.test.de
Vorstand	Dr. jur. Werner Brinkmann
Weitere Mitglieder der Geschäftsleitung	Hubertus Primus (Publikationen) Dr.-Ing. Peter Sieber (Untersuchungen)
Autorin	Annette Bopp, Diplom-Biologin, Hamburg (www.annettebopp.de)
Lektorat	Dr. med. vet. Ines George (Leitung) Christiane Hefendehl Petra Gottschalk Johanna Lederer Bettina Weniger
Mitarbeit Lektorat	Ben Plank, Berlin
Wissenschaftliche Gutachterinnen und Gutachter	*Kapitel: Medikamente* Dr. med. Marc Azémar, Klinik für Tumorbiologie, Freiburg Dr. med. Antje Gottberg, pharmafacts, Berlin Prof. Dr. med. Wolf-Dieter Ludwig, unter Mitarbeit von PD Dr. med. Thomas Held, PD Dr. med. Martin Hildebrandt und Dr. med. Albrecht Kretzschmar, Klinik für Hämatologie, Onkologie und Tumorimmunologie, im HELIOS Klinikum Berlin-Buch, Charité, Campus Buch Dr. med. Sigrun Müller-Hagen, Ärztin für Innere Medizin, Hämatologie und Internistische Onkologie, Hamburg PD Dr. med. Stephan Schmitz, Arzt für Innere Medizin, Hämatologie und Internistische Onkologie, Köln Dr. med. Robert Semrau, Facharzt für Strahlentherapie, Klinik für Strahlentherapie, Universitätsklinik, Köln Prof. Dr. med. Lothar Weißbach, Urologe, EuromedClinic, Fürth *Kapitel: Komplementärmedizinische Mittel* Dr. med. Marc Azémar, Klinik für Tumorbiololgie, Freiburg

Schlussgutachter	Prof. Dr. rer. nat. Gerd Glaeske, Universität Bremen/pharmafacts, Freiburg
Redaktionsschluss	31.3.2008
Titel	Anne-Katrin Körbi
Layout	Anne-Katrin Körbi
Bildnachweis	Titel: gettyimages – Davies and Starr; Seite 8/US4: gettyimages– IMAGEMORE Co., Ltd; Seite 25/US 4: gettyimages – Image Source; Seite 176: f1online – Maria Mosolova; US 4: gettyimages – Gregor Schuster
Produktion	Vera Göring
Verlagsherstellung	Rita Brosius
Satz	medionet Publishing Services Ltd.
Druck	Firmengruppe APPL, aprinta druck, Wemding
Einzelbestellung	Stiftung Warentest Vertrieb, Postfach 81 06 60 70523 Stuttgart Tel. 0 180 5/00 24 67 (14 Cent pro Minute aus dem Festnetz) Fax 0 180 5/00 24 68 (14 Cent pro Minute aus dem Festnetz) www.test.de